ESSAI

SUR L'EMPLOI MÉDICAL

DE L'AIR COMPRIMÉ.

ESSAI

SUR L'EMPLOI MÉDICAL

DE L'AIR COMPRIMÉ

PAR LE DOCTEUR CH.-G. PRAVAZ,

Ancien Élève de l'École polytechnique, Membre de la Légion d'Honneur,
Président de l'Académie des Sciences, Belles—Lettres et Arts de Lyon,
Membre correspondant de l'Académie nationale de Médecine de Paris, etc.,

DIRECTEUR DE L'INSTITUT ORTHOPÉDIQUE
ET PNEUMATIQUE DE LYON.

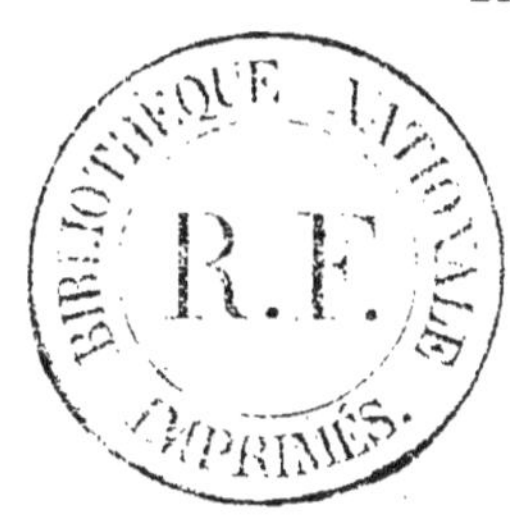

> Tunc demùm cum atmospheræ aditum vel
> dicam sanctuarium perspexerimus, ars nostra
> salutaris majori perfectione soliditateque glo-
> riabitur.
>
> JOEGER. *Tractatus physico-medicus de
> atmospherâ et aere atmospherico.*

LYON.

GIRAUDIER, LIBRAIRE,
Place Bellecour, 17.

PARIS.

J.-B. BAILLIÈRE, LIBRAIRE DE L'ACADÉMIE NATIONALE DE MÉDECINE,
Rue Hautefeuille, 19.

1850

AVANT-PROPOS.

La réaction qui s'est opérée depuis quelques années contre les théories trop exclusives du solidisme, a donné lieu à différentes recherches sur la constitution intime du sang, soit dans l'état de santé, soit dans celui de maladie.

Par suite on a étudié avec plus de soin les phénomènes physiques et chimiques que présentent les principales fonctions qui président à l'hématose, savoir la digestion et la respiration.

La thérapeutique devait profiter de ces travaux de la science, et y puiser des indications, soit pour modifier favorablement la composition du fluide auquel toutes les parties de l'organisme empruntent les éléments de leur état matériel et le principal stimulant de leur vitalité, soit pour régulariser son cours et remédier aux stases locales qu'il peut éprouver accidentellement.

Entre les applications qui ont été faites des données théoriques les plus récentes sur l'hématologie au traitement des dyscrasies et des congestions humorales, une des plus fécondes est sans contredit la variation artificielle de la pression atmosphérique agissant sur le corps tout entier, ou seulement sur une de ses parties.

C'est à dater de 1837 que l'on a commencé à publier dans différents journaux scientifiques les résultats de cette nouvelle médication ; j'ai établi pour plusieurs la concordance qu'ils présentent avec la loi primordiale qui préside à la vie des animaux, savoir la mutation continuelle des éléments de leur être matériel, mutation sur laquelle se fondent essentiellement les procédés de la force médicatrice de la nature; pour quelques autres, j'ai démontré leur dépendance des relations réciproques qui existent entre le mécanisme de la respiration et celui de la circulation et de l'absorption.

Depuis lors des réflexions plus approfondies, une

expérience plus étendue ont considérablement agrandi dans mon esprit la portée rationnelle et l'utilité pratique de l'emploi hygiénique et médical du bain d'air comprimé.

On ne croira pas que je cède à un enthousiasme de novateur en cherchant à faire partager mes convictions sur ce point aux médecins qui désirent les progrès de l'art de guérir; car cet enthousiasme aurait eu le temps de se refroidir depuis 1836, époque à laquelle j'ai commencé à faire un usage constant du bain pneumatique, soit comme adjuvant du traitement des difformités du thorax, soit comme moyen spécial contre certaines cachexies et différentes phlegmasies chroniques.

On pourrait se demander pourquoi ce moyen, qui a été aussi essayé par d'autres expérimentateurs à Paris et à Montpellier, a été bientôt délaissé dans ces deux grands foyers de la science.

Je crois pouvoir répondre d'une manière satisfaisante à cette objection par les remarques suivantes.

En premier lieu, les essais tentés à Paris d'une manière un peu suivie, avec des appareils d'une dimension commode pour les malades, manquaient de la direction convenable que pouvaient seuls lui donner des hommes versés dans les sciences médicales et initiés de plus à la connaissance délicate des rapports professionnels entre les médecins; d'un autre côté, les conditions rétributives de cette médication étaient beaucoup trop onéreuses pour la plupart des sujets à qui elle pouvait être conseillée.

A Montpellier, cette dernière circonstance, et la rareté des cas d'application, dans une population peu nombreuse, ont seules entravé l'introduction dans la pratique commune du nouveau procédé thérapeutique; car ni la capacité de l'honorable médecin qui en surveillait l'administration, ni l'assentiment des savants professeurs de cette ville ne lui ont fait défaut.

La confiance et la sympathie de mes confrères dans une cité aussi populeuse que Lyon, la possession préexistante et sans nouveaux frais d'une force mécanique applicable au jeu des pompes foulantes nécessaires pour comprimer l'air dans un vaste récipient, ont diminué pour moi les difficultés qu'avait rencontrées ailleurs l'institution soutenue de la nouvelle méthode curative; j'ai donc pu, dans le cours de quatorze années, acquérir sur sa manière d'agir, sa puissance et son opportunité des notions qui avaient échappé à des observateurs moins favorisés par les circonstances et par le temps.

Avant d'exposer les acquisitions qui me sont propres à ce sujet, je crois essentiel de préciser d'abord avec soin les conditions physiques et physiologiques auxquelles sont subordonnés le mécanisme de la respiration et les changements chimiques qu'elle fait éprouver au sang, de rappeler et de développer l'influence que cette fonction exerce sur la circulation et l'absorption.

Je rapporterai ensuite avec les détails nécessaires, et en les soumettant à une discussion complète, les observations auxquelles a donné lieu la raréfaction de l'air sur les hautes montagnes ou dans les voyages aérostatiques ; j'examinerai de même ce que l'expérience a fait connaître des effets produits sur les fonctions de l'homme par la condensation de l'atmosphère, opérée dans des vues industrielles, sous la cloche à plongeur, ou pour franchir des niveaux d'eau, au sein des mines.

La nécessité de ces prolégomènes, pour préparer les lecteurs à l'intelligence et à l'explication satisfaisante des résultats singuliers de la nouvelle médication, m'a paru surtout évidente après l'opposition assez vive qu'ont rencontrée, de la part de plusieurs membres de l'Académie nationale de médecine, quelques propositions de physique animale que j'ai exposées récemment devant cette compagnie savante, et qui me semblaient au-dessus de toute contestation. J'ai compris d'autant mieux que, pour rendre croyables des faits qui ne sont pas du domaine de l'observation commune, il fallait montrer ces faits comme *nécessaires,* par leur étroite relation avec quelques-unes des conditions primordiales de la vie.

La méthode synthétique que je me propose de suivre n'est pas, à vrai dire, celle qui a présidé à la conception initiale de cet ouvrage ; assez souvent les faits qu'il renferme se sont présentés à moi sans que je les eusse prévus théoriquement, ou que leur raison d'être me fût bien compréhensible immédiatement ; mon amour-propre de physiologiste peut souffrir de cet aveu, mais je crois que les lecteurs n'en auront que plus de confiance dans mes assertions.

Si je n'ai point la prétention d'avoir embrassé *à priori* toutes les conséquence d'une modification physique aussi importante de l'un des agents les plus indispensables à la vie, je réclame du moins l'honneur d'avoir pressenti, l'un des premiers, sa valeur contingente, et surtout d'en avoir multiplié et varié les applications avec une persévérance qui pouvait seule montrer toutes les ressources qu'elle offre, particulièrement à l'organoplastie.

En systématisant avec plus de précision et de développement qu'on ne l'avait fait avant moi les éléments divers de la médication pneumatique, et la rattachant aux notions physiologiques généralement admises , j'espère entraîner les praticiens qui s'occupent particulièrement d'orthomorphie dans une voie où ils rencontreront un nouveau moyen de succès contre la dégénérescence toujours croissante de l'espèce humaine, dégénérescence qui est la suite fatale d'une civilisation abusive. Les médecins qui se consacrent à la pratique commune de l'art y trouveront aussi un puissant auxiliaire, non-seulement contre certaines dyscrasies de l'enfance , mais encore contre cette classe de maladies de l'âge adulte, dont Stahl désignait le siége par cet adage célèbre, *vena portarum, porta malorum*. Loin de moi la présomption de croire que j'ai réalisé entièrement la condition exprimée dans l'épigraphe qui est à la tête de cet essai ; mais j'ai la confiance d'avoir imprimé une utile impulsion aux recherches qui la compléteront un jour.

CHAPITRE PREMIER.

—

Considérations préliminaires sur le mécanisme de la respiration dans ses rapports avec la pression atmosphérique.

L'exposition des phénomènes physiques de la respiration, telle qu'elle est donnée dans la plupart des traités de physiologie, manque en général de développements suffisants, où se trouve entachée d'erreurs manifestes. Elle ne spécifie pas d'une manière assez explicite le rôle des puissances congénères ou antagonistes qui président soit à l'expansion de la cavité thoracique et des poumons, soit au resserrement de ces organes. Le mode d'intervention de la pression atmosphérique et les conditions qui font varier la part qu'elle prend au mécanisme de la fonction respiratoire ont été ou méconnus ou mal définis.

Ainsi, dans l'article *Respiration* du grand *Dictionnaire des Sciences médicales*, rédigé par MM. Chaussier et Adelon, on lit le passage suivant, qui justifie ce reproche d'inexactitude :

1

« Le thorax a écarté ses parois , et sa capacité in-
» terne a augmenté ; mais un tel effet ne peut avoir lieu
» sans que le poumon qui est dans son intérieur, et qui
» est contigu exactement à sa paroi interne, sans qu'il
» y ait entre eux aucun vide, ne l'accompagne dans son
» mouvement, et, par conséquent, ne se dilate aussi. Il
» n'y a , en effet, ainsi que nous l'avons dit , aucun
» air incarcéré entre le thorax et le poumon ; ces deux
» parties sont exactement contiguës , et ils sont, par le
» reploiement de la plèvre , *attachés l'un à l'autre par*
» *leur partie supérieure* , sans qu'il y ait aucun vide. Le
» poumon , d'ailleurs , qui , dans l'instant qui a précédé
» l'inspiration, était comprimé , peut revenir sur lui-
» même à raison de sa propre élasticité. Ainsi , le pou-
» mon se dilate comme le thorax , mais il ne peut le
» faire sans que l'air qui est dans son intérieur se
» raréfie ; et cet air ne faisant plus équilibre à l'air
» extérieur , on conçoit que celui-ci doit se précipiter
» dans l'organe , s'il a une ouverture libre au dehors. »

Cette explication des phénomènes de l'inspiration
repose sur deux hypothèses absolument contraires à la
réalité. En premier lieu, bien que les poumons soient
attachés par leur partie supérieure aux parois thoraciques , ils n'en sont pas moins indépendants des mouvements de celles-ci , dans la plus grande partie de leur
surface , à moins d'adhérences morbides entre les plèvres ; car , dans les plaies pénétrantes de poitrine , le
poumon reste éloigné des côtes pendant le mouvement
d'inspiration que ces arcs osseux continuent d'exécuter.

D'autre part, il n'est pas moins inexact de dire que,
dans l'instant qui précède l'inspiration, le poumon est

comprimé de manière à reprendre , lorsqu'il devient libre , un plus grand volume, par le seul fait de son élasticité propre ; car , bien loin qu'il en soit ainsi , on le voit , au contraire , après une expiration complète , se réduire encore considérablement , si l'on vient à ouvrir la cavité des plèvres.

Mayow et plusieurs physiologistes modernes ont comparé le mécanisme de la respiration au jeu d'un soufflet. Voici comment s'exprime , à cet égard , le docteur Person, dans son *Traité élémentaire de physique*, publié en 1836 :

« Lorsqu'on écarte les panneaux d'un soufflet , on » diminue la force élastique de l'air intérieur , et l'air » extérieur, en vertu de sa force prédominante, pénè- » tre tant par la tuyère que par la soupape qu'il force » à s'ouvrir. Le mécanisme de *l'inspiration* est à peu » près le même , du moins si on met de côté ce qui a » rapport à la soupape destinée à prévenir l'accès d'une » trop grande quantité d'air chaud dans le soufflet. »

La comparaison précédente est inexacte en plusieurs points, ainsi qu'il est facile de le prouver.

Dans le soufflet, l'air intérieur est toujours en rapport immédiat avec les panneaux , soit qu'ils s'éloignent ou se rapprochent ; par conséquent les deux pressions s'équilibrent constamment , à moins que la tuyère ne soit fermée , et rien ne peut borner l'ampliation de la cavité de l'instrument , sinon les cuirs flexibles qui le garnissent latéralement.

Il n'en est pas ainsi pour le thorax , à cause du tissu pulmonaire et de son enveloppe séreuse, qui sont *anatomiquement* indépendants du mouvement de cette cavité, et qui isolent complètement l'air intérieur de l'espace inter-pleural , en sorte que la trachée restant parfaitement ouverte , il peut arriver et il arrive en effet quelquefois que la pression atmosphérique intérieure cesse d'être opposée directement à la pression extérieure , et ne seconde plus dès lors-les efforts musculaires qui tendent à produire l'inspiration.

Quelque raréfiée que l'on suppose l'atmosphère dans laquelle s'exécute le jeu du soufflet , ce jeu ne s'en trouve nullement influencé ; le contraire a lieu pour le mouvement d'inspiration.

Supposons , en effet , pour un instant , que la pression atmosphérique soit entièrement supprimée , en sorte que les mouvements respiratoires du thorax s'exécutent dans le vide ; les muscles inspirateurs n'ayant plus à lutter contre le poids de la colonne d'air qu'ils supportent ordinairement pour dilater la cavité thoracique , celle-ci atteindra le degré de développement que lui assigne sa disposition anatomique ; mais en sera-t-il de même de la capacité pulmonaire ? Bien loin de là , son enveloppe simplement contiguë aux parois internes de la poitrine, sans adhérence matérielle avec elles , excepté à la partie supérieure , ne peut être entraînée dans le mouvement d'expansion de la cavité pectorale ; il y a plus , la pression de l'air ayant cessé d'agir sur les cellules pulmonaires , le tissu de l'organe, sollicité à la fois par son élasticité physique et par la contractilité vitale dont il est doué , d'après les observations de Reisessen et de Varnier , reviendra énergiquement sur lui-même , et un vide notable s'établira entre les deux plèvres.

En recherchant quels phénomènes se produiraient si la pression atmosphérique, partant de zéro, augmentait progressivement, on arriverait nécessairement aux résultats suivants :

Tant que cette pression n'égalera pas au moins la réaction des poumons à son *minimum*, ces organes resteront sans contact avec les parois de la poitrine, et réduits au plus petit volume. Les muscles inspirateurs lutteront avec désavantage contre la résistance croissante du poids de l'atmosphère agissant sur la face externe du thorax, dont la cavité n'acquerra qu'un faible degré d'expansion.

Lorsque la pression de l'air commencera à dépasser la résistance du tissu pulmonaire, les cellules aériennes éprouveront un certain degré de dilatation, bientôt limité par l'accroissement de l'élasticité de leurs parois, qui est proportionnelle à la distension qu'elles ont subie. Si cette dilatation n'a pas suffi à mettre en contact la plèvre pulmonaire avec la plèvre costale, les muscles inspirateurs n'auront éprouvé aucun soulagement dans leur effort, et la cavité thoracique aura acquis à peine un faible développement.

En continuant à faire croître la pression atmosphérique au-delà du point où elle commence à agir efficacement contre la réaction du poumon, il arrivera un moment où les deux plèvres seront contiguës ; c'est alors seulement que la pression interne et la pression externe de l'atmosphère pourront être considérées comme tendant à se faire antagonisme, quoiqu'elles ne soient pas *immédiatement* opposées l'une à l'autre, parce que la seconde est employée d'abord à vaincre la réaction pul-

monaire, de telle sorte que l'effort des muscles inspirateurs contre la pression externe n'est secondé en réalité que par la différence qui existe entre la pression
atmosphérique interne et la réaction du tissu pulmonaire.

On voit, d'après ce qui précède, que la dilatation du
poumon, quoique consécutive à l'expansion de la cavité
thoracique, et supposant celle-ci comme condition nécessaire, n'en est pas néanmoins le résultat *mécanique;*
l'air extérieur ne pénètre point, comme on l'a dit,
dans les cellules pulmonaires, parce que celles - ci ont
été préalablement dilatées ; mais ces cellules ont été
dilatées parce que la pression à laquelle elles étaient
soumises de la part de l'atmosphère a cessé d'être équi-
librée lorsque les muscles inspirateurs ont opposé leur
effort au poids de la colonne atmosphérique qui s'appuie
sur les parois extérieures de la poitrine.

Dans l'état régulier des propriétés organiques et vitales du tissu pulmonaire , et sous la pression ordinaire
de l'atmosphère , l'indépendance des mouvements des
parois thoraciques , relativement aux mouvements du
poumon , n'existe, à la vérité , que d'une manière *virtuelle,* car les cavités que ces organes contiennent se
dilatent et se resserrent en effet simultanément; mais il
peut survenir, d'une part, des conditions pathologiques
qui augmentent la réaction des poumons contre la pression atmosphérique, et , d'un autre côté , l'homme peut
être accidentellement placé dans un milieu aériforme
dont la densité soit plus ou moins inférieure à celle de
l'atmosphère où il respire habituellement. Examinons
successivement ces deux cas, qui peuvent abaisser éga-

lement la limite de l'expansion pulmonaire au-dessous de celle que lui assignerait l'expansion thoracique normale, et manifestent physiologiquement ce qui est déjà constaté anatomiquement, savoir, le défaut de solidarité organique entre les variations de capacité que comportent les poumons et la cavité qui les renferme.

Deux sortes de dyspnée paraissent dépendre d'une altération des propriétés vitales du poumon : dans l'une, il y aurait exagération de la contractilité des parois des divisions bronchiques ; dans la seconde, au contraire, cette puissance de contraction serait paralysée.

On sait que l'asthme spasmodique a été considéré par Th. Willis, Cullen, et plus récemment par M. Broussais, comme le résultat d'une astriction, d'un resserrement passager des bronches. Dans cette affection, c'est le mouvement d'inspiration qui est entravé, parce que, la réaction du poumon contre la pression atmosphérique intérieure s'étant accrue, cet organe ne suit plus le développement de la cavité pectorale. Vainement les muscles inspirateurs redoublent d'efforts, l'expansion des cellules pulmonaires ne se fait que dans des limites très étroites, parce que, je le répète, la condition *mécanique, effective* de cette expansion, savoir, l'excès ordinaire du ressort de l'air sur celui du tissu pulmonaire, est annulée ou singulièrement diminuée.

La seconde espèce de dyspnée dont j'ai parlé est celle qui est accompagnée d'emphysème du poumon. La dilatation des vésicules pulmonaires, l'infiltration du tissu cellulaire interlobulaire ne sont pas les causes de cette affection ; on ne peut les considérer aujourd'hui que comme des phénomènes consécutifs à une lésion primitive de la contractilité du poumon. **M.** Longet a prouvé en effet, par des expériences irréfragables, que la section des nerfs pneumogastriques amenait toujours l'emphysème des poumons. Dans l'asthme emphysémateux, il y a paralysie ou du moins affaiblissement plus ou moins notable de la force vitale par laquelle le poumon réagit contre la pression atmosphérique interne, en sorte que l'*expiration* devient sinon impossible, du moins très incomplète. Il ne suffit pas, en effet, de l'effort des muscles expirateurs externes, joint à l'élasticité des parois thoraciques, pour vaincre l'obstacle qu'opposent au renouvellement de l'air dans les poumons les flexuosités des canaux bronchiques; il faut, de plus, que le tissu de l'organe réagisse en même temps que cet effort pour expulser à la fin de l'inspiration une assez grande quantité du mélange gazeux qui a concouru à l'hématose.

Nous venons de voir que le juste rapport qui doit exister, pour l'intégrité de la respiration, entre les puissances physiques et vitales qui président aux mouvements combinés par lesquels cette fonction s'exécute, pouvait être détruit sous l'influence de deux états pathologiques en quelque sorte opposés, la pression atmosphérique restant au degré normal; je vais prouver maintenant que les variations un peu étendues de cette pression agissent aussi d'une manière désavantageuse ou favorable sur le *mécanisme* par lequel les organes respirateurs se dilatent et se resserrent alternativement.

Pour rendre plus évidente l'indépendance *virtuelle* qui existe entre les mouvements de la cage thoracique et ceux du poumon, j'ai supposé précédemment que la

pression atmosphérique était supprimée ou considéra-
ment diminuée , et j'ai montré que cette circonstance
devait entraîner nécessairement le retrait du poumon
sur lui-même et rendre , par conséquent, l'inspiration
ou nulle ou très faible. Cette hypothèse d'une grande
raréfaction de l'atmosphère se réalise sur les montagnes très élevées et dans les ascensions aérostatiques,
mais l'une de ses conséquences les plus manifestes, l'en-
trave apportée au mécanisme de la respiration , n'a
jamais été mentionnée parmi les causes déterminantes
des symptômes divers éprouvés dans cette occurrence
par l'homme et les animaux ; on n'a eu égard qu'aux
conditions chimiques de la respiration ; c'est toujours
au défaut d'une quantité d'oxigène suffisante pour l'hématose dans l'air raréfié , combiné avec la fatigue qui
résulte d'un exercice plus ou moins pénible , qu'on a
attribué exclusivement la dyspnée , l'état de malaise et
de faiblesse extrême , signalés par la plupart des observateurs ; on n'a tenu aucun compte de l'obstacle apporté à l'expansion simultanée du thorax et du poumon
par la diminution de l'élasticité de l'air ; or , il est manifeste que lorsque cette élasticité est diminuée des deux
cinquièmes ou de moitié , comme on l'observe au sommet du Mont-Blanc ou des Cordillières , elle doit
rester fréquemment inférieure à la réaction du poumon
et devenir, par conséquent, insuffisante pour développer
pleinement cet organe dans les mouvements d'inspiration exécutés par les parois thoraciques.

Ainsi , la dyspnée n'a pas lieu seulement parce que
l'air inspiré contient moins d'oxigène sous un volume
donné, et parce que la dissolution de ce gaz dans le

sang est moins facile sous une pression plus faible ,
mais encore parce que la surface où s'établit le conflit
du sang veineux avec l'air atmosphérique a diminué
d'étendue. L'omission de cet élément étiologique de la
dyspnée qu'amène la raréfaction de l'air dans les régions supérieures de l'atmosphère a rendu jusqu'ici
très incomplète l'explication de toutes les anomalies
qu'on observe dans ces cas, anomalies qui dépendent
de la constitution anatomique ou de l'état physiologique
actuel des sujets , comme je le ferai remarquer lorsque
je discuterai les observations des voyageurs et des
aéronautes qui se sont élevés à de grandes hauteurs
au-dessus du niveau des mers.

Si l'on ne peut avoir aucun doute , d'après ce qui
précède , sur la part que l'insuffisance de la pression
atmosphérique prend *mécaniquement* dans la dyspnée
que l'on éprouve sur les montagnes très élevées , on
ne pressent pas immédiatement ce qui pourrait résulter
d'un accroissement de l'élasticité du milieu où nous
respirons d'ordinaire, quant à la facilité et à l'étendue
des mouvements alternatifs d'expansion et de resserrement du thorax et des poumons. Il semble d'abord que
dans cette condition, les deux plèvres étant contiguës,
une augmentation du ressort de l'air doit être sans influence sur le mécanisme de la respiration , puisque les
deux pressions interne et externe semblent s'opposer
effectivement l'une à l'autre. Cependant on reconnaît
bientôt par le raisonnement et l'on peut s'assurer par
l'expérience que l'accroissement de la densité de l'air
est une condition favorable à l'exécution et à l'étendue
des mouvements respiratoires.

Haller avait déjà fait remarquer, il est vrai, cette intervention de la pression atmosphérique dans l'acte de l'inspiration, car il dit : « *Diutiùs in aere densiore quam in rariore persistimus; ille namque faciliùs et suâ sponte pulmones intrat et eos distendit, hic contrà, renixum bronchiarum aerisque pulmonibus adhuc hœrentis et calefacti superare non valet.* » Mais il suppose plutôt l'influence de l'élasticité de l'air qu'il ne la démontre, et l'explication qu'il donne de l'entrée plus ou moins facile de ce gaz dans les poumons, suivant son degré de densité, n'est pas exacte. La réaction des bronches, qu'il reconnaît, est sans doute un obstacle à l'expansion libre de l'organe respiratoire ; mais l'échauffement de l'air déjà contenu dans son intérieur, bien loin de s'opposer à son renouvellement, tend au contraire à le favoriser.

Deux circonstances que je vais examiner successivement concourent à rendre plus facile et plus étendu le développement des cellules pulmonaires dans une atmosphère condensée.

En premier lieu, si l'on reconnaît que la réaction des divisions bronchiques (*renixus bronchiarum* de Haller) est une résistance qui croît avec l'expansion de l'organe ; s'il est certain, d'un autre côté, que dans les conditions ordinaires de la vie l'inspiration est loin d'avoir l'étendue que comporterait la disposition anatomique des parois thoraciques, on ne peut douter que chez un grand nombre de sujets, et particulièrement chez ceux qui, menant une vie sédentaire, n'ont besoin, pour l'hématose, que d'un conflit médiocre avec l'atmosphère, la rétractilité de tissu n'ait réduit notablement le *maximum* de capacité que peuvent acquérir

les poumons sous la pression ordinaire , et par suite
l'ampliation habituelle de la cavité pectorale ; dès lors
n'est-il pas manifeste qu'en augmentant cette pression
et élevant ainsi à une plus haute puissance la force qui
lutte contre la réaction du poumon , on doit étendre la
limite supérieure de son développement propre , et consécutivement celle de l'expansion de la cage thoracique
sous l'effort des muscles inspirateurs, effort qui devient
promptement impuissant lorsque la tendance au vide,
qui a lieu entre les deux plèvres pendant l'inspiration ,
dépasse une certaine mesure ?

La seconde circonstance qui doit agrandir le champ
de l'inspiration dans l'air condensé est le changement
du mode respiratoire ordinaire qui survient alors.

M. Magendie, en exposant le mécanisme de l'expansion et de la contraction alternatives des organes de la
respiration , a fait remarquer, le premier, que l'abaissement du diaphragme dans le mouvement d'inspiration
ne limite pas son effet à agrandir le diamètre vertical
de la poitrine , mais qu'il contribue encore , en soule-
vant le thorax en totalité , à augmenter les diamétres
horizontaux de cette cage osseuse. MM. Beau et Mais-
siat ont expliqué , d'après les données anatomiques , et
par les principes de la mécanique , le soulèvement du
thorax et l'agrandissement qui en résulte pour ses diamètres transversal et antéro-postérieur.

Le mouvement ascensionnel des parois de la poitrine
est , selon M. Magendie , en raison directe de la mobi-
lité des côtes et de la résistance des viscères abdominaux ; or , l'accroissement de la pression atmosphé
rique ayant pour effet de comprimer l'abdomen ,

d'augmenter l'élasticité des gaz intestinaux , et par
suite leur réaction contre l'effort du diaphragme , ce
muscle rencontre un point d'appui plus solide et change
le mode de respiration le plus ordinaire , en obligeant
les côtes et le sternum à prendre une plus grande part
au mécanisme de cette fonction. A la vérité, la dilatation de la cavité thoracique, dans le sens vertical, se
trouve ainsi diminuée ; mais cette réduction est plus
que compensée par l'expansion de la poitrine , suivant
ses diamètres antéro-postérieur et latéral, et, loin d'être
moindre, le volume d'air introduit par chaque inspiration se trouve augmenté. En effet , dans le mode de
respiration qui a lieu principalement par l'abaissement
du diaphragme , la capacité de la poitrine ne s'accroît
que suivant le rapport simple des diamètres verticaux
successifs, mesurés latéralement, car la partie moyenne
du diaphragme reste à peu près fixe ; tandis que, dans
la respiration costo-sternale, l'agrandissement de cette
cavité a lieu dans le rapport composé du produit des
diamètres horizontaux primitifs au produit des mêmes
diamètres dilatés.

J'ai dit que l'expérience confirmait ce que l'induction anatomique et physiologique tend à établir sur
l'effet de l'air condensé pour augmenter l'étendue
ordinaire des mouvements inspiratoires ; il me reste à
démontrer la vérité de cette assertion.

Malgré la comparaison vicieuse que le docteur Person établit entre le jeu d'un soufflet et le mécanisme de
la respiration , ce physicien distingué n'a pas méconnu
la part que la pression atmosphérique interne prend
au développement des poumons et consécutivement à

celui de la cavité thoracique , et il prouve la nécessité de cette intervention de la manière suivante :

» D'après les expériences de Davy, il entre $0^{litre},65$ » dans une inspiration ordinaire , mais par une inspi- » ration profonde on peut faire entrer 1 litre 1/2 à » 2 litres. On admet 5 ou 6 litres pour la capacité » moyenne de la poitrine ; d'après cela, il semble qu'on » devrait pouvoir , par une forte inspiration , réduire » presque aux deux tiers la force élastique du gaz con- » tenu dans la poitrine , et, par conséquent, élever à » 8 ou 9 pouces le mercure dans un tube , tandis que » réellement, en aspirant *avec la poitrine*, on l'élève à » peine à 2 pouces. Cela tient à ce que nous sommes » bien loin, quand l'air n'entre pas , de pouvoir » obtenir une ampliation de 1 litre 1/2 à 2 litres; pour » dilater la poitrine à ce point, il faut que la force élas- » tique de l'air qui pénètre nous aide à vaincre la pres- » sion de l'air extérieur. On reconnaît, en effet, avec » une ceinture, que la poitrine se dilate très peu quand » on veut faire une inspiration sans faire pénétrer » l'air. » (*Éléments de physique*, vol. 1 , p. 216).

En répétant un grand nombre de fois dans l'air com- primé à différents degrés l'expérience indiquée par le docteur Person, j'ai constaté qu'à partir de la pression ordinaire de $0^m,76$, la colonne de mercure s'élevait progressivement dans le tube , avec l'accroissement de la densité de l'air , jusqu'à une certaine limite qui était variable suivant les sujets. Au-delà de cette limite, la colonne revenait à son niveau normal ou descendait même au-dessous.

Les conséquences qui découlent de ces observations

ne peuvent être démontrées que par l'analyse algébrique ; je me bornerai donc à les énoncer ici , en renvoyant les lecteurs familiarisés avec le calcul à une note placée à la fin de ce chapitre.

1° L'étendue de l'inspiration forcée ou le développement du poumon croît avec la pression atmosphérique, jusqu'à une certaine limite qui paraît déterminée en général par la vigueur des sujets.

2° La pression atmosphérique cesse de favoriser l'ampliation des organes respiratoires lorsqu'elle arrive à dépasser la différence toujours décroissante qui existe entre l'effort des muscles inspirateurs et l'élasticité des parois thoraciques.

NOTE.

Si les mouvements du poumon étaient *anatomiquement* dépendants de ceux des parois thoraciques, on pourrait lier par une seule relation les forces antagonistes qui président à l'expansion et au resserrement des organes respiratoires. Ainsi, désignant par M la puissance musculaire qui dilate la cavité pectorale, par E l'élasticité des parois de cette cavité, par P la pression atmosphérique, par R la réaction du poumon contre cette pression, on aurait entre ces quantités, au moment où l'équilibre s'établit, c'est-à-dire à la limite supérieure de l'inspiration, l'équation suivante : $M+P=P+R+E$, qui, par la suppression du terme commun P, se réduit à $M=R+E$, condition conforme à l'opinion des physiologistes qui pensent que dans l'acte de la respiration, comme dans le jeu d'un soufflet, les deux pressions atmosphériques externe et interne doivent se faire équilibre, puisqu'elles sont d'une égale puissance, mais tout-à-fait contraire à l'observation.

En effet, pour que la puissance M, diminuée de l'élasticité des parois thoraciques, pût entrer en antagonisme direct et immédiat avec la réaction R du poumon, et tenir cet organe dilaté à la limite supérieure de l'inspiration, il faudrait qu'il y eût entre les deux plèvres une connexion solide qui enchaînât les mouvements de l'une à ceux de l'autre, ce qui n'est point ; car on sait qu'à moins d'adhérences morbides, il y a indépendance complète entre le poumon et la cavité du thorax, excepté à leur partie supérieure.

Dans l'état réel de l'organisme, la *simultanéité* de l'expansion thoracique et de l'expansion pulmonaire, simultanéité qui constitue le phénomène de l'inspiration dans son intégrité, suppose la coexistence de deux relations distinctes qui ne peuvent être combinées algébriquement, parce que les points d'application des éléments dynamiques qu'elles comprennent ne sont pas liés entre eux invariablement, et que ces éléments, d'ailleurs, diffèrent essentiellement dans leur mode d'action.

Si l'on désigne par D la différence entre la pression atmosphérique interne et la réaction du poumon, ces relations sont les suivantes :

$$D > 0$$
$$M + D > P + E$$

La première est nécessaire pour que le poumon se développe par l'effet de la pression atmosphérique interne ; la seconde est exigée pour l'ampliation de la cavité thoracique.

Discutons les circonstances qui favorisent ces conditions ou les empêchent de se réaliser.

Un accroissement morbide de la réaction pulmonaire, une grande raréfaction de l'atmosphère, sont, comme je l'ai dit, des causes qui tendent à annuler la première relation, et à rendre, par conséquent, impossible ou très restreinte l'expansion pulmonaire.

Elles n'auraient pas la même influence sur la seconde inégalité, qui est la raison de l'ampliation thoracique, et l'on conçoit, au contraire, que l'effort des muscles dilatateurs du thorax s'exercerait avec d'autant plus d'avantage que la pression atmosphérique serait moindre.

Tant que la force M reste dans un rapport moyen avec la puissance P, l'accroissement de celle-ci favorise l'ampliation de la cavité thoracique ; mais lorsque la pression atmosphérique dépasse certaine limite, déterminée par la vigueur propre des sujets, il peut arriver que la condition $M + D > P + E$ cesse d'être remplie, et que, par suite, le mouvement d'inspiration soit renfermé dans des bornes plus étroites.

Ceci paraît d'abord difficile à comprendre et serait tout-à-fait inexplicable si l'on considérait la force D, auxiliaire des muscles inspirateurs, comme étant de même nature que la force P ; mais une différence radicale existe entre elles.

En effet, cette dernière est *constante*, elle agit *immédiatement* sur toute la périphérie du thorax, tandis que la première est *variable* à cause de la réaction pulmonaire dont elle est une fonction ; son effet n'est pas *instantané*, mais *successif*, et va en décroissant à mesure qu'il se déploie.

On conçoit dès lors que l'*initiative* des muscles inspirateurs, toujours nécessaire pour la *mise en train* et la continuité du mouvement d'inspiration, soit *opprimée* par la force P, arrivée à un certain degré, avant d'être secourue par l'intervention plus ou moins tardive et *partielle* de la force D.

Je vais faire voir, ainsi que je l'ai annoncé dans le texte de ce chapitre, que l'expérience indiquée par M. Person est propre à manifester ces deux dernières circonstances, lorsqu'on l'exécute dans l'air condensé à différentes pressions.

En désignant par H la hauteur de la colonne barométrique, par h celle du mercure dans le tube après l'inspiration forcée , par V le volume de l'air que contiennent le tube et le poumon au commencement de l'expérience , et par Δ l'accroissement de ce volume ou le développement du poumon , il est évident, d'après la loi de Mariotte, que la valeur de H doit être égale à la différence des hauteurs données , l'une par la pression atmosphérique sous laquelle on fait l'expérience, l'autre par cette pression diminuée dans le rapport des volumes occupés par l'air avant et après la dilatation du poumon ; cette valeur est dès lors

$$h = H - \frac{H\,V}{V + \Delta}$$

d'où l'on déduit, après les transformations et les réductions convenables, la valeur de

$$\Delta = \frac{h\,V}{H - h}$$

L'inspection de cette formule générale n'indique point quel rapport doit exister entre H et h pour que Δ augmente; mais si l'on répète l'expérience sous une pression atmosphérique différente, on aura une seconde relation

$$\Delta' = \frac{h'\,V}{H' - h'}$$

dont la comparaison avec la première pourra servir à déterminer la condition de l'accroissement de l'expansion pulmonaire. En effet, divisant Δ' par Δ, on a :

$$\frac{\Delta'}{\Delta} = \frac{\dfrac{h'\,V}{H' - h'}}{\dfrac{h\,V}{H - h}} = \frac{h'\,(H - h)}{h\,(H' - h')}$$

Si, après avoir substitué aux quantités algébriques qui entrent dans les deux termes de ce rapport leurs valeurs numériques données par l'observation, on trouve $h'\,(H-h) > h\,(H'-h')$, on en conclura qu'à la seconde pression correspond une plus grande amplitude de l'inspiration; or, ce résultat est celui que l'on constate par l'expérience et le calcul, à partir de $0^m,76$ jusqu'à une certaine valeur de H', qui n'est pas la même pour tous les sujets, et qui paraît augmenter avec la vigueur musculaire dont ils sont doués. Au-delà de cette limite, Δ' décroît, et peut même s'abaisser au-dessous de Δ, relative à la pression normale de l'atmosphère.

Le docteur Bourgery, pressentant les avantages que l'on pourrait retirer, au point de vue clinique, de l'évaluation du degré d'intensité des forces respiratoires, a indiqué l'expérience suivante pour atteindre ce résultat.

Un vase de verre, gradué, de la contenance de sept litres, étant disposé sur une cuve pneumatique et rempli d'air, à l'aide d'un tube recourbé on fait respirer cet air par le sujet dont on veut mesurer la force d'expansion thoracique. L'ascension du liquide de la cuve dans le vase gradué fait connaître la quantité d'air inspiré. A ce procédé on peut substituer celui plus simple et plus commode du docteur Person, en employant la formule

$$\Delta = \frac{h\,V}{H - h}$$

Je pense, comme le docteur Bourgery, que ce nouveau mode de mensuration serait d'une application féconde comme élément de diagnostic et de pronostic dans les maladies des poumons et du cœur, surtout dans les diverses phases de celles qui ont passé à l'état chronique. Les mesures successives, à des jours différents, indiqueraient les progrès en bien et en mal. Je l'ai adopté dans ma pratique, pour constater, à des intervalles de temps plus ou moins rapprochés, la marche du développement que les poumons des jeunes sujets mal conformés acquièrent sous l'influence du bain d'air comprimé, en même temps que j'obtiens, au moyen de fils de plomb embrassant le pourtour du thorax, la projection sur un plan de ce pourtour, et puis observer ainsi le rétablissement graduel de sa régularité, qui est la conséquence géométrique de l'agrandissement de la capacité qu'il renferme.

CHAPITRE II.

—

Observations sur le mode d'influence qu'exerce la pression atmosphérique relativement aux phénomènes chimiques et physiologiques de la respiration.

Après avoir établi, contre l'opinion de quelques physiologistes, que les mouvements alternatifs d'expansion et de resserrement des poumons n'étaient pas essentiellement subordonnés à ceux des parois de la cavité qui les renferme, et que la *simultanéité* de ces mouvements, condition nécessaire de l'intégrité du *mécanisme* de la respiration, pouvait être influencée soit par un état pathologique, soit par les variations de la pression atmosphérique, je vais examiner les résultats que peuvent avoir les mêmes variations, quant aux phénomènes chimiques de l'hématose dans ses rapports avec la fonction respiratoire.

La raréfaction de l'air, opérée artificiellement par la machine pneumatique, a montré qu'au-delà d'un certain degré, la vie des animaux s'éteignait promptement dans un milieu dont les principes constituants moins condensés conservaient, d'ailleurs , leur proportion normale. On a conclu de là qu'une diminution comparativement légère de la pression atmosphérique ordinaire devait allanguir toutes les fonctions de la vie (1).

Cela est vrai en général lorsque cet abaissement est rapide et alterne avec des oscillations en sens contraire , dont la fréquence ne permet pas à l'organisme de coordonner ses fonctions à chaque modification nouvelle du milieu où nous vivons; car on verra plus tard que la plénitude de la vie est parfaitement compatible avec une atmosphère constamment et notablement plus rare que celle qui presse le niveau des mers.

L'observation qui montre un certain affaiblissement des fonctions de la vie comme consécutif à l'abaissement de la pression atmosphérique manifeste de même une exaltation de la vitalité sous l'influence d'un accroissement de cette pression , et c'est là le fondement essentiel du conseil donné à quelques malades d'habiter de préférence le voisinage des bords de la mer.

Je vais rechercher à quelles circonstances on peut attribuer la modification favorable que paraît éprouver l'hématose , lorsque la respiration a lieu dans une atmosphère naturellement ou accidentellement plus dense.

Est-ce , comme on le croit généralement , parce que l'air comprimé contient , sous un volume donné , une plus grande quantité absolue d'oxygène, qu'il active et

(1) Lo scarso ossigene attrato nei polmoni diminuisce l'effetto di qual processo qualcunque, pel quale nel sangue si opera l'ultima assimilazione , che lo fa ricco di parte fibrinosa , e atto a somministrare buona materia nutrizia. (*Buffalini*, pag. 306.)

perfectionne la sanguification ? Les expériences de quelques physiologistes sembleraient conduire à cette conclusion. Ainsi, Allen et Pepys ont avancé que l'exhalation de l'acide carbonique était augmentée dans l'oxygène pur ; Brougton affirme, en outre, que le sang veineux des animaux à qui l'on fait respirer de l'oxygène sans mélange devient écarlate et plus coagulable, même dans le système de la veine cave, ce qui suppose une plus grande absorption de ce gaz.

Muller pense de même que la quantité relative ou absolue d'oxygène dans des volumes égaux d'air atmosphérique doit avoir de l'influence sur celle de l'acide carbonique qui se produit. « L'air chaud, dit-il, contient moins d'oxygène que l'air froid ; c'est pourquoi l'on expire plus de carbone en hiver qu'en été. »

D'un autre côté, Lavoisier avait émis, vers la fin du dernier siècle, une opinion contraire à celle des auteurs que je viens de citer ; ayant fait respirer des animaux dans l'oxygène pur, il avait constaté que la production d'acide carbonique ne différait pas de celle qui a lieu dans l'air normal. Des résultats semblables ont été récemment observés par MM. Regnault et Reiset. Suivant ces habiles physiciens, dont la méthode expérimentale paraît réunir toutes les conditions d'exactitude, « la
» respiration des animaux dans une atmosphère forte-
» ment chargée d'oxygène ne présente rien de particu-
» lier ; on trouve sensiblement le même rapport entre
» les quantités d'oxygène absorbé et l'acide carbonique
» produit que lorsque la respiration a lieu dans l'air
» normal ; le dégagement d'azote reste le même, et
» le poids d'oxygène consommé ne change pas d'une

» manière sensible ; les animaux ne paraissent, d'ail-
» leurs, pas éprouver de malaise (1). »

Si entre ces assertions contradictoires on inclinait pour la dernière, comme produite sous la garantie d'expérimentateurs réputés plus exacts, on ne serait pas embarrassé toutefois d'expliquer comment l'air condensé peut donner d'autres résultats que l'oxygène pur, ou présenté seulement en plus grande quantité à l'absorption pulmonaire.

En effet, c'est à la pression ordinaire que Lavoisier, MM. Regnault et Reiset ont recueilli leurs observations; or, on sait, d'après M. Biot, que la quantité, en poids, des gaz dissous dans un liquide, croît proportionnellement à la pression que ces gaz supportent.

Il y a donc dans l'action de l'air condensé sur l'organisme un autre élément que la multiplication des molécules d'oxygène sous un volume donné; cet élément

______

(1) Il faut observer que toutes ces expériences ayant été faites sur des animaux, dont la constitution n'est pas absolument identique à celle de l'homme, les conclusions qui en découlent, quelles qu'elles soient, ne sauraient être appliquées à celui-ci ; en second lieu, si on les admettait pour l'homme sain, elles pourraient encore être contestées pour l'homme malade; car, suivant la remarque de Burdach et du docteur Edwin Faust, il peut exister un état de saturation du sang par l'oxygène, état correspondant à l'intégrité des fonctions de la vie, dans lequel une plus grande quantité absolue ou relative de ce gaz dans l'air respiré ne saurait modifier notablement l'hématose. Cette réserve théorique permet d'expliquer les résultats favorables ou nuisibles donnés dans le traitement de certaines maladies par l'inspiration de l'oxygène pur ou mélangé en diverses proportions avec l'air atmosphérique.

est une force mécanique supérieure à celle qui agit sur les gaz expérimentés à la pression ordinaire de $0^m,76$; cette différence entre les conditions d'absorption fait pressentir une différence correspondante entre les résultats fournis par l'inspiration de l'oxygène pur et celle de l'air atmosphérique, simplement comprimé. Nous allons voir que l'expérience confirme cet aperçu de la théorie.

On doit regretter que MM. Regnault et Reiset n'aient pu réaliser le projet qu'ils avaient formé de répéter sur l'homme sain et sur l'homme malade les expériences qu'ils ont faites sur différentes classes d'animaux. Ils auraient été probablement conduits par l'enchaînement des idées à faire varier la pression des gaz ou de l'air atmosphérique, pour observer, dans cette condition nouvelle, les phénomènes de la respiration, et nul doute qu'ils fussent arrivés à des résultats encore plus remarquable que ceux qu'ils ont constatés. Ils avaient bien senti l'importance de ces recherches pour la thérapeutique, ainsi qu'on le voit par ce passage qui termine leur savant mémoire :

« L'étude de la respiration de l'homme, dans ses
» divers états pathologiques, nous paraît un des sujets
» les plus dignes d'occuper les hommes qui se vouent
» à l'art de guérir ; elle peut donner un diagnostic pré-
» cieux pour un grand nombre de maladies, et rendre
» plus évidentes les révolutions qui surviennent dans
» l'économie. Les beaux résultats obtenus dans ces
» dernières années par l'inhalation de l'éther et du
» chloroforme, en montrant la rapidité avec laquelle
» l'absorption se fait par la voie aérienne, font pres-

» sentir qu'on peut administrer avec succès des médi-
» caments gazeux, dont l'action, à petite dose, mais
» longtempts prolongée peut être efficace dans le traite-
» ment de beaucoup de maladies qui ont résisté aux
» médications ordinaires. »

Nul ne pouvait mieux que ces deux savants physiciens remplir les *desiderata* de la science, en ce qui concerne les rapports de l'hématose avec la respiration
observée dans des conditions physiologiques, physiques
et chimiques diverses; mais, à leur défaut, le problème dont ils ont ajourné l'étude n'est pas resté tout-
à-fait inexploré, et si une solution rigoureuse et complète ne résulte pas des procédés qui ont été mis en
usage pour l'éclairer, on peut dire néanmoins qu'on
en a obtenu quelques données, d'autant plus probables
qu'elles sont conformes à l'induction tirée de notions
physiologiques antérieures.

Voici l'historique de ce qui a été exécuté à cet égard.

En 1849, deux élèves distingués de l'école de médecine de Lyon, MM. Hervier et Saint-Lager, avaient
adressé à l'Académie des Sciences un mémoire intitulé :
*Recherches sur les quantités d'acide carbonique exhalé par
le poumon à l'état de santé et à celui de maladie*. Ayant
plus tard répété à ma demande et avec mon concours
leurs expériences, sous des pressions atmosphériques
diverses, ils en ont publié les résultats dans un second
travail dont je vais donner l'analyse succincte ; j'expo-
serai d'abord la méthode que les auteurs ont suivie
pour recueillir et mesurer l'acide carbonique contenu
dans l'air expiré.

Les appareils très simples qu'ils emploient con-
sistent :

1° Dans un système de tubes, au nombre de deux, embranchés à angle droit l'un sur l'autre. Le premier, qui sert à l'inspiration, porte d'un côté une embouchure , et de l'autre une soupape s'ouvrant de dehors en dedans ; le second est aussi garni, au-delà du point de jonction, d'une soupape dont le jeu a lieu de dedans en dehors ; il donne issue à l'air expiré.

2° Un flacon d'une capacité connue.

3° Un long tube gradué, qui peut s'adapter au flacon à l'aide d'un bouchon qui le termine.

4° Un pince-nez.

Pour procéder à la carbonométrie , on engage le tube d'expiration dans l'ouverture du flacon renversé , on applique le pince-nez , et l'on fait respirer le sujet pendant cinq minutes à travers l'embouchure, Au bout de ce temps, on dégage le flacon du tube d'expiration , et on approche de son orifice le tube gradué, rempli de baryte. Après avoir bouché le flacon , on le retourne et on l'agite pour faciliter l'absorption de l'acide carbonique par la baryte ; puis, le flacon étant renversé de nouveau , on attend le dépôt de carbonate de baryte. Lorsqu'il est achevé, on note sur l'échelle graduée le point où il s'arrête, et l'on obtient ainsi un indice de la quantité d'acide carbonique expiré. Si l'on veut une appréciation plus exacte, on filtre le dépôt, on l'incinère dans un creuset de platine, et on pèse le résidu.

Les auteurs pensent être arrivés par cette méthode à des résultats d'une précision suffisante pour être comparables. En effet, en vertu de la différence de température , l'air chaud expiré remplace l'air froid du flacon. Ce fait ne serait point prouvé si on ne faisait qu'un nombre d'inspirations produisant un volume d'air égal à celui du flacon; mais on sait qu'à chaque expiration il sort environ un demi-litre d'air; cette quantité répétée vingt fois par minute produit dix litres, et comme on opère pendant cinq minutes, cela fait cinquante litres. Ainsi on comprend aisément qu'au bout de cinq minutes l'air du flacon est complètement chassé par le courant d'air chaud qui arrive du poumon.

Malgré les précautions indiquées par MM. Hervier et Saint-Lager pour rendre comparables les résultats de la carbonométrie chez des malades de constitution différente, on pourrait élever quelques doutes sur l'exactitude de leur méthode appliquée à des cas pathologiques; mais il n'en est pas ainsi lorsqu'il s'agit de constater les variations qu'éprouve, sous des pressions diverses, l'exhalation de l'acide carbonique chez un sujet en bonne santé, dont la respiration s'exécute d'une manière normale, parce que l'on peut facilement rendre identiques toutes les conditions de l'expérience, sauf celle dont on veut mesurer l'influence, savoir, la différence de pression.

Je regarde donc comme incontestable l'exactitude des observations mentionnées dans le second mémoire de MM. Hervier et Saint-Lager, et dont voici le résumé, corrigé de quelques erreurs de chiffres :

1° La quantité d'acide carbonique exhalé dans le bain d'air comprimé s'élève au-dessus des proportions de l'état normal, jusqu'à la pression de 10 à 12 centimètres; au-dessus de cette limite, le poumon exhale moins d'acide carbonique qu'avant le bain.

2° L'effet consécutif de l'air comprimé, à la sortie de l'appareil, est l'accroissement de l'exhalation de l'acide carbonique. Cet effet qui se prolonge pendant plusieurs heures n'atteint son *maximum* qu'un certain temps après le bain.

Quelques-unes des particularités de ces conclusions expérimentales paraissent d'abord assez singulières ; mais en les rapprochant de la théorie la plus généralement admise aujourd'hui sur les phénomènes chimiques de la respiration, on se les explique bientôt d'une manière satisfaisante. En effet, d'après Muller, le rôle de la respiration dans la part qu'elle prend à l'hématose est premièrement d'introduire dans le sang l'oxygène nécessaire à la vivification des organes , ensuite de débarrasser ce liquide de l'acide carbonique qui se produit dans les vaisseaux capillaires.

L'endosmose de l'oxygène, qui est l'office principal de la respiration, est favorisée par toutes les circonstances qui augmentent la solubilité de ce gaz dans le sang ; or, l'accroissement de la pression atmosphérique est évidemment au nombre de ces circonstances, d'après l'expérience déjà citée de M. Biot ; ainsi dans l'air com-comprimé, il doit y avoir sursaturation du sang veineux par l'oxygène , mais ce phénomène ne peut se manifester immédiatement par une exhalation plus considérable d'acide carbonique , car l'exosmose de ce gaz est enrayée par la même force mécanique qui augmente l'absorption de l'oxygène.

Lorsque la respiration vient à se faire de nouveau dans l'atmosphère normale, la suroxydation des globules sanguins qui s'était produite pendant la durée du bain d'air comprimé ne peut manquer de donner lieu à des symptômes d'exaltation vitale , et à l'élimination en plus grande quantité du produit gazeux de la combustion du carbone , devenue plus active , puisque ce gaz cesse d'être soumis à la pression supérieure qui coërçait son expansibilité (1).

(1) D'après les expériences de MM. Roucher et Coulier, publiées dans l'*Annuaire de Chimie* pour 1848 , le mécanisme de la coloration du sang veineux par l'oxigène tient à une sorte de lutte entre les globules sanguins et la lymphe où ils nagent ; il y a de part et d'autre affinité pour l'oxygène qui peut rester dissous dans la lymphe ou s'incorporer aux globules. L'oxygène est-il en excès , les deux affinités sont satisfaites , la lymphe cède aux globules l'oxygène qui afflue, et les globules s'artérialisent.

Les solutions salines concentrées qu'on ajoute au sang veineux le rendent vermeil et produisent le même résultat qu'un excès d'oxygène , parce qu'elles diminuent le pouvoir dissolvant de la lymphe pour l'oxygène, et celui-ci , déplacé en quelque sorte , se porte sur les globules.

Cette théorie, fondée sur des faits d'une délicatesse extrême, comme le fait remarquer M. Millon dans ses *Eléments de chimie organique* , est très propre à donner la raison des phénomènes physiologiques consécutifs à l'usage du bain d'air comprimé, qui ont été mentionnés par MM. Hervier et Saint-Lager, tels que l'augmentation rapide de l'appétit, poussé jusqu'à la voracité , et l'accroissement non moins prompt des forces musculaires.

Elle explique aussi l'amélioration obtenue dans certaines dyscrasies par l'emploi de quelques solutions salines qui artérialisent le sang veineux, comme le chlorure de sodium, conseillé dans la phthisie tuberculeuse , l'iodure et le bromure de potassium , usités contre les scrophules.

Il est cependant une distinction à faire entre les effets produits par les sels et ceux que détermine la condensation de l'air atmosphérique. Les premiers n'augmentent pas la quantité d'oxygène dissous dans la lymphe , mais facilitent seulement son dégagement et sa combinaison consécutive avec les

On voit qu'un accord parfait existe entre les résultats d'expérience énoncés par MM. Hervier et Saint-Lager et la théorie chimique de la respiration la plus accréditée. Cette concordance remarquable me paraît apporter un nouvel argument en faveur de la rationnalité de cette dernière.

Bien que le fait d'un accroissement dans la quantité d'acide carbonique exhalé, se manifestant quelque temps après que la respiration a cessé de s'exécuter dans l'air comprimé soit un indice très fort d'une plus grande absorption d'oxygène par le poumon, (1) les

globules, tandis que l'air comprimé semble propre à produire à la fois l'un et l'autre résultat ; ils ne sont donc point, comme celui-ci, des intégrants de la vitalité.

Une induction pratique découle de cette distinction, c'est que dans le traitement des maladies de la nutrition il peut être convenable d'associer l'usage du bain d'air comprimé à celui des altérants salins employés ordinairement contre ces affections générales, car, par le premier moyen, on enrichit la lymphe d'une plus grande proportion du principe vivifiant de l'atmosphère, et, par le second, on favorise la combinaison de ce principe avec les globules sanguins.

(1) Il semble d'abord que l'on pourrait encore interpréter d'une autre manière l'accroissement de l'exosmose de l'acide carbonique qui a lieu pendant un certain temps, après que la respiration a cessé de se faire sous une pression plus grande que celle de $0^m,76$, en supposant que ce gaz accumulé jusque là dans le sang doit s'en échapper plus abondamment lorsqu'il n'est plus coërcé par une force supérieure à celle qui agit ordinairement sur lui pour le tenir en dissolution ; mais, s'il en était ainsi, les phénomènes qui accusent un excès de veinosité du sang, c'est-à-dire des symptômes d'asphyxie, devraient se manifester, puisque, d'après l'hypothèse, ils ne seraient pas neutralisés par la surexcitation qui résulte d'une plus

physiciens pourraient trouver cette preuve insuffisante. Pour les satisfaire entièrement, il faudrait parvenir à mesurer directement la quantité d'oxygène qui a disparu de l'air comprimé pendant la respiration, mais ce problème offre de grandes difficultés, comme l'ont reconnu MM. Regnault et Reiset, et demanderait des frais d'appareils considérables. Heureusement les physiologistes ont d'autres données que celles fournies par la balance et l'eudiomètre, pour affirmer les modifications très importantes que l'organisme éprouve d'un accroissement de la pression atmosphérique. Ces données, le but de

grande absorption d'oxygène ; or, il ne se produit rien de semblable dans l'air comprimé, car, au contraire, comme on le verra plus loin, toutes les fonctions vitales acquièrent plus d'activité.

Le fait d'une absorption plus considérable d'oxygène sous l'influence de la compression de l'air paraissant établi, l'analogie conduit à penser qu'il en est de même pour l'azote.

On sait qu'en général l'absorption et l'exhalation de ce gaz pendant la respiration se compensent assez exactement, d'après les observations de M. Edwards ; maintenant, si cet équilibre est en effet rompu dans l'air comprimé, à l'avantage de l'absorption, en résulterait-il quelque utilité pour la nutrition ? Je suis disposé à le croire, d'après l'observation de MM. Regnault et Reiset, qui ont vu chez les animaux amenés à l'état d'inanition une certaine quantité d'azote disparaître constamment pendant la respiration ; en sorte que cet élément de l'air atmosphérique, outre le rôle qu'on lui attribue d'atténuer l'action comburante de l'oxygène, semblerait encore destiné, d'après les vues de la nature conservatrice, à suppléer, dans une certaine mesure, à l'alimentation par les organes digestifs. Si l'on admettait cette hypothèse très plausible, on aurait une nouvelle donnée pour l'explication des bons effets obtenus par l'usage du bain d'air comprimé dans les cas où il y a langueur des fonctions digestives par atonie.

cet essai, est de les mettre en évidence , et j'espère les réunir en assez grand nombre , et avec un choix assez scrupuleux pour entraîner les convictions les plus réfractaires , mais avant d'entrer dans le champ de la physiologie pure, il nous reste encore à exposer l'influence *mécanique* que la pression de l'air exerce sur d'autres fonctions que l'hématose ; ce sera le sujet du chapitre suivant.

CHAPITRE III.

—

De l'influence exercée par les variations de la pression atmosphérique sur la circulation.

La respiration et la circulation étant liées entre elles par un but commun , celui de faire parvenir aux organes le principal stimulant de leur vitalité et l'agent essentiel de leur perpétuelle rénovation , ou l'oxygène , il semble *à priori* que les modifications déterminées dans le rhythme de l'une doivent apporter des changements correspondants à celui de la seconde ; cependant quelques physiologistes , peut-être trop confiants dans leurs moyens d'expérimentation , ont avancé une opinion contraire. Ainsi , l'un d'eux qui s'est fait connaître du monde savant par des recherches ingénieuses et recommandables sous beaucoup de rapports , M. le docteur Poiseuille , affirme que sous, les pressions les plus diverses , les circulations *artérielle,* *capillaire* et *veineuse* n'éprouvent ni accélération ni ralentissement.

3

Voici les expériences par lesquelles il croit avoir démontré ce résultat inattendu, et si contraire à l'induction physiologique :

Ayant placé sous l'objectif d'un microscope, dans une boîte hermétiquement fermée, où l'air pouvait être raréfié et condensé alternativement, de jeunes mammifères préparés de manière à voir la circulation capillaire, il n'a pu constater aucune modification dans le mouvement des globules, soit que la pression de l'air fût abaissée jusqu'à 2 centimètres de mercure ou élevée à 600.

Je vais discuter, à l'aide d'observations dont quelques-unes sont tout-à-fait vulgaires et ne peuvent laisser aucun doute, les conclusions que M. Poiseuille a tirées de ses expériences.

D'abord, en ce qui concerne la première, relative à l'air raréfié presque jusqu'au vide, je ferai remarquer qu'elle est *absolument* contraire à ce qui est rapporté unanimement par les voyageurs et les physiciens qui se sont élevés sur les plus hautes montagnes du globe ou dans les régions supérieures de l'atmosphère, au moyen d'aérostats.

Tous s'accordent à signaler, parmi les phénomènes produits sur l'organisme par la raréfaction de l'air, l'accélération considérable de la circulation *artérielle*. Un véritable état de fièvre, accompagné de battements pénibles dans les artères, se manifeste alors, et persiste encore quelque temps après que l'on est revenu dans une atmosphère plus dense, et, circonstance assez remarquable, c'est que ces symptômes paraissent avoir plus d'intensité chez les sujets dont le pouls est habituellement le plus calme.

En présence d'un fait aussi constant, aussi palpable, est-il d'un raisonnement sévère de *venir* opposer l'observation microscopique appliquée à des animaux resserrés dans un espace étroit, soumis préalablement à une vivisection plus ou moins douloureuse, et sans doute asphyxiés à demi, quoique M. Poiseuille, exagérant le résultat des expériences de Buffon et de M. Edwards, prétende que les jeunes mammifères, dans les premiers jours de leur naissance, peuvent rester des heures entières sans respirer?

Je remarque d'abord que M. Edwards n'a jamais avancé une opinion semblable en termes aussi absolus; car il dit au contraire textuellement : « Buffon » s'est trompé dans ses expériences sur la submersion » des petits chiens, lorsqu'il croit qu'ils n'ont pas » souffert du manque de respiration pendant une de- » mi-heure. Comme ils étaient plongés dans le lait, » il n'a pu voir les phénomènes qu'ils présentaient. »

J'ajouterai de mon côté que M. Poiseuille s'est trompé encore plus manifestement que Buffon en assimilant les conditions physiologiques où se trouvent les jeunes mammifères que l'on tient plongés dans un liquide ou que l'on place dans l'air raréfié.

En effet, dans le premier cas, les mouvements de la respiration sont suspendus, le sang cesse d'être appelé vers le poumon, et l'ouverture inter-auriculaire n'étant pas encore complètement oblitérée, il passe immédiatement de l'oreillette droite dans la gauche ; l'animal se retrouve donc à peu près dans les conditions de la vie fœtale. Il en est autrement dans l'air raréfié ; comme les mouvements de la respiration

continuent de s'y exécuter, le sang veineux suit la
voie du ventricule droit, traverse les poumons, et détermine les symptômes d'asphyxie qui sont la conséquence d'un défaut d'artérialisation suffisante, après
que le jeu des fonctions de la vie extra-utérine s'est
établi presque complètement.

Ainsi, en principe comme en fait, la première assertion de M. Poiseuille est absolument dénuée de tout
fondement.

La seconde, déduite de ce qu'il croit avoir constaté
dans l'air condensé, n'a pas plus de valeur, et se
trouve également contredite, en général, par une observation journalière, dégagée de toute complication
qui pourrait la rendre équivoque.

En effet, M. Tabarié, qui a étudié pendant longtemps l'action exercée par le bain d'air comprimé sur
plusieurs fonctions de l'économie, a reconnu qu'il
déterminait dans la plupart des cas une sédation très
prononcée des moteurs de la circulation artérielle, et
il a exprimé cette opinion dans une lettre adressée le
6 juillet 1840 à l'Académie des Sciences pour rec-
tifier quelques erreurs de M. Junod. Ce médecin
avait avancé que dans l'air comprimé le pouls était
fréquent, plein, et se déprimait difficilement. M. Tabarié reconnaît que l'accélération du pouls peut se
produire dans quelques circonstances, et particulièrement lorsque la transition d'une pression à l'autre est
trop brusque; mais il soutient qu'une compression
graduée, uniforme, abaisse la circulation du sang et
régularise en même temps le rhythme des pulsations
artérielles.

Pour moi, qui depuis quatorze ans n'ai pas cessé d'employer journellement le bain d'air comprimé, dans mon établissement, contre les affections les plus variées, je l'ai vu quelquefois réduire des deux cinquièmes le nombre des pulsations artérielles, surtout lorsqu'il existait un état fébrile antérieur.

Il est vrai que des médecins descendus accidentellement sous la cloche à plongeur, ou entrés dans d'autres appareils de condensation, ont avancé que la circulation y conservait son rhythme ordinaire ou s'y trouvait même accélérée; mais on ne peut rien conclure rigoureusement de ces faits que je ne conteste point, parce que, indépendamment des causes accidentelles accélératrices de la circulation, mentionnées par M. Tabarié, l'impression morale que l'on éprouve involontairement, lorsqu'on se trouve placé pour la première fois dans un milieu si différent de celui où nous vivons habituellement, doit précipiter sensiblement, comme toute autre émotion, le cours du sang artériel; mais lorsqu'un peu d'assuétude a émoussé cette impression, l'effet de la condensation de l'air sur le mouvement du sang cesse d'être contrarié et masqué, en quelque sorte, par l'excitation du cerveau, et le mouvement se ralentit.

Quelques exceptions à ce fait général ont cependant lieu, comme on le verra plus tard; je tâcherai de les expliquer par des considérations physiques et physiologiques.

La question de l'influence que les variations de la pression atmosphérique exercent sur le mouvement du sang *artériel* me paraît donc jugée, contradictoirement aux opinions de M. Poiseuille, par les faits évidents, communs, que j'ai opposés à l'incertitude de son expérimentation. En est-il de même de celle qui est relative au cours du sang dans les systèmes capillaire et veineux ? C'est ce que je vais examiner.

La plupart des physiologistes modernes admettent que la contraction du ventricule gauche du cœur, après avoir chassé le sang artériel à travers le système capillaire, fait sentir son impulsion jusques dans les veines ; mais ils reconnaissent en même temps que cette force *à tergo* est aidée efficacement, pour le retour du fluide sanguin vers le centre de la circulation, par diverses circonstances accessoires, au nombre desquelles il faut compter l'*aspiration* exercée par l'oreillette droite et la cavité thoracique, aspiration qui a été constatée par plusieurs expérimentateurs (1).

Deux conditions physiques constituent cette action *centripète :* la première est la *dilatation* de l'oreillette et

(1) De ce que cette aspiration n'existe pas chez les poissons et quelques reptiles, et, par conséquent, n'y concourt point au retour du sang vers le cœur, on a prétendu qu'elle était sans influence sur la circulation veineuse des mammifères et des oiseaux; mais, comme le fait remarquer M. Chassaignac (*), « c'est un bien mauvais raisonnement que de conclure à l'inutilité ou au peu de puissance d'un agent fonctionnel, par cela seul que l'absence de cet agent n'a pas entraîné la suppression immédiate du phénomène..... On ne peut trop se pénétrer de cette vérité, qu'il y a dans l'économie une foule de forces congénères dont une seule peut, à la rigueur, subvenir au jeu d'une fonction donnée, et qui peuvent au besoin se remplacer l'une l'autre, mais qui, dans l'état normal, n'en participent pas moins toutes, chacune pour sa part, à l'accomplissement de la fonction. »

(*) *De la Circulation veineuse*, page 47.

du thorax ; la seconde est la *constriction* périphérique exercée sur les canaux veineux par l'élasticité du milieu ambiant. Il convient d'examiner successivement ces deux *éléments* de l'un des moteurs de la circulation veineuse , afin de préjuger l'influence que leurs variations peuvent exercer sur la distribution relative du fluide sanguin dans les diverses parties du système capillaire.

Vésale et d'autres anatomistes croyaient que les diverses cavités du cœur pouvaient se dilater spontanément par une force active qui leur était propre ; les plans musculaires distincts , dont l'ensemble forme les parois de ce viscère, leur semblaient destinés, par la direction opposée de leurs fibres , à un antagonisme de contraction qui devait faire passer alternativement les cavités que ces parois comprennent de la forme d'un conoïde à celle d'un sphéroïde , et par suite augmenter ou diminuer leur capacité (1).

Cette opinion n'a pas prévalu dans la science , et cependant elle paraît plus conforme à l'induction anatomique et géométrique que celle qui lui a été substituée.

En effet , Haller, suivi en ce point par M. Bérard , pense que, durant la systole, le sommet de chaque ven-

---

(1) M. le docteur Brachet, qui a soutenu dans sa thèse inaugurale que la diastole du cœur était active , a démontré que l'intrication des plans musculaires, opposés dans leur direction , qui constituent les parois de cet organe, n'était pas un obstacle à la contraction alternative de ces plans, et il s'est appuyé pour cela sur l'exemple des mouvements variés que la langue peut exécuter malgré une disposition semblable des couches musculaires qui entrent dans sa texture.

tricule se rapproche de la base du cœur ; or , deux objections se présentent, à mon avis , contre cette supposition ; d'abord, le raccourcissement du cœur, en agrandissant le diamètre transversal de cet organe, aurait pour effet de rendre la forme des cavités ventriculaires plus voisine de celle d'un sphéroïde , et conséquemment d'augmenter leur capacité , changement qui correspondrait à la diastole.

En second lieu, l'effort de systole , destiné à chasser la masse du sang artériel dans toutes les parties du système vasculaire, semble exiger l'action de la couche musculaire la plus forte , savoir, celle qui est formée par les fibres transversales , dont l'effet doit être d'allonger le cœur.

Ce qui fortifie encore cette dernière considération, c'est que les fibres transversales des oreillettes sont aussi plus puissantes que les fibres longitudinales , circonstance tout-à-fait en rapport avec l'observation de Haller , qui a vu les parois latérales de ces cavités se rapprocher de leur axe pendant le mouvement de systole.

En résumé , pour les ventricules comme pour les oreillettes , l'hypothèse qui, anatomiquement et géométriquement, me paraît la plus fondée , c'est que les fibres transversales sont destinées à produire la systole, tandis que les fibres longitudinales déterminent la dilatation de ces réservoirs. La faiblesse relative de ces dernières ajoute encore à la vraisemblance du rôle que je leur assigne, car on va voir que cette faiblesse est amplement compensée par la différence de pression que supportent, de la part de l'atmosphère, les conduits afférents du sang et les cavités séreuses qui renferment le cœur et les poumons, dans le mouvement d'expansion de ces organes.

Cette différence de pression, qui a été constatée par M. Barry, est devenue pour ce physiologiste le fondement d'une théorie de la circulation veineuse, à la vérité trop exclusive, mais, qui moyennant certaines restrictions, semble parfaitement rationnelle.

Voici l'exposé sommaire de l'expérience et des raisonnements par lesquels M. Barry explique le jeu mécanique du double système de pompes aspirantes et foulantes que le cœur constitue.

Il est prouvé, dit-il, que si on introduit dans le péricarde d'un animal vivant un tube dont l'extrémité plonge dans un liquide coloré, ce liquide est fortement aspiré dans le péricarde, surtout pendant l'inspiration ; or, ce fait qu'un vide relatif existe autour du cœur, et que ce vide est augmenté pendant chaque dilatation du thorax, suffit à expliquer le phénomène de l'aspiration alternative exercée par les oreillettes et les ventricules.

En effet, lorsque les ventricules, qui sont en contact immédiat avec l'intérieur de la cavité où ils sont placés, se contractent, ils se meuvent nécessairement de leur base vers leur sommet commun (1), et ils chassent alors une portion de leur sang dans les grandes artères, et

(1) Que le cœur se raccourcisse ou s'allonge dans les mouvements de systole, le raisonnement de M. Barry conserve toujours la même valeur, puisqu'il doit se former également un vide dans le péricarde, quel que soit celui de ces deux changements de forme qui diminue la capacité des cavités de cet organe.

l'espace ainsi laissé vide est immédiatement occupé par le gonflement des oreillettes, qui ne se dilatent point activement, mais sont passivement distendues par l'excès de pression atmosphérique que l'ensemble des conduits veineux supporte relativement à elles.

Tel est le mode suivant lequel l'appel du sang a lieu dans les oreillettes ; celui de l'aspiration des ventricules n'en diffère pas. A la contraction active des parois de ces réservoirs succède bientôt un état de relâchement, puis la contraction antagoniste des oreillettes ; de là un vide laissé par celles-ci dans l'enveloppe commune , et qui doit être rempli par l'expansion passive des premiers.

Maintenant, il est facile de s'expliquer pourquoi l'appel d'un fluide coloré à travers un tube introduit dans le péricarde et l'aspiration du sang dans les grandes veines voisines du cœur sont plus prononcés pendant l'inspiration.

En effet, le médiastin, le péricarde et le cœur représentant un soufflet, suivant la comparaison du docteur Barry, il est évident que ce soufflet est agrandi pendant l'inspiration , soit par le mouvement du sternum , qui tend à porter la surface antérieure du péricarde en avant , soit par l'abaissement du diaphragme, qui entraîne le péricarde vers l'abdomen ; or , cet agrandissement de la cavité du péricarde , en augmentant la tendance au vide qui a lieu entre ses parois et le cœur , favorise, d'une manière plus prononcée , la dilatation de cet organe , surtout celle de ses oreillettes, et imprime ainsi un mouvement plus rapide au cours du sang veineux.

Une objection très forte se présente contre la théorie qui précède ; car, s'il est démontré que l'oreillette se contracte au moins deux fois pendant l'inspiration, comment concilier son resserrement avec l'aspiration continue du sang veineux pendant la dilatation de la poitrine?

M. P. Bérard, qui s'est proposé cette difficulté, me paraît l'avoir résolue d'une manière satisfaisante par l'indication d'une cavité de réserve, susceptible de remplir momentanément, par son expansion, le rôle de l'oreillette, dans l'intervalle des dilatations de cette dernière. « Cette cavité, dit le savant professeur, est la portion des veines caves qui est renfermée dans l'intérieur du péricarde. La veine cave supérieure parcourt un assez long trajet, revêtue seulement par la membrane séreuse du péricarde. De plus, cette veine et l'inférieure forment, en se réunissant en arrière et à droite, un large sinus qui ne doit pas prendre part à la contraction de l'oreillette. Ces parties, renfermées dans le médiastin avec le péricarde, sont soumises à la même cause d'expansion qui, d'après M. Barry, opère la dilatation de l'oreillette.

Outre les éléments indiqués plus haut comme facteurs de cette force expansive, M. Bérard en signale un autre, qui consiste dans l'ampliation transversale du médiastin pendant l'inspiration. Il établit d'abord qu'une tendance au vide s'opère dans les cavités pleurales à chaque mouvement de dilatation thoracique, parce que l'élasticité du poumon est une force qui s'oppose à la simultanéité absolue de l'expansion de cet organe et de l'agrandissement de la cavité qui le renferme ; cette tendance au vide , constatée par plusieurs expérimentateurs , est en lutte incessante avec la pression atmosphérique qui , d'une part , dilate le poumon pour qu'il reste le plus rapproché possible des parois thoraciques , et de l'autre déprime ces parois, quand elles n'opposent pas une résistance suffisante , pour qu'elles continuent à rester contiguës aux poumons. La dépression des parois est renfermée dans d'étroites limites , mais elle est d'un grand intérêt pour le sujet en question , ainsi qu'on va le voir.

On peut considérer , à chaque cavité thoracique , quatre côtés. L'*extérieur* , formé par la portion osseuse et cartilagineuse de la poitrine , et l'*inférieur* , formé par le diaphragme , loin de se déprimer , sont les agents de la formation du vide. Restent le *supérieur* et l'*interne.* Le premier, qui correspond au sommet de la poitrine, est enfoncé par la pression atmosphérique pendant chaque inspiration ; de là , comme on sait , les dépressions qu'on observe derrière les clavicules. Le côté *interne* correspond au médiastin , entre les deux lames duquel sont renfermées les veines caves ; si , comme il est aisé de le comprendre , chacune de ces lames est entraînée vers la cavité pleurale , dans laquelle s'opère la tendance au vide , elle s'éloignera de celle du côté opposé , et agrandira ainsi le médiastin dans le sens transversal.

L'effet de cette ampliation sur les parties renfermées dans le médiastin est facile à prévoir : c'est l'expansion des sinus vasculaires indiqués plus haut , et , par suite , l'appel plus énergique du sang veineux vers les cavités droites du cœur.

Arnott et d'autres physiologistes avaient prétendu que le cœur ne pouvait exercer d'action aspirante sur le sang contenu dans les veines, parce que les parois de celles-ci s'affaisseraient sous la pression atmosphérique et intercepteraient le cours de la colonne liquide; mais M. Bérard a fait voir que les principaux troncs veineux, même à une assez grande distance du cœur, sont maintenus béants par leurs connexions avec les parties voisines.

Ainsi la veine cave supérieure est retenue en état de dilatation par son adhérence au prolongement fibreux que le péricarde envoie sur elle.

Le même résultat est produit pour les deux veines sous-clavières et leur jonction avec les jugulaires par les lames aponévrotiques du cou. L'axillaire est tendue par une aponévrose qui descend de la clavicule et couvre d'abord le muscle *sous-clavier*.

Les sinus de la dure-mère, les canaux veineux du diploë et des vertèbres, présentent des dispositions analogues, et qui tiennent de même leurs parois écartées.

La veine cave inférieure, dans son trajet à travers le diaphragme, est entourée d'une toile fibreuse qui lui livre passage. C'est immédiatement au-dessous du diaphragme que cette veine reçoit les plus grosses des veines sus-hépatiques, dont les parois sont adhérentes au tissu du foie, en sorte que ces veines restent béantes quand on les a divisées.

Cette dernière particularité a fourni à M. P. Bérard les inductions les plus plausibles pour l'explication du mécanisme de la circulation veineuse abdominale, méca nisme jusque-là si obscur.

« Si nous jetons les yeux, dit-il, sur ce qui doit
» arriver à la veine cave inférieure lorsque le vide est
» fait dans la poitrine, nous verrons l'action de pompe
» aspirante s'exercer de suite avec le plus grand avan-
» tage sur le sang contenu dans les veines sus-hépati-
» ques, adhérentes, comme nous l'avons dit, au tissu
» du foie, et ne s'affaissant pas quand on coupe cet
» organe par tranches... Je suis bien trompé si nous
» ne possédons pas la cause finale de cette disposition
» anatomique, dont j'avais essayé plusieurs fois, mais
» en vain, de me rendre compte. Mais n'aurions-nous
» pas, en même temps, acquis la connaissance d'un
» élément important pour la solution du problème de la
» circulation veineuse abdominale? Que de tentatives
» n'a-t-on pas faites pour découvrir dans les parois de
» la veine porte ou dans la capsule de Glisson une struc-
» ture musculaire capable de pousser dans le foie le
» sang qui revient des organes digestifs? Après avoir
» renoncé à cette espèce de cœur abdominal *(cor abdo-*
» *minale)* dont on avait même essayé de calculer la force,
» les modernes s'étaient arrêtés au *vis à tergo*, aidé de
» la pression exercée par la ceinture musculaire de l'ab-
» domen, pression dont les effets, si bien démontrés par
» Boërhaave, ne peuvent être mis en doute.

» Ajoutons à ces deux agents d'impulsion l'action aspi-
» rante de la poitrine, favorisée ici par l'adhérence des
» veines sus-hépathiques au tissu du foie, et nous pour-
» rons comprendre la circulation de la veine porte sans
» le secours d'hypothèses appuyées sur des erreurs ana-
» tomiques. Remarquons qu'ici, comme pour la partie
» supérieure de la poitrine, le moment où se fait le

» vide est aussi celui où s'opèrent dans les parties voi-
» sines des changements qui assurent ou favorisent l'ef-
» fet du mouvement respiratoire sur le cours du sang
» veineux. Au *cou*, c'est la tension plus grande des apo-
» névroses qui soutiennent les veines, lors de l'élévation
» du sternum et de la première côte ; au *ventre*, la com-
» pression exercée sur les viscères abdominaux, et par
» conséquent sur la veine porte abdominale, par l'abais-
» sement du diaphragme, coïncide avec l'aspiration
» qui a lieu dans les veines sus-hépatiques, aspiration
» qui s'étend jusqu'aux anastomoses assez larges qui
» existent dans le foie entre ces vaisseaux et la veine
» porte hépatique (1). »

Les remarques de M. Bérard sur les connexions qui maintiennent les veines béantes, et les rendent ainsi toujours perméables au sang sollicité vers le centre de la circulation par l'aspiration de la cavité thoracique, ne se bornent pas à celles qui sont les plus voisines du cœur ; elles comprennent encore les troncs de la veine hypogastrique, qui, adhérant au contour des ouvertures fibreuses qu'ils traversent, sont ainsi maintenus dilatés par l'aponévrose pelvienne supérieure.

---

(1) Je dirai ici, par anticipation, que tous les phénomènes observés soit dans l'air raréfié, soit dans l'air comprimé, viennent à l'appui de cette théorie de M. P. Bérard sur le mécanisme de la circulation dans le système de la veine porte. Les conséquences pratiques qui résultent de là se dérouleront dans le cours de cet essai ; elles sont d'une importance capitale pour la thérapeutique des engorgements si fréquents des viscères abdominaux.

Le mémoire du savant professeur, qui avait déjà appelé l'attention particulière des physiologistes, acquerra une nouvelle importance des observations thérapeutiques que je publierai dans le cours de cet essai, car, en donnant la raison des faits qu'elles concernent, il en reçoit réciproquement la confirmation la plus frappante.

Malgré l'appui que toutes les notions de la physique et de l'anatomie (1) semblent prêter à l'opinion des physiologistes qui pensent que la pression atmosphérique est un auxiliaire puissant des moteurs de la circulation veineuse, cette opinion n'en est pas moins rejetée par quelques médecins, parmi lesquels je citerai encore M. Poiseuille, qui professe que l'aspiration exercée par le cœur droit sur le sang veineux ne s'étend pas au-delà de quelques centimètres.

Théoriquement, cette assertion est à peu près aussi fondée que si on prétendait qu'en ouvrant le pertuis d'une écluse on n'exerce aucune influence sur l'écoulement du fluide supérieur, parce qu'à une certaine distance de ce pertuis, l'eau ne se précipite pas en cataracte comme à la sortie du bief.

Expérimentalement, elle est contredite par l'observation d'hommes qui n'ont pas moins d'autorité dans la science que M. Poiseuille.

(1) M. le docteur Bernard, en démontrant qu'il existe une communication directe entre les rameaux de la veine porte et le tronc de la veine cave inférieure, vient d'ajouter une nouvelle probabilité à la théorie de M. P. Bérard sur le mécanisme de la circulation veineuse abdominale; car il est évident que ces anastomoses doivent favoriser l'action aspirante des cavités droites du cœur sur le sang qui revient des organes digestif.s

En effet, d'après Haller, la section des veines supprime l'action du cœur sur le courant véineux du sang. Après avoir pratiqué celle de la veine mésentérique, il a vu quelquefois le sang, non pas s'écouler par la plaie, mais s'avancer par un mouvement de fluctuation vers l'intestin, ou revenir de la plaie, et prendre son cours vers le cœur par une autre veine. Ainsi l'impulsion *à tergo* était surmontée, dans le système de la veine porte abdominale, par la force de succion des cavités droites du cœur.

Une autre expérimentateur, Reichel, a constaté sur des grenouilles que, quand les battements du cœur s'étaient arrêtés, et qu'on les ranimait en excitant l'animal, les globules du sang marchaient dans les vaisseaux capillaires par suite de l'impulsion que les artères leur communiquaient, mais que, dans les veines, le mouvement recommençait par les *troncs*, qu'il était déterminé en conséquence par la force aspirante du cœur, et qu'il ne se manifestait que plus tard dans les branches (1).

Les conclusions naturelles à tirer de tout ce qui précède se résument dans l'opinion que Burdach a formulée ainsi :

« L'impulsion *à tergo* et la force aspirante du cœur droit se prêtent un mutuel appui, et donnent pour résultat commun la circulation. La pression que les ventricules exercent sur le sang dans les artères doit s'étendre à toute sa masse, et même, comme celle-ci ne peut point se soustraire à l'effort constant de la *vis à*

____

(1) Burdach, V: p. 304.

tergo, pousser au cœur les dernières portions du liquide contenu dans les troncs veineux. De même aussi la force aspirante doit étendre son influence sur le système entier ; car, lorsqu'une portion de sang est absorbée par le cœur, celle qui vient immédiatement après doit pénétrer dans le vide qui résulte de là, donner lieu elle-même à un vide, et ainsi de suite, jusqu'à ce que le tronc artériel pompe le sang du cœur. Maintenant la systole des ventricules et le commencement de la diastole des oreillettes sont simultanés, le sang est donc sollicité à la fois par pression et par aspiration ; *mais le rapport entre les deux temps peut ne pas être le même à diverses époques et dans différents espaces : ainsi les veines battent tantôt avec les artères, parce que la force expulsive prédomine, tantôt alternativement avec elles, parce que la force aspirante a le dessus.* »

J'appelle l'attention du lecteur sur le dernier paragraphe de ce passage de l'auteur allemand, parce qu'il concourt à expliquer les phénomènes opposés que présente la circulation capillaire, lorsque les variations de la pression atmosphérique ont une étendue qui dépasse certaines limites.

Pour les physiologistes auxquels la théorie de la circulation veineuse proposée par M. Barry, admise et complétée par M. Bérard, paraît suffisamment établie, il ne peut y avoir aucune difficulté à prévoir l'effet d'une raréfaction considérable de l'air, relativement au retour du sang vers les cavités droites du cœur et à sa distribution dans certaines parties du réseau capillaire.

En effet, deux conséquences mécaniques résultent immédiatement, d'après ce que nous avons dit, d'une diminution notable de la pression atmosphérique.

D'une part, l'ampliation de la cavité thoracique, pendant le mouvement d'inspiration, perdant de son étendue, il s'ensuivra une réduction correspondante du vide qu'elle opère dans le péricarde et le médiastin.

D'un autre côté, la constriction exercée sur la périphérie du corps étant devenue moins énergique ne poussera plus avec autant de force le sang contenu dans les radicules des veines vers le lieu où se fait la tendance au vide.

La pompe aspirante du cœur droit sera donc alors, pour ainsi dire, dans les conditions d'une pompe ordinaire dont le piston serait imparfaitement *étanche* et que l'on transporterait sur une haute montagne.

De même que celle-ci n'aspirerait l'eau qu'à une hauteur moindre de 32 pieds, et relative à l'abaissement de la colonne barométrique, la première ne saurait fonctionner avec son efficacité ordinaire dans l'air raréfié, et devra laisser stagner le sang, surtout dans les divisions du système vasculaire, où l'aspiration des cavités droites du cœur prend une plus grande part au mouvement rétrograde de ce fluide.

Une autre cause, subordonnée *physiologiquement* au degré de la pression atmosphérique, s'ajoutera au défaut d'appel du sang veineux pour congestionner le réseau capillaire dans l'air raréfié ; c'est l'accélération de la circulation artérielle, correspondante à l'accélération de la respiration, nécessitée par les besoins de l'hématose.

En effet, si ce fluide arrive d'une part avec plus de rapidité dans le réseau capillaire, pendant que de l'autre il s'y trouve plus ou moins retenu par l'affaiblissement de celui des moteurs de la circulation *veineuse* qui paraît prédominer sur les autres, d'après l'expérience de Haller, citée plus haut, il est nécessaire qu'un état de turgescence plus prononcé résulte du concours de ces deux circonstances.

L'observation confirme les prévisions de la théorie, ainsi qu'on le verra plus loin, lorsque je rappellerai les phénomènes remarqués chez l'homme dans les excursions sur les hautes montagnes du globe ou dans les ascensions aérostatiques.

Des résultats tout-à-fait inverses des précédents doivent être la conséquence rationnelle de l'accroissement de la pression atmosphérique; par suite de cet accroissement, le système capillaire, et spécialement la partie de ce système qui, d'après les observations microscopiques de M. Bourgery, paraît sous une dépendance moins étroite de la force d'impulsion *à tergo* bien qu'entée sur la circulation générale, devra se vider plus facilement dans les veines; car non-seulement l'action périphérique de la force qui comprime ce réseau, ainsi que les veines où il se décharge, est devenue plus énergique, mais encore la tendance au vide produite dans le péricarde et le médiastin pendant l'inspiration, et destinée à concourrir avec l'effort concentrique d'impulsion vers le cœur, doit être plus prononcée; car j'ai fait voir, à l'occasion de l'influence mécanique exercée par la pression de l'atmosphère sur l'étendue de la respiration, que le développement de la cavité du thorax était favorisé par l'accroissement de cette pression (1).

(1) Suivant Schultz, le sang qui arrive dans le systeme capil-

Ici encore l'observation physiologique et pathologique confirme toutes les inductions de la théorie; mais c'est à ma pratique personnelle, appuyée du reste sur des témoignages authentiques, que je devrai particulièrement recourir pour produire les faits qui prouvent la puissance dérivative de l'air comprimé dans les congestions du réseau capillaire, et le parti que la thérapeutique peut tirer de cet agent physique contre certaines hypérémies chroniques souvent réfractaires aux moyens ordinaires de l'art.

La rareté des sources où l'on peut puiser des renseignements sur les effets de l'accroissement de la pression atmosphérique s'explique par la circonstance que cette condensation de l'air n'a lieu naturellement que dans les mines profondes, où elle n'atteint pas d'ailleurs un bien haut degré, et où elle est de plus compliquée, quant à son action sur l'économie animale, par d'autres influences.

Dans les travaux sous-marins exécutés au moyen de la cloche à plongeur, les phénomènes physiologiques sont à peu près dégagés de toute autre cause modi-

---

laire ne retourne pas immédiatement par les veines, aussitôt son arrivée; mais il peut s'amasser et se mouvoir çà et là dans ce système, lequel peut, par cela même, verser dans les veines une quantité de liquide *moindre* ou plus *grande* que celle qu'il reçoit des artères, suivant des *circonstances données.* Une de ces circonstances est *l'appel* variable exercé par les cavités droites du cœur et celle du thorax, selon le degré de la pression atmosphérique.

On conçoit dès lors, *à priori,* qu'à une congestion morbide du réseau capillaire on puisse opposer efficacement l'accroissement de cette pression.

fiante que la condensation de l'air ; mais les sujets qui s'y trouvent étant en général robustes et dans l'état normal de santé , la plupart des effets qui peuvent résulter pour l'économie animale de l'intervention de cet agent physique sont médiocrement tranchés et n'ont pas appelé une grande attention.

Ce n'est que lorsque on a employé systématiquement et dans des vues médicales le bain d'air comprimé , que les inductions *à contrariis* tirées des symptômes produits par la raréfaction de l'air , pour conjecturer ceux que doit déterminer la condensation de ce gaz , ont pu être vérifiées.

CHAPITRE IV.

—

Exposition et discussion des phénomènes physiologiques observés dans les excursions sur les hautes montagnes, et les ascensions aérostatiques.

La pesanteur de l'air, reconnue par Aristote et mise pour la première fois en évidence par la célèbre expérience de Pascal, fait varier la pression supportée par les diverses couches de l'atmosphère. La mesure de cette pression, donnée en chaque lieu par la hauteur de la colonne barométrique, sert à la fois à déterminer la densité de l'air et l'altitude du lieu où se fait l'observation. On démontre en effet qu'en supposant l'atmosphère en repos et la température égale en tous ses points sur la même verticale, les densités des couches de même épaisseur suivent une progression géométrique décroissante quand les hauteurs croissent en progression arithmétique. La formule déduite de ces deux progressions, modifiée par les éléments relatifs aux températures différentes de deux stations successives , à la latitude de ces stations , et au défaut d'équilibre de l'atmosphère , est connue de tous les voyageurs physiciens, qui la substituent avantageusement aux procédés trigonométriques pour mesurer , avec une approximation suffisante , l'élévation des divers points du globe au-dessus du niveau de la mer.

Nous verrons par les observations rapportées plus loin que le décroissement de la densité de l'atmosphère suit une raison assez rapide , car, à 6,000 mètres, la colonne barométrique est déjà réduite de moitié. La formule algébrique de ce décroissement montre qu'à treize lieues environ, l'air n'a plus qu'un millième de la densité qu'il présente au niveau de la mer.

Si l'homme passait brusquement d'un milieu où l'air est à la pression ordinaire dans un autre milieu où cette pression serait considérablement réduite , il éprouverait indubitablement, jusqu'à un certain point, les funestes effets qui ont été observés chez les animaux soumis aux divers degrés de vide de la machine pneumatique. Les vapeurs et les gaz coërcés dans l'intérieur de ses organes, prenant une expansion subite, enrayeraient les fonctions de l'économie, détermineraient le gonflement des tissus , et en déchireraient quelquefois la trame d'une manière irrémédiable.

Ce ne sont point des effets d'une gravité semblable qui ont été notés dans les ascensions sur les hautes montagnes , parce que l'homme n'y parvient pas instantanément, et que l'équilibre de pression entre les gaz intérieurs et l'atmosphère a le temps de s'établir sans distension violente des organes.

Dans les conditions ordinaires, où la raréfaction de l'air peut influencer les fonctions de la vie chez l'homme, les symptômes qu'il éprouve se rapportent à ces modifications principales.

1° La respiration est *mécaniquement* restreinte dans son étendue, par le défaut d'élasticité de l'atmosphère qui presse l'intérieur des poumons, et produit *seule* leur développement quand le thorax se dilate par l'effort des muscles inspirateurs.

2° Cette fonction est insuffisante pour l'hématose, parce que l'oxygène, ou le principe vivifiant du sang, est en trop faible quantité absolue dans le volume d'air qu'introduit chaque mouvement d'inspiration, outre que le défaut de pression rend la dissolution de ce gaz dans le sang moins abondante.

3° La circulation artérielle est accélérée par suite de la précipitation des mouvements respiratoires que détermine l'instinct de la conservation, tandis que la circulation capillaire se ralentit, parce que l'appel du sang veineux dans les cavités droites du cœur est devenu moins énergique par la diminution de la constriction exercée sur la périphérie des organes.

D'autres symptômes secondaires seront relatés, en même temps que les précédents, dans les observations que je vais emprunter aux récits des voyageurs et des physiciens.

Saussure est le premier qui nous ait donné une description détaillée de la plupart des phénomènes anormaux que détermine chez l'homme la raréfaction de l'air dans les hautes régions de l'atmosphère, mais ils avaient été déjà signalés au XVe siècle par Dacosta, qui désigne leur ensemble sous le nom de *Mal des Montagnes*, et par Bouguer dans la relation de son voyage au Pérou en 1745.

Saussure rapporte à peu près ainsi les sensations qu'il éprouva en exécutant, avec le docteur Paccard de Chamouni, sa première ascension du Mont-Blanc, dont l'élévation au-dessus du niveau de la mer est de 4,810 mètres.

« A la hauteur de 12,000 pieds (3,898 mètres), mes
» guides, hommes robustes, n'avaient pas soulevé cinq
» ou six pelletées de neige qu'ils se trouvaient dans
» l'impossibilité de remuer ; il fallait qu'ils se relevas-
» sent d'un moment à l'autre ; l'un deux se trouva mal
» et passa la nuit dans les angoisses les plus pénibles...
» Près de la cime, l'air est si rare que je ne pouvais
» faire quinze ou seize pas sans prendre haleine ; j'éprou-
» vais même de temps en temps un commencement de
» défaillance qui me forçait à m'asseoir. Tous mes
» guides, proportion gardée de leurs forces, étaient
» dans le même état.

» Arrivé sur la cime, quand il fallut me mettre à
» disposer mes intruments et les observer, je me
» trouvai à chaque instant obligé d'interrompre mon
» travail pour ne m'occuper que du soin de respirer...
» Toute observation faite avec soin dans cet air rare
» fatigue, parce que, sans y penser, on retient son
» souffle, et comme il faut suppléer à la rareté de l'air
» par la fréquence des inspirations, cette suspension
» me causait un malaise sensible ; j'étais obligé de me
» reposer et de souffler après avoir observé un instru-
» ment quelconque, comme après avoir fait une montée
» rapide...

» Le genre de fatigue qui résulte de la rareté de l'air
» est absolument insurmontable : c'est un épuisement
» total, une impuissance complète de continuer sa mar-
» che, jusqu'à ce que le repos ait réparé les forces. Un
» homme fatigué, dans la plaine ou sur des montagnes
» peu élevées, l'est rarement assez pour ne pouvoir
» absolument plus aller en avant, au lieu que sur une
» haute montagne on l'est quelquefois à tel point que,
» pour éviter le danger le plus imminent, on ne ferait
» pas, à la lettre, quatre pas de plus, et peut-être pas
» un seul ; car, si on persiste à faire des efforts, on est
» saisi par des palpitations et des battements si forts
» et si rapides dans toutes les artères que l'on tombe-
» rait en défaillance, si on les augmentait encore en
» continuant de monter. Cependant, et ceci fait le
» second caractère de ce singulier genre de fatigue, les
» forces se réparent aussi promptement et en apparence
» aussi complètement qu'elles ont été épuisées. La seule
» cessation du mouvement, même sans que l'on s'as-
» seye, et dans le court espace de trois ou quatre mi-
» nutes, semble restaurer si parfaitement les forces,
» qu'en se remettant en marche, on est persuadé qu'on
» montera, tout d'une haleine, jusqu'à la cime de la
» montagne. »

Saussure ajoute qu'arrivé sur le Col du Géant, à
3,436 mètres au-dessus de la mer, lui et ses compagnons éprouvèrent une excitation nerveuse qui les rendait irritables, impatients. Tous, sur le sommet de la
montagne, furent tourmentés d'une fièvre caractérisée
par la fréquence du pouls, l'avidité avec laquelle ils
recherchaient l'eau fraîche, par le dégoût des boissons

alcooliques et des aliments, état qui persista même après deux ou trois heures de repos. Pour dégager le phénomène de l'accélération du mouvement du sang dans les artères des perturbations qui pouvaient être causées par la fatigue et d'autres circonstances, Saussure compta les battements des artères après quatre heures de repos pris au sommet du Mont-Blanc : il trouva 98 pulsations par minute au pouls de Pierre Balmat, un de ses guides ; 112 à Tétu, son domestique, et 110 au sien propre. De retour à Chamouni, les mêmes pouls, dans le même ordre, et après le même temps de repos, ne battaient plus que 49, 60 et 72 fois par minute. On voit que celui des trois individus chez lequel le pouls, dans l'état normal, était le plus lent, se trouvait l'avoir alors relativement plus fréquent. L'effet opposé se remarquait chez de Saussure, dont le pouls était ordinairement le plus fréquent.

Suivant ce physicien naturaliste, les effets de la rareté de l'air se manifestent tout-à-coup, et non par degrés, mais à des hauteurs assez différentes, suivant les individus. Il en est un petit nombre qui en sont déjà affectés à la hauteur de 2,400 mètres et même de 1,600 mètres au-dessus de la mer, plusieurs à 3,000 mètres. Il n'y en a qu'un très petit nombre qui en soient tout-à-fait exempts à 3,900 mètres, et au-delà de cette élévation il n'est probablement personne qui n'en ressente du plus au moins les effets.

Plusieurs ascensions sur le Mont-Blanc ont suivi celle qui fut exécutée pour la première fois par Saussure, et les mêmes symptômes, à quelques différences ou à de rares exceptions près, ont été éprouvés par

les voyageurs. Ainsi, au rapport de M. Rey, le capitaine Sherwill, qui entreprit cette excursion dans un
but scientifique, éprouva au sommet du Mont-Blanc
un sentiment de lassitude extrême qui le rendait incapable de faire plus de 20 à 25 pas sans reprendre
haleine. Arrivé à la hauteur des *Grands-Mulets*, il
avait été pris, ainsi que toute sa nombreuse escorte,
d'une soif ardente ; ils ne pouvaient plus parler sans
prendre de la neige mêlée à du raisin, soit pour se rafraîchir la bouche soit pour s'humecter le gosier, tandis
que le besoin de manger fut à peu près nul. En revenant
de la cime pour coucher aux *Grands-Mulets*, sept guides, hommes forts et vigoureux, n'avaient mangé entre
eux qu'une livre et demie de pain et deux poulets. La
consommation générale du vin n'avait pas été au-delà
de trois bouteilles.

Le docteur Clarke, qui accompagnait M. Sherwill,
ne put séjourner plus de trois minutes au sommet du Mont-Blanc, et fut contraint, par un
malaise inouï, de redescendre en toute hâte aux
Grands-Mulets avec trois guides ; plus tard, il fut
atteint d'aliénation mentale et succomba à cette affection. Deux autres Anglais, sur six qui, jusqu'au capitaine Sherwill, avaient atteint la cime du Mont-Blanc,
furent aussi frappés bientôt de folie, et l'un d'eux,
M. Andrell, eut le même sort que le docteur Clarke.
M. Rey, qui insiste sur cette particularité, se demande
si ces voyageurs avaient des dispositions à la folie
avant leur ascension. « L'idée même d'une expédition
» semblable, devenue au moins inutile quand on ne
» l'entreprend pas dans le but d'ajouter aux belles

» expériences faites par Saussure , serait-elle déjà
» l'indice d'un cerveau dérangé ? » Je pense que , sans
recourir à cette supposition assez désobligeante pour
les *touristes fashionables* qui ont exécuté cette péril-
leuse ascension sans autre motif que la curiosité ou le
désir d'un peu de célébrité , on trouvera l'explication
des accidents cérébraux si graves rapportés par M. Rey
dans l'état de congestion passive où la diminution de
l'élasticité de l'air , considérée comme auxiliaire des
circulations veineuse et capillaire jette l'encéphale.
En parlant des phénomènes produits par la condensation de l'air , j'aurai occasion de rappeler des faits qui
confirment cette interprétation.

L'état de congestion de la partie du système capillaire sur laquelle l'aspiration du cœur droit et des poumons doit agir le plus immédiatement dans l'état normal , savoir, celle de la tête , est prouvé par l'expérience d'autres voyageurs; aussi M. Atkins, qui fit l'excursion du Mont-Blanc en 1837 , rendit le sang par
le nez durant trois jours ; il perdit entièrement la peau
du visage , outre qu'il fut une semaine sans pouvoir
remuer les membres. MM. Pidwell et Hedzengen , ses
compagnons , supportèrent mieux que lui l'ascension ;
celui-ci conserva même assez d'appétit , mais ses yeux
s'enflammèrent à un point effrayant , et la peau de son
visage tomba jusqu'à trois fois. M. Pidwell fut longtemps méconnaissable ; il garda le lit pendant plusieurs jours , et pensa perdre la vue. Enfin, un de
leurs guides la perdit réellement , et ne la recouvra
qu'avec peine.

Malgré les fatigues et les dangers connus auxquels

on s'expose en entreprenant de s'élever sur le Mont-Blanc, deux femmes ont osé tenter et exécuter cette ascension? la première est Maria Paradis, de Chamouni, qui y fut portée, dit-on, par des guides ; la seconde est Mlle d'Angeville, dont M. Rey rapporte ainsi les impressions.

Au départ de Chamouni, le pouls, qui dans l'état habituel bat de 58 à 60 fois par minute, bien petitement et bien régulièrement, était déjà de 64 et élevé. L'émotion commençait. Aux *Grands Mulets*, il était de 70 et irrégulier, quoique Mlle d'Angeville se sentît au mieux, moralement et physiquement. A la montée qui est au-dessus du grand plateau, où elle a commencé à ressentir un peu de fatigue et de sommeil, elle à compté 136 pulsations à intervalles inégaux, c'est-à-dire beaucoup plus du double de ce qu'elles sont pour elle dans son état ordinaire. Arrivée au lieu nommé le *Mur de la Côte*, près de la dernière cime, elle éprouva une sorte d'agonie occasionnée par un excessif besoin de dormir, et elle ne peut dire jusqu'où l'accélération extraordinaire du pouls s'éleva pendant cette grave indisposition, mais cinq minutes après son arrivée à la cime il était déjà revenu à 108.

Six ans après le voyage de Mlle d'Angeville, en 1844, trois jeunes savants français, MM. Bravais, Martins et Lepileur, parvinrent encore à la cime du Mont-Blanc, après quelques tentatives infructeuses. Le récit des sensations qu'ils éprouvèrent se trouve résumé dans les comptes-rendus de l'Académie des Sciences du 27 avril 1845, et constate des phénomènes physiologiques semblables à ceux qui ont été rapportés précédemment, sauf quelques variétés individuelles.

Chez M. Lepileur , à **3,045** mètres, pendant la première heure après l'arrivée , fatigue, vertige , lorsqu'on lève la tête dans la station , appétit presque nul , dégoût pour la viande.

A **3,700** mètres , en marchant contre le vent , étouffement avec sensation nauséeuse.

A **4,500** mètres, malaise général , épuisement, soif, quelques battements dans les carotides.

A **4,790** mètres, même effet produit par le vent qu'à **3,700** mètres ; impossibilité de faire en marchant doucement plus de **40** pas.

A **4,811** mètres, dans la nuit, *sciatique violente* pendant quatre heures ; le lendemain, l'appétit reparaît dans la journée.

Des symptômes plus graves se manifestèrent chez M. Martins dans le cours de cette ascension.

A **3,911** mètres, besoin impérieux de sommeil après s'être installé sous la tente ; dans la soirée et dans la nuit, frissons violents et courts , appétit nul , besoin fréquent d'aller à la selle , sans diarrhée ni coliques.

A **4,400** mètres, anhélation, battements dans les carotides ; au bout de dix à douze pas , fatigue douloureuse dans le muscle droit artérieur de la cuisse ; impossibilité de faire plus de cent pas de suite , et les vingt derniers très pénibles.

A **4,500** mètres, anhélation plus grande , battements continuels dans les carotides , palpitations.

A **4,811** mètres , état analogue au mal de mer pendant la première heure de l'arrivée , nausées , vomissements, malaise arrivant au plus haut point dans la station , moindre dans le décubitus ; mieux pendant la seconde heure ; état presque normal pendant les trois dernières.

M. Bravais paraît avoir mieux supporté que ses compagnons l'influence de la raréfaction de l'air pendant cette ascension ; ainsi :

A 3,800 mètres, il éprouve seulement le besoin de sommeil en marchant et une soif intense.

A 4,400 mètres, fatigue douloureuse dans le muscle droit antérieur de la cuisse ; impossibilité de faire plus de cent pas de suite.

A 4,790 mètres, la lassitude est encore plus prononcée et ne permet pas de faire plus de quarante pas d'une seule haleine.

A 4,811 mètres (sans doute après quelque temps de repos), santé parfaite ; très peu ou point d'appétit, sans dégoût.

Quelques-uns des guides qui prirent part à cette expédition, malgré l'habitude qu'ils pouvaient avoir acquise d'une atmosphère très raréfiée, éprouvèrent cependant des symptômes assez graves.

Ainsi, accablement, somnolence, nausées chez deux porteurs au moment de l'arrivée, et, pendant les trois ou quatre heures suivantes, défaillance et syncope imminente chez un troisième, qui se remet néanmoins promptement.

M. Lépileur établit que le rapport d'accélération du pouls, entre Paris et la cime du Mont-Blanc, est en moyenne de 0,75. Entre Chamouni et la cime, ce rapport est de 0,68. Des observations faites il résulte que l'accélération du pouls, à mesure qu'on s'élève, n'a pas lieu en proportion de la diminution de pression atmosphérique. Ce résultat s'accorde avec les observations publiées en 1826 par M. le docteur Roulin.

La tolérance que présente quelquefois l'économie animale pour un abaissement considérable de la pression atmosphérique, tolérance déjà très remarquable dans l'exemple de M. Bravais, l'est encore davantage dans celui du comte de Tilly. En effet, cet intrépide voyageur, qui s'éleva sur la cime du Mont-Blanc le 9 octobre 1836, pouvait y faire cent cinquante pas sans reprendre haleine, tandis que Saussure, M. Clissold, M. Sherwill, etc., n'allaient pas au-delà de vingt à vingt-cinq. Il n'éprouva, à son grand étonnement, ni le besoin de boire, ni celui de dormir. Son appétit fut dévorant, et comme les guides chargés des provisions d'usage dans les ascensions, qui sont des viandes blanches, du sirop de vinaigre et de la limonade, étaient restés en arrière, il usa de ce qu'il put trouver dans les havresacs des guides présents, et qui consistait en boissons fortes et en viandes échauffantes, sans en être incommodé, quoique ces aliments soient réputés très pernicieux après le passage des *Grands-Mulets*; enfin, son pouls ne varia pas sensiblement.

Quelques voyageurs physiciens, au nombre desquels il faut citer MM. de Luc, Meyer et Desor, ont prétendu que les symptômes produits sur l'organisme par la raréfaction de l'air n'avaient ordinairement ni la généralité ni l'intensité que Saussure leur attribue, et que très probablement le mal de montagne reconnaissait entre ses causes l'émotion que l'on éprouve en parcourant des lieux bordés de précipices. On peut opposer d'abord à l'argument qu'ils tirent de leur propre expé-

rience, à l'appui de cette assertion , que le glacier du
Buet, les sommités des Alpes bernoises et la Yung-Frau,
où ils sont parvenus , étant beaucoup moins élevés que
le Mont-Blanc, ne correspondent pas à un abaissement
de la colonne barométrique comparable à celui que l'on
observe sur cette dernière montagne.

Quant à l'influence supposée que l'aspect du danger
réel auquel on s'expose dans les hautes ascensions peut
exercer sur certaines fonctions de la vie , il n'est guère
permis de lui donner dans ce cas une grande valeur ,
car les animaux, qui n'ont pas conscience de ce danger,
n'en éprouvent pas moins des perturbations physiologiques semblables a celles de l'homme ; ainsi, Michel
Balmat, guide de M. Atkins , ayant emmené son chien
au sommet du Mont-Blanc , cet animal souffrit beaucoup durant l'ascension. Chaque fois qu'on s'arrêtait ,
il s'arrêtait aussi ; mais il tombait et s'endormait aussitôt. Quelquefois il voulait courir et s'écarter en tour-
naillant à la manière des chiens , et il tombait encore
accablé de lassitude. Habituellement il regardait autour
de lui avec un sentiment d'inquiétude très marqué. Il
cherchait les yeux de son maître comme pour lui dire
qu'il n'était pas là dans son élément. A la différence
des hommes , il ne perdit pas entièrement l'appétit ,
mais il vomit constamment , surtout à la hauteur du
grand plateau. Sans doute il mangea de la neige pour
apaiser sa soif, seul besoin d'aliments qu'éprouve
l'homme à cette élévation , car il ne parut pas souffrir
du manque d'eau. Nous trouverons plus loin des exemples semblables de l'impression produite sur les animaux par l'air raréfié des hautes montagnes.

Si je m'étais astreint à l'ordre chronologique, j'aurais dû exposer déjà avec détail d'autres observations recueillies ailleurs qu'en Europe et antérieures à quelques-unes de celles que je viens de rapporter ; mais la diverse latitude des lieux et les différences climatologiques qui en résultent faisant varier, jusqu'à un cer tain point, les effets physiologiques de la raréfaction de l'air, j'ai cru devoir réunir entre eux les récits des voyageurs qui nous ont fait connaître les phénomènes que l'on éprouve sur les montagnes élevées de l'Asie et de l'Amérique.

Dacosta est le premier, ainsi que je l'ai dit, qui ait mentionné les symptômes du *mal de montagne* observés sur les sommités des Andes. Il rapporte que les premiers Espagnols qui s'y élevèrent furent atteints de nausées, de crampes d'estomac et de maux d'entrailles.

Bouguer eut plusieurs hémorrhagies dans les Cordillières, et pendant l'expédition au Pitchincha et au Pambamarca, qu'il fit avec La Condamine, on souffrit beaucoup de la subtilité de l'air ; on se plaignit aussi de la difficulté de respirer. « Plusieurs d'entre nous tombaient en défaillance et étaient sujets aux vomissements ; pour peu qu'on agît, on se trouvait tout hors d'haleine, » dit Bouguer.

Dans leur tentative d'ascension de juin 1803 au Chimborazo, dont ils ne purent atteindre la cime, MM. de Humboldt, Bonpland, le fils du marquis de Selvalègre, don Carlos Moutufar et un paysan métis de San-Juan, village de la contrée, après avoir grimpé une heure en partant d'un point mesuré et reconnu pour être élevé de 5,574 mètres, commencèrent tous par degrés à se trouver très mal à l'aise. L'envie de vomir était accompagnée pour eux de quelques vertiges, et cette sensation leur était bien plus pénible que la difficulté de respirer. Le métis de San-Juan, homme robuste et pauvre, était celui qui souffrait le plus. Les gencives et les lèvres saignaient, la conjonctive était chez tous gorgée de sang.

Dans une autre expédition sur le volcan de Pitchincha, M. de Humboltd avait ressenti, sans aucun saignement, un si violent mal d'estomac, accompagné de vertiges, qu'il fut trouvé étendu à terre, sans connaissance, au moment où il venait de se séparer de ses compagnons afin de faire des expériences électrométriques. L'élévation n'était que de 4,481 mètres.

On remarquera dans les observations précédentes que les symptômes physiologiques qui paraissent dépendre de l'insuffisance de l'hématose ne se manifestent qu'à des hauteurs égales ou supérieures à celles des montagnes d'Europe, sur le sommet desquelles ces symptômes sont déjà extrêmement prononcés ; mais les phénomènes physiques qui attestent la *stase du sang dans le système capillaire voisin du centre de la circulation et dans celui de la veine porte, suivent la progression que leur assigne la diminution plus grande de l'élasticité de l'atmosphère. Je chercherai à expliquer la raison de ces différences.

Le 16 décembre 1831, MM. Boussingault et le colonel anglais Hall firent une nouvelle tentative pour atteindre la cime du Chimborazo, en partant de Mocha, de Chilapullu et d'Arenal. Ils cessèrent de monter quand leur baromètre ne marqua plus que 0,35, la

température étant de 7°,8 au-dessus de zéro. Ils attei-
gnirent non la cime, mais seulement une hauteur de
6,009 mètres. Ils ressentirent dans cette ascension plusieurs des effets ordinaires de la grande raréfaction de
l'air, mais à un degré très modéré. « Ainsi, trois quarts
» d'heure après notre arrivée, dit M. Boussingault, le
» pouls de mon guide, comme celui du colonel Hall,
» battait 106 pulsations dans une minute ; nous avions
» soif, nous étions évidemment sous une légère influence
» fébrile, mais cet état n'était nullement pénible.

» Nous avions, à la vérité, éprouvé de la difficulté à
» respirer, une lassitude extrême, pendant que nous
» nous élevions ; mais ces inconvénients cessèrent avec
» le mouvement ; une fois en repos, nous croyions être
» dans notre état normal ; peut-être faut-il attribuer
» notre insensibilité aux effets de l'air raréfié, à notre
» séjour prolongé dans les villes élevées des Andes.
» Quand on a vu le mouvement qui a lieu dans des
» villes comme Bogota, Micuipampa, Potoxi, etc.,
» qui atteignent 2,600 à 4,000 mètres de hauteur ;
» quand on a été témoin de la force et de la prodigieuse
» agilité des toréadores dans un combat de taureaux de
» Quito élevé de 3,000 mètres ; quand on a vu enfin
» des femmes jeunes et délicates se livrer à la danse
» pendant des nuits entières dans des localités presque
» aussi élevées que le Mont-Blanc, là où le célèbre
» Saussure trouvait à peine assez de force pour consulter
» ses instruments, et où ses vigoureux montagnards
» tombaient en défaillance en creusant un trou dans
» la neige ; si j'ajoute encore qu'un combat célèbre,
» celui de Pichincha, s'est donné à une hauteur peu

» différente de celle du Mont-Rose (4,736 mètres), on
» m'accordera, je pense, que l'homme peut s'accou-
» tumer à respirer l'air raréfié des plus hautes monta-
» gnes.

» Dans toutes les excursions que j'ai entreprises dans
» les Cordillières, j'ai toujours éprouvé, à hauteur
» égale, une sensation infiniment plus pénible en gra-
» vissant une pente couverte de neige qu'en m'élevant
» sur une roche nue. Nous avons beaucoup plus souf-
» fert en escaladant le Cotopaxi qu'en montant sur le
» Chimborazo. C'est que sur le Cotopaxi nous sommes
» restés constamment sur la neige.

» Les Indiens de l'Antisana nous assuraient aussi
» qu'ils éprouvaient un étouffement (*ahogo*) lorsqu'ils
» marchaient pendant longtemps sur une plaine
» neigeuse, et j'avoue qu'en considérant bien les in-
» commodités auxquelles Saussure et ses guides furent
» exposés en bivouaquant sur le Mont-Blanc, à la
» simple hauteur de 3,888 mètres, je suis disposé à
» les attribuer, au moins en partie, à l'action encore
» inconnue de la neige. En effet, ce bivouac
» n'atteignait pas même la hauteur des villes de Cala-
» marca et de Potoxi.

» La suffocation que j'ai éprouvée plusieurs fois
» moi-même en gravissant sur la neige, quand elle était
» frappée par les rayons du soleil, m'a fait supposer
» qu'il pouvait s'en dégager, par l'action de la chaleur,
» de l'air sensiblement vicié ; ce qui me soutenait
» dans cette idée singulière, c'était une ancienne
» expérience de Saussure, par laquelle il crut recon-
» naître que l'air dégagé des pores de la neige contenait

» moins d'oxygène que celui de l'atmosphère. L'air
» soumis à l'examen avait été recueilli dans les
» interstices de la neige du col du Géant. L'analyse
» en fut faite par Sennebier au moyen du gaz nitreux,
» et en opérant comparativement avec de l'air de
» Genève. »

M. Boussingault rapporte ici les expériences qu'il a
faites pour vérifier la supposition d'une moindre proportion d'oxygène dans l'air qui se dégage des interstices de la neige , et expliquer par là le malaise qu'é-
prouvent les voyageurs en traversant les plateaux élevés qui en sont couverts. Il analysa avec beaucoup de
soin l'air de Chilapullu , et reconnut qu'il ne contenait que 0,16 d'oxygène ; mais il fait remarquer que
cette expérience n'est par concluante ; car, dit-il, « pour
» se procurer l'air analysé , il a fallu attendre la
» fusion de la neige ; le gaz du flacon s'est trouvé en
» contact avec l'eau peu ou point aérée qui était le
» résultat de cette fusion. Or , l'on sait que dans une
» semblable circonstance l'oxygène se dissout plus
» facilement dans l'eau que l'azote , et que l'air dont
» l'eau est saturée est toujours plus riche en oxygène
» que celui de l'atmosphère. L'air qui restait dans
» le flacon , et qui est celui que j'ai analysé , pouvait
» donc se trouver moins riche en oxygène, quoique ,
» dans la réalité , l'air contenu dans la neige eût la
» composition ordinaire. »

Cette sage réserve a été justifiée plus tard par de
nouvelles expériences dont M. Boussingault a rendu
compte en 1841 dans les *Annales de physique et de
chimie* , et qui lui ont prouvé que si l'air engagé dans

la neige ne contient que 0,187 ou 0,190 d'oxygène, en ajoutant à cet air celui dissous dans l'eau, qui avait été négligé d'abord, on trouve à très peu près 0,20 d'oxygène, nombre qui s'approche beaucoup de celui que l'on adopte pour représenter l'oxygène de l'atmosphère.

Il faut donc chercher une autre explication de ce fait généralement admis, que les phénomènes produits par la raréfaction de l'atmosphère ne commencent ordinairement à se produire qu'après avoir dépassé la limite des neiges perpétuelles.

J'examinerai bientôt cette question, lorsque j'aurai donné, d'après M. Rey, l'analyse succincte des symptômes de malaise éprouvés dans les ascensions sur les plus hautes montagnes de l'Asie. L'Anglais Moorcroft, naturaliste et géographe distingué, rapporte qu'un peu au-dessous du Nitigbat, dans l'Hymalaya, à 15,600 pieds, il sentit sa respiration s'accélérer, et il était obligé de s'arrêter de cinq en cinq pas. En montant le col de Gôt, la difficulté de s'élever s'accrut, l'oppression, le besoin de dormir survinrent, et, enfin, une forte angoisse le forçait à soupirer fréquemment et profondément.

Le capitaine Webb, dans les mêmes lieux, éprouva les mêmes symptômes et une tendance à l'apoplexie. Il a rapporté que les chevaux et les yaks (taureaux du Thibet) ne sont point exempts de ces indispositions.

Le lieutenant Gérard s'est élevé, dans trois endroits différents de l'Hymalaya, à 15,600 pieds, à 17,500 pieds et à 18,500 pieds. Dans toutes ces expéditions, lui et son monde éprouvèrent une fatigue extrême, une grande faiblesse et de violents maux de tête.

Le capitaine Fraser, dans le col de Bamsourou, par lequel on franchit une des épaules du Djamnotri, éprouva également une fatigue extrême, une tendance à l'apoplexie et des nausées.

Les voyages aérostatiques, dans lesquels on s'est élevé à des hauteurs encore plus considérables que sur les montagnes de l'Amérique et de l'Asie, devaient donner lieu à des observations plus ou moins semblables à celles que je viens de rapporter.

En effet, M. Gay-Lussac, qui s'éleva à 7,000 mètres, éprouva de la difficulté à respirer, une grande accélération du pouls, et il ressentit surtout vivement l'impression du froid.

Mme Blanchard, parvenue à une hauteur de 7,600 mètres, eut une hémorrhagie nasale abondante, et fut saisie par un froid intense qui paraît avoir seul attiré son attention. Le thermomètre était descendu à 25 degrés au-dessous de zéro.

On a dû remarquer dans la série des observations qui viennent d'être rapportées, et qui ont été recueillies sous différentes latitudes, qu'au milieu de phénomènes à peu près constants se rencontrent, suivant les individualités, des différences notables dans le degré des anomalies fonctionnelles produites par la raréfaction de l'air. Ces différences me semblent comporter une explication un peu moins vague que celle qui s'appuie sur la supposition d'idiosyncrasies *indéterminées*. Je crois que l'on peut aujourd'hui prévoir rationnellement, jusqu'à un certain point, quelles circonstances physiologiques doivent faire varier la tolérance de l'organisme à la raréfaction de l'air.

Une de ces circonstances, qui n'a pas été notée jusqu'ici, est la réaction du poumon contre la pression atmosphérique agissant sur les cellules aériennes, et qui seule peut les développer dans le mouvement d'expansion de la cavité perforale, ainsi que je l'ai prouvé. Le degré de cette réaction n'est certainement pas identique chez tous les sujets, et l'on conçoit dès lors qu'elle peut, chez les uns, dépasser plutôt que chez les autres la force mécanique qui lui est opposée, et qui décroît assez rapidement à mesure qu'on s'élève au-dessus du niveau des mers. En d'autres termes, si l'instinct de la conservation détermine tous les hommes à faire des efforts musculaires d'inspiration en quelque sorte proportionnels à la raréfaction du milieu aériforme où ils sont placés, ces efforts ne sont pas chez tous également efficaces, parce que le déplissement, la dilatation des conduits aériens, sollicités par une force identique étrangère à l'organisme, peuvent rencontrer un obstacle d'intensité variable suivant les individualités, soit dans la résistance des tissus, soit dans la contractilité vitale du poumon. Si l'on ne tenait pas compte de cette désharmonie entre les puissances antagonistes ou congénères qui président aux phénomènes de l'inspiration et de l'expiration, on ne saurait comprendre comment il arrive que c'est presque toujours brusquement et à une altitude déterminée, quoique différente pour chacun, que la plupart des sujets commencent à éprouver les symptômes du *mal des mon-*

tagnes. La diminution de la quantité d'oxygène contenu dans l'air respiré ne suffirait pas à expliquer ce fait, car cette diminution est pour ainsi dire insensible lorsqu'on s'élève seulement de quelques mètres d'une station à l'autre, et ne pourrait amener que graduellement la dyspnée, tandis qu'il est facile de concevoir un moment presque indivisible où la pression atmosphérique devient inférieure à la réaction du poumon et cesse de pouvoir lutter avec avantage contre elle.

La seconde particularité qui me semble devoir faire varier, soit le degré de malaise que l'on éprouve dans les ascensions sur les très hautes montagnes, soit l'élévation à laquelle ce malaise commence à se manifester, est un certain état des fluides de l'économie, dont la nature peut être conjecturée d'après les observations les plus récentes de la chimie organique. Laënnec avait déjà signalé une disposition spéciale de l'organisme qui rend le besoin de respirer plus intense ; cette disposition est, selon toute probabilité, une surcharge du sang par le carbone ou quelques produits azotés, constituant cet excès de vénosité qui est manifeste chez certains individus. Nous trouverons un appui à cette hypothèse dans une circonstance qui a été remarquée par tous les observateurs et que personne n'a cherché à expliquer, si je ne me trompe, savoir, le dégoût que l'on éprouve sur les très hautes montagnes pour les boisons alcooliques et pour les aliments fortement azotés. La raison de cette répulsion instinctive se trouve dans la remarque suivante, qui est due à Liébig. Suivant ce chimiste, l'aptitude des éléments de l'alcool à se combiner avec l'oxygène est plus grande que celle des tissus métamorphosés à l'oxydation; l'usage de l'alcool peut donc arrêter, dans certains organes, l'élimination, sous forme d'acide carbonique, de ces résidus devenus impropres à la vie et le sang artériel qui s'en chargera devra se rapprocher du sang veineux. A la pression ordinaire de l'atmosphère, on voit déjà l'ingestion des boissons alcooliques produire, à certaines doses, l'affaiblissement qui résulte de l'imperfection de l'hématose ; mais cet effet doit devenir bien plus prononcé lorsque l'endosmose de l'oxygène diminue notablement, comme dans l'air raréfié des montagnes très élevées. Dès lors, l'instinct de la conservation doit les repousser, comme il le fait, par un sentiment de dégoût qui est la manifestation naturelle de leur influence nuisible sur les fonctions de l'organisme. La même observation s'applique au défaut de tolérance de l'économie, dans un air raréfié, pour les substances alimentaires fortement azotées. Une très petite quantité de substance de cette nature est suffisante pour remplacer dans l'organisme les parties vivantes, métamorphosées en produits semblables, et éliminées par le foie et les tissus, sous forme de résidus oxydés. Si donc le mouvement de la rénovation organique est enrayé par défaut d'oxygène dans l'air respiré, comme il arrive sur les hautes montagnes, l'économie restera saturée d'azote comme elle reste saturée de carbone, et les aliments très chargés de l'un et de l'autre principe seront repoussés par l'instinct de la conservation (1).

---

(1) Dans la cyanose, les spiritueux produisent facilement l'ivresse et deviennent très nuisibles. (*Gintrac*, page 212.)

Cette surcharge accidentelle , par des éléments impropres à la vie, du fluide essentiellement excrémentitiel , peut exister chez certains individus , comme une crase naturelle de leurs humeurs , et l'on conçoit dès lors qu'ils soient plus impressionnables aux variations de pression atmosphérique qui tendent à l'aggraver.

Nous sommes conduits maintenant à rechercher comment l'assuétude finit ordinairement par amener la tolérance de l'organisme à la diminution de la pression ordinaire de l'atmosphère. Il me semble que les considérations suivantes expliquent assez bien ce fait.

La raréfaction de l'air , lorsqu'elle a pu agir pendant quelque temps sur l'économie , rend moins actif le conflit de l'oxygène avec les tissus organiques ; la rénovation de ces tissus est donc ralentie, et , par suite, moins de produits carbonés et azotés sont versés dans le sang. D'un autre côté , ce fluide s'est débarrassé peu à peu , malgré une respiration moins intense, de l'excès relatif d'acide carbonique dont il avait été chargé par le jeu de la vie sous la pression ordinaire de l'atmosphère ; car l'exosmose de l'acide carbonique paraît être favorisée par la diminution de pression ; l'équilibre se rétablit ainsi pour l'hématose entre l'action de l'oxygène sur les tissus métamorphosés et l'intensité de la respiration dans un air plus ou moins raréfié. Les fonctions de la vie peuvent se rapprocher, jusqu'à un certain point, de leur état normal ; mais la vitalité elle-même n'en semble pas moins radicalement affaiblie ; ainsi, les religieux du Saint-Bernard ne prolongent guère leur existence au-delà de dix ans sur

cette haute montagne où les retient une charité héroï-
que. Si les habitants du plateau des Andes supportent
mieux l'influence de la raréfaction de l'air, nous allons
voir que cette circonstance s'explique par la température plus élevée des points culminants du globe, à
altitudes égales, dans les contrées voisines de l'équateur.

C'est à la limite inférieure des neiges perpétuelles
que, dans ces climats comme dans les nôtres, commencent à se manifester ordinairement, suivant tous les
observateurs, les symptômes du *mal des montagnes*;
car M. Boussingault, qui avait d'abord, d'après les expé
riences de Saussure et les siennes propres, attribué cette
particularité à l'influence d'un air moins oxygéné se
dégageant des interstices de la neige sous l'action du
soleil, a été obligé de renoncer à cette interprétation. Je
crois qu'on peut lui substituer la suivante, qui se fonde
sur des considérations physiologiques assez plausibles.

D'après les expériences d'Edwards, les animaux à
sang chaud consomment plus d'oxygène en hiver qu'en
été; M. Letellier a reconnu, de son côté, qu'à la température de zéro, ils exhalent deux fois plus d'acide carbonique qu'à 30 degrés. Ces deux observations concor-
dantes confirment l'opinion de Liébig sur la cause qui
maintient au même degré la température de l'homme
et des animaux sous les climats les plus opposés. Il faut,
dit-il, pour que le corps se maintienne à cette température constante, que la quantité d'oxygène absorbé croisse
en raison directe de la soustraction de chaleur produite
par le milieu ambiant. Or, cette condition physiologique peut être ordinairement remplie, au niveau des
mers ou à des altitudes peu considérables, sous les cli-

mats les plus froids ; mais il n'en est plus de même lors qu'avec l'abaissement de la température coïncide la raréfaction de l'atmosphère, comme sur les hautes montagnes des divers continents. La combinaison de l'oxygène avec les principes des tissus métamorphosés, qui engendre chez les animaux la plus grande partie, sinon la totalité de la chaleur nécessaire aux manifestations vitales, au lieu de s'activer, pour lutter contre le refroidissement, devient au contraire moins vive par l'insuffisance croissante du gaz comburant. De là un sentiment de malaise et de faiblesse qui se manifeste à des altitudes d'autant moins grandes que le refroidissement produit par le milieu ambiant est plus rapide. On conçoit dès lors pourquoi, d'une part, c'est vers la limite inférieure des neiges perpétuelles que l'on commence ordinairement à éprouver dans les hautes ascensions les symptômes du *mal des montagnes*, car, à cette limite, la température moyenne est rapprochée de zéro, et on s'explique, de l'autre, comment on peut atteindre, dans le voisinage de l'équateur et du tropique, sans incommodité notable, des altitudes bien supérieures à celles où des symptômes pénibles se font déjà sentir dans nos climats. On sait effectivement qu'entre l'équateur et la latitude de 45 degrés, la limite inférieure des neiges perpétuelles s'abaisse graduellement de 4,800 mètres à 2,550 ; elle est donc infiniment plus élevée sur les Cordillières et l'Hymalaya que sur nos montagnes d'Europe.

M. le docteur Brachet a très bien expliqué l'anhélation et l'épuisement absolu que l'on éprouve, après le moindre effort, dans un air fortement raréfié. En con-

statant, le premier directement, que le sang qui revient
des muscles, immédiatement après leur contraction,
est plus noir, plus chargé en couleur, on peut dire qu'il
a fourni l'élément le plus essentiel du système que Liebig a présenté sur la source de la force mécanique dé-
ployée par les animaux. Suivant ce système, une conséquence immédiate de la production d'un effet mécanique, c'est qu'une partie de la substance musculaire
perd ses propriétés vitales et se détache de l'organe.
En même temps qu'elle éprouve cette transformation,
elle fixe un élément étranger, savoir, de l'oxygène ;
et elle est ensuite éliminée de l'organisme sous forme
de résidus carbonés ou azotés. Quelle est, dès lors, la
condition nécessaire de la continuité des efforts musculaires? C'est qu'une quantité suffisante d'oxygène soit
introduite incessamment dans l'économie. Si ce principe est en défaut par la raréfaction de l'atmosphère,
l'oxydation des tissus déjà métamorphosés se ralentit,
et la métamorphose elle-même est suspendue ; le repos
seul, en accumulant dans l'organisme, malgré une respiration incomplète, une quantité convenable du gaz éliminateur, peut rétablir la condition essentielle du déploiement de la force musculaire. Or, c'est ce que l'on
remarque dans les ascensions sur les hautes montagnes,
où il suffit souvent de suspendre pendant quelques instants sa marche pour recouvrer la faculté de se mouvoir de nouveau, alors que cette faculté semblait absolument anéantie.

Quelquefois le besoin de fournir à l'organisme une
quantité suffisante d'oxygène, pour l'entretien des mouvements volontaires et involontaires, et pour celui des

fonctions cérébrales, n'est pas satisfait par le repos ;
le sommeil s'empare alors des individus plongés dans une
atmosphère très rare, et il peut être considéré comme
une ressource de la puissance conservatrice de la vie,
qui réserve exclusivement la petite quantité d'oxygène
absorbé pour la production des mouvements du cœur
et du thorax, sans lesquels cette vie s'éteindrait bientôt.

Il est un symptôme du *mal de montagne* qui, sous
toutes les latitudes et aux diverses températures, paraît
plus constant que les autres, et croît en proportion
assez exacte avec l'altitude où l'on parvient. C'est la
congestion des membranes muqueuses de la bouche,
des narines, des yeux, et celle du cerveau.

On comprend ce fait en considérant que l'un des
moteurs de la circulation veineuse, et, par suite, de la
circulation capillaire, savoir, la pression atmosphérique, décroît à mesure que l'on s'élève au-dessus du niveau des mers. Plus l'altitude sera grande, moins
l'appel du sang dans les cavités droites du cœur aura
d'activité, et plus ce liquide aura de tendance à engor-
ger les parties où l'aspiration se fait ordinairement
sentir avec le plus d'efficacité. On peut comparer alors,
je le répète, l'action de ce viscère à celle d'une pompe
fonctionnant dans un milieu où l'air serait très raréfié,
et qui ne pourrait aller puiser de l'eau qu'à une profondeur beaucoup moindre que sous la pression ordinaire de l'atmosphère.

La force d'impulsion du cœur gauche, un calibre
plus grand des artères ascendantes de la tête, sont les
seules circonstances individuelles qui peuvent faire varier, à égale altitude, la tendance aux hémorrhagies et

à l'apoplexie, que détermine sur les hautes montagnes l'affaiblissement de l'une des puissances qui concourent à ramener le sang veineux vers le centre de la circulation.

Le *mal des montagnes* présente un autre symptôme dont la fréquence paraît aussi relative aux altitudes; car c'est particulièrement dans les ascensions sur les Cordillières et l'Hymalaya qu'il a été observé. Ce symptôme, que personne n'a cherché à expliquer physiologiquement, est produit manifestement par un embarras de la circulation dans le système de la veine porte; il est caractérisé, en effet, comme les engorgements du foie et des viscères abdominaux, par des vomissements, des crampes d'estomac et des douleurs intestinales.

Cette interprétation, qui ressort déjà de la théorie exposée précédemment sur la principale cause efficiente du mouvement du sang qui revient des organes digestifs vers le cœur, sera confirmée plus tard par quelques-uns des effets thérapeutiques de l'air comprimé.

Je crois avoir expliqué, conformément aux notions les plus récentes et les moins contestées de la physiologie et de la chimie organique, les symptômes principaux que l'on éprouve sur les hautes montagnes, par les effets combinés de la raréfaction de l'air, du froid et des efforts musculaires; je vais examiner maintenant les phénomènes, en quelque sorte inverses, qui ont été observés dans l'air condensé, soit naturellement, comme dans la profondeur des mines, soit artificiellement, comme sous la cloche à plongeur et d'autres appareils ayant une application industrielle ou médicale.

CHAPITRE V.

—

**Examen des effets physiologiques déterminés
par la condensation de l'air.**

Le degré de condensation de l'air dans les mines
est bien loin d'être comparable à celui de la raréfaction de l'atmosphère sur les montagnes les plus
élevées du globe ; tandis que celle-ci peut abaisser
de moitié la colonne barométrique, l'accroissement
de pression dans les mines les plus profondes ,
telles que celles de Cornwal en Angleterre et de Wil-
listka en Gallicie , ne l'élève pas de plus d'un septième,
au rapport de Ch. Magellan et de Jœger. Ce faible
accroissement ne saurait donner lieu à des phénomènes physiologiques bien tranchés , surtout en ce
qui concerne l'hématose ; car il faut remarquer d'a-
bord que son action est probablement atténuée par
l'augmentation que la température éprouve à mesure
que l'on s'enfonce au sein de la terre , augmentation
qui est assez considérable dans certaines mines pour

que l'on soit obligé de soulager les ouvriers de l'incommodité qu'ils en éprouvent par des affusions froides.
L'air des couches inférieures, acquérant plus de ressort
par son échauffement, peut faire équilibre, avec une
moindre densité, au poids augmenté de la colonne
atmosphérique, et dès lors la quantité d'oxygène qu'il
contient sous un volume donné n'est pas proportionnelle à la pression barométrique.

En second lieu, l'analogie conduit à penser que
l'organisme, plongé habituellement dans un milieu
d'une température élevée, acquiert une disposition
semblable à celle que M. Edwards attribue à l'influence
continue des saisons chaudes, et qui diminue chez les
animaux l'absorption de l'oxygène en même temps que
la faculté de produire de la chaleur. Aussi ne voit-
on pas que les mineurs éprouvent dans les conditions
de leur vitalité des modifications qui puissent être rapportées à l'accroissement de la pression atmosphérique.

Lors même que cette pression serait beaucoup plus
considérable, elle ne pourrait produire les effets funestes que Jœger a supposés gratuitement, lorsqu'il dit :
« *Aer summo gradu condensatus subitam mortem cau-
sare potest, quippè apoplexiam sanguineam cum hemor-
rhagiâ producit, eo quod refluxum sanguinis in partibus
superioribus et corde impedit.* » J'ai déjà montré par des
considérations anatomiques et mécaniques que, loin
d'empêcher le retour du sang vers le centre de la
circulation, l'accroissement de la pression atmosphérique tend au contraire à favoriser ce mouvement.
Je confirmerai plus tard par l'expérience cette vue de
la théorie.

Jœger, pour appuyer son opinion sur l'influence fàcheuse qu'il attribue à l'augmentation de la pression atmosphérique, a rappelé la catastrophe terrible qui eut lieu le 28 février 1812 dans la mine de Beaujon en Belgique, où 127 mineurs furent surpris par l'invasion subite des eaux qui se précipitèrent avec impétuosité d'une hauteur de 75 mètres.

Ces malheureux se trouvèrent renfermés dans un étroit espace où ils restèrent privés de nourriture pendant sept jours et sept nuits, travaillant sans relâche à leur délivrance. Ce qu'ils souffrirent de la faim et de la soif est presque incroyable.

Le milieu aériforme où ils étaient plongés supportait une pression triple de la pression ordinaire, car l'eau remonta dans un tube jusqu'à 64 pieds.

Jœger attribue à cette cause une partie des symptômes pénibles que les mineurs de Beaujon éprouvèrent; mais si leur respiration était difficile, interrompue, si les chandelles s'éteignaient dans cette atmosphère comprimée, ce n'est point à l'accroissement de sa densité qu'il faut rapporter cette double circonstance, car nous verrons bientôt que sous la cloche à plongeur la respiration s'exécute sans peine, et que les chandelles y brûlent avec plus d'activité que d'ordinaire.

Il est extrêmement probable qu'une certaine proportion des gaz irrespirables qui se développent dans les mines de houille, tels que l'acide carbonique et l'oxyde de carbone, avait été refoulée, en même temps que de l'air atmosphérique, dans la partie supérieure de la galerie où les mineurs se réfugièrent, et que ce mélange produisit seul la gêne de la respiration et la difficulté de la combustion en diminuant la quantité relative de l'oxygène.

Du reste, Jœger avance que l'accroissement de la pression atmosphérique, en coërçant l'exhalation des fluides animaux et diminuant ainsi les déperditions de l'économie, peut seul rendre compte de la tolérance extraordinaire des mineurs, et particulièrement des plus jeunes, à une privation absolue d'aliments pendant une semaine entière; il fait ressortir le contraste de cette particularité avec les détails terribles de la mort du comte Ugolin et de ses enfants dans l'épisode célèbre du Dante. Je crois que l'augmentation de la pression de l'air, loin de ralentir le *processus* de la décomposition organique, était propre au contraire à l'activer ; mais cet excès de densité, qui devait concourir avec les efforts d'un travail assidu à accélérer la métamorphose des tissus, fut sans doute compensé, comme je l'ai déjà dit, par une certaine quantité de gaz irrespirable dans le milieu comprimé.

L'élévation de la température dut aussi contribuer à rendre moins grande la dépense d'oxygène pendant la respiration , et, par suite, la consommation des éléments matériels de l'économie.

Cette chaleur, qui fut très incommode pour les mineurs, resta cependant bien au-dessous du degré qui eût été nécessaire pour augmenter le ressort de l'air au point de faire équilibre à deux atmosphères , ainsi que le suppose Jœger. En effet , un accroissement d'un degré de température augmentant seulement de 0,00375 un volume d'air pris à 0 , il eût fallu une température de plus de 500 degrés pour tripler l'élasticité de l'air. L'explication du médecin allemand est donc sans valeur et doit faire place à la suivante, qui ressort d'un procédé bien connu de l'industrie. La compression de l'air dans la galerie où se retirèrent les mineurs de Beaujon fut le résultat de la précipitation subite d'une grande masse d'eau dans le puits d'extraction ; c'est un effet absolument semblable à celui que l'on obtient au moyen des trompes employées à condenser l'air des souffleries. L'ascension de l'eau dans la galerie inclinée où se réfugièrent les mineurs dut aussi concourir à la condensation de l'air.

Je vais prouver maintenant , par des observations directes et précises, que la condensation de l'air, lorsqu'elle n'est pas compliquée d'autres circonstances , est parfaitement tolérée par l'organisme , même lorsque celui-ci est soumis assez brusquement à son action.

L'avantage très grand pour les gouvernements et le commerce de constater la situation et la profondeur des baies , des rades et des ports , de reconnaître l'état des écluses , de pouvoir relever des vaisseaux échoués , ou d'en sauver les débris, a fait rechercher les moyens d'explorer le fond des eaux sans danger pour la vie de l'homme. Vers le commencement du XVIe siècle , dit M. Brizé-Fradin (1) , il s'éleva une sorte d'émulation parmi les professeurs des universités d'Allemagne pour la solution de ce problème; on créa un art appelé *ars urinatoria*. Sturmius , professeur de physique , auteur d'une traduction d'Archimède , inventa la cloche à plongeur , construisit un bateau sous-marin , et se

____

(1) *La Chimie pneumatique.*

soumit à des expériences couronnées par la plus brillante réussite.

D'après la description du *Journal des Savants*, la cloche de Sturmius était un cône tronqué en métal , fermé par le haut et ouvert à sa base ; on la mettait en équilibre avec des poids égaux à celui du volume d'eau déplacé , de manière à ce qu'elle pût descendre dans une position parfaitement verticale , embrasser et presser l'eau de toutes parts et en même temps. La profondeur à laquelle on l'enfonçait faisait varier le volume occupé dans son intérieur par l'air comprimé ; à 32 pieds, ce volume était réduit de moitié , en sorte que le plongeur était en partie submergé. Sturmius remarqua que les hommes les plus robustes ne pouvaient y séjourner plus d'une heure , et il expliqua ce fait par l'extrême chaleur qui se développait dans un espace si restreint et rendait la respiration difficile. Cette explication est évidemment insuffisante , mais à cette époque la chimie pneumatique n'avait pas encore découvert dans l'air atmosphérique le principe qui se consume en servant à l'hématose.

Malgré les inconvénients de l'appareil de Sturmius, on l'employa avec un très grand succès pour relever deux vaisseaux chargés de piastres et échoués en dehors du port de Capdasque ; on parvint à en retirer pour plusieurs millions.

Halley , à qui l'on attribue généralement l'invention de la cloche à plongeur , eut seulement le mérite de perfectionner la découverte de Sturmius. Il parvint à renouveler l'air dans cet appareil et à mettre le plongeur entièrement à l'abri de l'eau à toute profondeur. Voici

comment il décrit le procédé qu'il employa pour remplir
cette double indication : « La cloche dont je fis usage
» était de bois , contenait environ 60 pieds cubes ; sa
» forme était celle d'un cône coupé ; le diamètre dans
» le haut était de 3 pieds, dans le bas ce diamètre était
» de 5 pieds. Je la recouvris de plomb afin de la mettre
» à l'abri du poids de l'eau ; je distribuai le poids au-
» tour de la partie inférieure de la cloche , de manière
» qu'elle pût descendre très verticalement. Comme il
» fallait me procurer de la lumière, je pratiquai dans le
» haut une ouverture que je fermai par une glace
» épaisse ; je plaçai également dans le haut un tuyau
» destiné à dégager l'air chaud qui , en s'élevant, ter-
» nissait la glace. A environ 3 pieds du haut, je plaçai
» une estrade suspendue par des cordes , au bas des-
» quelles étaient suspendus des poids de 100 livres. Cet
» appareil était dirigé par des câbles et des poulies fixés
» solidement à un mât de vaisseau ; cette cloche était
» poussée hors du bord et ramenée à volonté.

» Il s'agissait de fournir l'air à cette cloche ; pour y
» parvenir, je fis construire deux barillets contenant
» 5 pieds cubes, je les fis recouvrir en plomb et sur-
» charger de manière qu'ils pouvaient plonger. Au bas,
» dans le milieu de ces barillets, se trouve une ouver-
» ture ; l'eau condense l'air. A la partie supérieure des
» barillets est un tuyau en cuir vernissé, rendu imper-
» méable, et terminé par un robinet ; l'extrémité de
» ce tuyau est sous la cloche. Quand le barillet est des-
» cendu à une certaine profondeur, on ouvre le robinet,
» et l'on fait entrer dans la cloche cet air comprimé par
» l'eau.

» Ces barillets ainsi disposés, on les attache à un
» treuil avec des cordes, on les fait monter et descendre
» alternativement comme les seaux d'un puits, ce qui
» était si bien préparé, que deux hommes, ne faisant
» pas la moitié de l'emploi de leurs forces, pouvaient
» exécuter cette manœuvre. Ces barillets étaient dirigés
» dans leur descente par deux cordes qui passaient dans
» des anneaux placés au bas de la cloche ; le plongeur,
» assis sur son estrade, les recevait ainsi alternative-
» ment, et les attirait aussitôt qu'ils étaient parvenus
» au niveau de la cloche, ouvrait les robinets distri-
» buait son air, ayant soin de diriger les robinets vers
» la partie supérieure. De cette manière, l'air était
» fourni si abondamment au signal donné, que j'ai été
» moi-même l'une des cinq personnes qui ont plongé
» jusqu'à la profondeur de dix brasses ; nous demeu-
» râmes une heure et demie sous la cloche sans être
» incommodés. Comme rien ne s'y opposait, j'aurais
» pu y rester plus longtemps ; la cloche était tellement
» à l'abri de l'eau, que j'étais assis tout habillé sur un
» banc placé à la partie inférieure de la cloche. J'ob-
» servai qu'il ne fallait d'abord descendre que gra-
» duellement, environ 12 pieds à la fois, que là il
» fallait s'arrêter et chasser l'eau qui entrait en rece-
» vant trois ou quatre barils d'air frais avant de des-
» cendre plus bas ; mais étant descendu à la profondeur
» donnée, je fis sortir autant d'air chaud que chaque
» baril pouvait nous en rendre de frais ; au moyen du
» tuyau d'échappement placé au haut de la cloche, l'air
» sortit avec une telle impétuosité que, malgré la hau-
» teur de la colonne, la surface de l'eau fut couverte
» d'écume.

» J'éprouvai que je pouvais exécuter toutes les ma
» nœuvres en enlevant les bancs; je pouvais mettre la mer
» à sec en continuant à introduire l'air comprimé, de
» manière que l'eau dépassait à peine la plante des
» pieds. Au moyen de la petite fenêtre vitrée, je rece-
» vais une telle lumière, que quand la mer était claire,
» surtout quand le soleil brillait, je pouvais facilement
» lire, écrire, saisir tout ce qui se trouvait à notre
» portée; profitant de l'ascension des barils d'air,
» je transmettais des ordres tracés sur des plaques d'é-
» tain avec un stylet, j'indiquais de nous changer de place
» suivant le besoin. Souvent, quand l'eau de la mer
» était troublée, nous étions dans la plus grande obscu-
» rité; je dissipais l'inconvénient en allumant une
» chandelle, que je conservais aussi longtemps que je
» le désirais par des moyens additionnels. »

On voit que l'appareil de Sturmius perfectionné par
Halley remplissait d'une manière satisfaisante toutes les
conditions capables de rendre faciles et exemptes de
dangers l'exploration du fond des eaux et l'exécution de
travaux sous-marins. Cependant Spalding, autre ingénieur anglais, lui fit subir quelques modifications pour
remédier à des inconvénients assez hypothétiques qu'il
signalait ainsi :

« D'après la construction de Halley, la cloche ne
» descend et ne remonte que par les mouvements des
» personnes placées à la surface de l'eau; pour tirer
» cette cloche il faut des efforts très pénibles; il peut
» arriver que les cordes qui servent à hisser l'appareil
» viennent à casser, ce qui occasionnerait la mort des
» plongeurs. Comme la mer renferme en beaucoup

» d'endroits des rochers dont on ne peut apercevoir la
» forme, il est à craindre que la cloche ne vienne
» heurter contre ces écueils ; elle peut être renversée
» par ce choc imprévu avant qu'on ait le temps de
» communiquer les signaux et d'avertir du danger. »

Spalding croyait parer à ces éventualités en supprimant les poids par lesquels Halley lestait circulairement le bas de son appareil pour le faire descendre toujours verticalement, et en lui substituant un autre poids, suspendu intérieurement par un moufle, à la partie supérieure de la cloche. Ce poids, nommé par Spalding *poids-balance*, précède la cloche en descendant à une distance considérable. Si les bords de celle-ci viennent à rencontrer un obstacle, on abaisse le poids-balance de manière qu'il touche le fond ; par ce moyen la cloche ne peut être renversée, car, étant sans le poids-balance plus légère que le volume d'eau déplacé, il est évident qu'elle s'élèvera dès qu'elle sera séparée du point d'appui vers lequel elle était attirée. Ce poids-balance sert en quelque sorte d'ancre pour tenir la cloche à distance déterminée dans les eaux intermédiaires, ou pour aller du fond à la surface de la mer.

Il est à remarquer que, tout ingénieux que fût ce mécanisme pour descendre ou remonter à volonté, la vie des plongeurs n'en restait pas moins à la discrétion des hommes chargés de leur fournir du dehors de l'air nouveau par la manœuvre des barillets ; d'ailleurs, la cloche, en se rapprochant de la surface, ne pouvait s'émerger complètement, et il fallait toujours l'intervention d'une force extérieure pour la soulever au-dessus de l'eau et permettre la sortie des ouvriers qui s'y trouvaient renfermés. Du reste, l'expérience prouva trop que Spalding n'avait pas réussi à se mettre à l'abri des accidents qu'il redoutait, car il périt sur la côte d'Irlande en exécutant un sauvetage dans l'appareil qu'il pensait avoir perfectionné. On a soupçonné que cet ingénieur étant dans le cas de déceler certaines manœuvres frauduleuses, relativement à de prétendus naufrages, fut la victime des coupables qui avaient à craindre ses révélations et qui le laissèrent asphyxier en arrêtant le renouvellement de l'air dans la cloche où il était descendu.

Les modifications apportées par Spalding à la cloche de Halley n'ont pas été admises dans l'art du plongeur; le seul changement que les ingénieurs modernes aient fait subir à cet appareil consiste dans la substitution du jeu d'une pompe foulante à la manœuvre des barillets pour comprimer et renouveler l'air dans un rapport convenable.

Les observations de Sturmius et de Halley établissent d'abord un fait très important au point de vue physiologique, savoir que l'augmentation du ressort de l'air ne produit point, comme l'avaient supposé plusieurs physiciens, et comme Jœger l'a prétendu plus récemment, une tendance à l'apoplexie et aux hémorrhagies.

La connaissance plus exacte des rapports mécaniques de la respiration et de la circulation nous explique aujourd'hui la différence qui existe entre la condition du plongeur *ordinaire*, pressé de toutes parts par un liquide où la respiration suspendue ne concourt plus à l'appel du sang veineux vers les cavités droites du cœur, et celle des individus placés dans une atmosphère condensée où le jeu des poumons plus étendu active au contraire la circulation capillaire et tend à dégorger le cerveau.

Spalding fit une remarque qui serait en contradiction avec les données actuelles de la physiologie, si cette remarque s'appliquait au cas où l'air comprimé est en même temps renouvelé incessamment. Il avança que l'usage des viandes et des boissons alcooliques abrégeait la durée du temps pendant lequel les plongeurs pouvaient se livrer à des travaux sous-marins. Cette observation me sembleprouver que cet ingénieur, qui avait supprimé l'un des barillets de Halley, attachait moins d'importance que celui-ci au renouvellement continu de l'air dans son appareil ; en effet, nous avons déjà vu d'une part que dans l'air raréfié des montagnes où la quantité absolue d'oxygène est moindre, l'usage des substances azotées et des liqueurs alcooliques est mal supporté, et nous verrons bientôt que dans l'air condensé et sans cesse renouvelé de la cloche à plongeur usitée aujourd'hui, la consommation de ce genre d'aliments devient, sinon une nécessité indispensable, du moins un besoin assez impérieux, contrairement à ce que Spalding avait observé dans son appareil. Mais avant d'établir ce fait très important pour l'hygiène et l'organoplastie, je vais citer la relation d'une descente en mer insérée en 1820 dans la *Bibliothèque universelle de Genève* par le docteur Hamel, et où l'on trouvera la confirmation de ce qui avait été avancé par Sturmius et Halley sur l'exercice libre de

toutes les fonctions de l'organisme dans l'air condensé.
Cette relation, adressée au professeur Pictet, est conçue
textuellement en ces termes :

« Monsieur ,

» Voici quelques détails que vous m'avez demandés
» sur les observations que j'ai faites lorsque j'ai eu la
» curiosité de descendre dans une machine à plonger
» au fond de la mer. C'était à Heath, près de Dublin,
» en Irlande ; on y construisait une jetée en pierre ,
» destinée à former un nouveau port pour les paque-
» bots et autres bâtiments qui font le trajet de l'Irlande
» en Angleterre.

» On se sert actuellement en Angleterre, pour ce
» genre de construction, des machines que le célèbre
» ingénieur Rennie a fait construire d'après les prin-
» cipes de feu M. Smeaton, qui s'en était servi le pre-
» mier avec succès. Ces machines n'ont pas la forme
» des anciennes cloches de plongeur, mais elles sont
» fabriquées d'une seule pièce, en fer fondu ; elles ont
» la forme d'une caisse oblongue, ouverte par le bas,
» ordinairement longue de 6 pieds, large de 4 et haute
» d'environ 5 pieds. La partie inférieure est plus
» épaisse en métal, pour lester la machine, qui, d'ail-
» leurs, est beaucoup plus lourde que l'eau qu'elle dé-
» place, et, en conséquence, descend sans addition de
» poids. Le plafond est percé de 12 trous auxquels
» sont adaptés autant de verres plans convexes, qui
» peuvent soutenir une forte pression en même temps
» qu'ils donnent passage à la lumière.

» Le plafond est encore percé d'un trou d'environ
» un pouce, qui reçoit un tuyau de cuir flexible, destiné
» à introduire dans la cloche l'air refoulé d'en haut par
» une pompe foulante. Ce trou est fermé dans l'inté-
» rieur de la cloche par une soupape en cuir qui em-
» pêche l'air de ressortir. Dans l'intérieur, des deux
» côtés, sont établis de petits bancs à marchepied, sur
» chacun desquels deux personnes peuvent s'asseoir, et
» du milieu du plafond descend une chaîne destinée à
» porter les pierres qu'on veut faire descendre au fond
» de l'eau ou en retirer.

» La cloche dans laquelle je suis descendu est sus-
» pendue par le milieu à une forte chaîne et manœu-
» vrée au moyen d'un tour mobile sur un échafau-
» dage ; les pierres qu'on voulait descendre étaient
» accrochées à la chaîne fixée dans l'intérieur de la
» cloche, de manière que la pierre se trouvait un peu
» au-dessous de son bord inférieur, et les personnes
» qui devaient descendre arrivaient dans un bateau
» au-dessous de la cloche, élevée suffisamment pour
» permettre l'entrée. C'est de cette manière que je me
» suis placé avec deux ouvriers. La cloche descend très
» lentement. Lorsque nous fûmes environ à 4 ou 5 pieds
» au-dessous de la surface de l'eau, je commençai à
» sentir une douleur dans les oreilles, qui devint de
» plus en plus vive à mesure que nous descendions. Je
» craignais qu'elle ne devînt tout-à-fait intolérable,
» je faisais des efforts pour introduire l'air par la
» trompe d'Eustache dans l'intérieur de l'oreille pour
» faire équilibre à l'air qui pressait l'extérieur du tym-
» pan. Je fus assez longtemps avant d'y réussir, et je

7

» ne pus même obtenir cet effet que pour l'oreille
» droite. L'air entrant brusquement, la douleur cessa
» à l'instant, mais elle devint de moment en moment
» plus pénible dans l'autre oreille. Quand nous fûmes
» à la profondeur de 15 ou 16 pieds, il me semblait
» qu'on introduisait avec force une baguette dans cette
» oreille ; enfin je parvins à faire passer l'air aussi de
» ce côté, et j'entendis comme une sorte d'explosion
» très remarquable, qui fit cesser tout à coup la douleur.

» J'ai passé près de trois quarts d'heure au fond de
» la mer (profonde à cet endroit d'environ 30 pieds)
» pour y examiner le travail. Je fus surpris de la quan-
» tité de lumière qui pénétrait encore dans la cloche ;
» je lisais et je prenais des notes sans la moindre diffi-
» culté. J'admirais l'adresse des ouvriers pour poser les
» pierres avec autant de régularité qu'ils l'auraient
» fait en plein air. Les signaux pour les mouvements à
» faire se donnaient par des coups de marteau en nom-
» bre convenu contre les parois de la cloche, et, quoi-
» que les ouvriers qui manœuvrent en haut fassent
» beaucoup de bruit, on ne manque jamais d'entendre
» ces signaux ; mais dans la cloche aucun des bruits qui
» se faisaient en haut ne parvint à nos oreilles.

» Je m'attendais à éprouver quelque effet pénible
» pour la respiration, résultant de la pression de l'air
» augmentée du poids d'une atmosphère presque en-
» tière ; cependant je n'ai pas ressenti la moindre
» incommodité sous ce rapport, et comme on envoyait
» d'en haut continuellement de l'air pur, en quantité
» telle qu'une bonne partie de celui de la cloche sor-
» tait par le bas, l'air était aussi respirable dans la

» cloche que dehors. Je conviens qu'en observant le
» morceau de cuir qui, formant la soupape d'entrée,
» résistait seul à la pression énorme de l'eau, je n'étais
» pas sans quelque inquiétude, en réfléchissant que si
» quelque corps étranger venait à empêcher cette sou-
» pape de se fermer complètement, on serait noyé
» presque à l'instant (1).

» En remontant, j'éprouvai de nouveau de la dou-
» leur dans les oreilles, résultant de la dilatation de
» l'air dans leurs cavités intérieures ; mais sa sortie
» était beaucoup plus facile que son entrée, à raison de
» la structure presque conique de la trompe d'Eustache ;
» je sentais presque à chaque pied d'ascension une bulle
» d'air qui se faisait jour de l'oreille dans la bouche, et
» qui, chaque fois, faisait cesser la douleur. Comme
» l'orifice de la trompe d'Eustache vers la bouche se
» ferme en forme de tuyau aplati, qui fait, pour ainsi
» dire, fonction de soupape, il est très difficile d'y faire
» entrer l'air sous la pression atmosphérique ordinaire ;
» mais sous la cloche la seule action de la déglutition
» y suffit. Il paraît que le jeu des muscles des joues
» pendant cette action ouvre l'extrémité de l'orifice de
» la trompe, et qu'alors l'air condensé force son pas-
» sage. Chacun peut faire de lui-même l'épreuve de
» cette introduction de l'air ; il faut d'abord fermer les
» narines, et faire ensuite une forte succion en ayant
» la bouche fermée ; l'air vient alors de la cavité interne

(1) Les craintes du docteur Hamel étaient sans fondement,
car la soupape dont il parle n'était pas en contact avec l'eau
de la mer, mais seulement avec l'air refoulé par le piston dans
le corps de pompe.

» des oreilles dans la bouche, et on sent une légère dou-
» leur ; pour la faire cesser , il suffit d'avaler la salive ;
» alors il rentre de l'air par la trompe d'Eustache , et
» l'équilibre se rétablit. Il faut convenir que cette pra-
» tique n'est pas également facile pour tout le monde.
» *D'après ces observations, l'idée m'est venue que la cloche*
» *des plongeurs pourrait servir de remède dans les cas de*
» *surdité provenant de l'obstruction de la trompe d'Eus-*
» *tache.* Dans la conversation avec les ouvriers qui
» travaillaient tous les jours dans l'eau, j'appris qu'ils
» éprouvaient des effets analogues dans les oreilles ;
» l'un d'eux me dit que lorsque la douleur était de-
» venue très forte, il entendait quelquefois un bruit
» comme d'un coup de pistolet qui la faisait disparaître.
» A Plymouth, où l'on se sert d'une cloche semblable
» pour déblayer le port, un ouvrier qui, pendant plu-
» sieurs mois, avait travaillé sous la cloche , avait tel-
» lement pris l'habitude de ce séjour , qu'il éprouvait
» du malaise dès qu'il respirait à l'air libre.

» Je crois avoir été le premier qui soit descendu dans
» une de ces cloches sans autre motif que la curiosité ;
» mais, depuis , quelques autres personnes , même des
» dames , ont eu le courage de faire ce voyage sous-
» marin. »

J'ai souligné dans la relation du docteur Hamel
le passage où il donne ses conjectures sur l'utilité éventuelle de l'emploi de l'air comprimé dans certains cas
de surdité, parce que c'est la première induction thérapeutique que l'on ait tirée des observations recueillies
sous la cloche à plongeur ; j'insisterai de même sur
quelques particularités contenues dans une brochure

publiée en 1826 par le docteur Colladon, qui était aussi descendu, en 1820, sous la cloche à plongeur de Heath.

Ces détails ont, sous le rapport physiologique, peut-être plus d'intérêt que les précédents, parce qu'ils font pressentir des applications plus générales et plus utiles de l'air comprimé dans le traitement des maladies.

Après une description à peu près semblable à celle qu'on vient de lire de la construction, de la manœuvre de la cloche à plongeur et des sensations que l'on éprouve dans l'oreille à mesure que la pression de l'air augmente ou diminue, le docteur Colladon rapporte, de la manière suivante, ce qu'il a appris des habitudes des ouvriers, des impressions qu'ils éprouvent, des changements fonctionnels observés chez quelques-uns d'entre eux, et, enfin, du régime diététique qui semble prescrit par la nature du milieu où ils vivent :

« En hiver, les ouvriers passent, en général, cinq
» heures par jour dans la cloche sans remonter ; en été,
» un certain nombre d'hommes travaillent au fond de
» la mer pendant dix heures le premier jour et pen-
» dant cinq heures le second, et ainsi alternativement.
» Ils travaillent dans toutes les saisons de l'année et
» trouvent peu de différence dans la température. L'eau
» est plus froide en hiver, et lorsqu'ils reviennent dans
» l'air atmosphérique, ils s'aperçoivent alors de sa
» fraîcheur, après s'être échauffés par leur travail au
» fond de l'eau. Quelquefois, à la fin de ce travail, les
» ouvriers se sentent *comme épuisés* ; ils prennent alors
» un verre d'eau-de-vie et un morceau de pain qu'ils
» regardent comme le meilleur moyen de recouvrer
» leurs forces. Les individus nouvellement employés à

» ces travaux sont, en général, affectés de douleurs dans
» la tête et les oreilles ; mais cet inconvénient ne dure
» que peu de temps. Ils sont fréquemment attaqués de
» coliques dues sans doute à ce que leurs pieds sont
» constamment mouillés et froids. Un des ouvriers a
» souffert dernièrement d'une violente diarrhée , qui
» augmentait chaque fois qu'il descendait dans la cloche.
» Quand M. Souter , l'ingénieur chargé de diriger les
» travaux sous-marins de Heath, y descend, il est pres
» que toujours atteint de ce mal ; *ses urines et son appétit*
» *augmentent considérablement. Dans ce cas , il se trouve*
» *fort bien de prendre une certaine quantité de liqueur*
» *spiritueuse.* Le temps ne lui paraît jamais long lors-
» qu'il est au fond de la mer, et il lui est arrivé d'y
» demeurer pendant sept heures, croyant n'y avoir
» passé que trois heures au plus. *Aucun des ouvriers ne*
» *devient sourd ; il semblerait plutôt que, dans certains*
» *cas, l'action de la cloche sur les oreilles pourrait servir*
» *de remède à la surdité. Un des ouvriers, respirant habi-*
» *tuellement avec une grande difficulté, se trouva complè-*
» *tement guéri peu de temps après avoir entrepris le travail*
» *de la cloche.* Ces hommes sont, en général, robustes et
» d'une bonne santé ; *leur vie pénible exige trois solides*
» *repas par jour ; du thé , du pain, du beurre, des œufs,*
» *du jambon , des pommes de terre et du poisson , telle est*
» *leur nourriture ordinaire.* Ils ne font point excès de
» liqueurs spiritueuses ; *il leur est nécessaire d'en pren-*
» *dre une certaine quantité , mais il faudrait que la dose*
» *fût bien forte pour avoir quelque mauvais effet sur eux.* »

C'est ici le lieu de remarquer le contraste que présentent les appétences et les besoins de l'économie ,

quant au régime alimentaire, lorsque l'homme respire dans une atmosphère raréfiée, comme celle des hautes montagnes, ou dans un air très dense, comme sous la cloche à plongeur. Si, dans le premier cas, l'appétit est nul, si les substances azotées, les liqueurs spiritueuses sont repoussées avec dégoût et deviennent nuisibles, dans le second, la consommation d'aliments est non-seulement plus considérable, mais encore ces aliments doivent être choisis parmi ceux qui contiennent, sous un volume donné, plus d'azote et de carbone. Sous la cloche à plongeur, les ouvriers n'exécutent pas des travaux plus pénibles que les manœuvres qui travaillent à l'air libre ; ce n'est donc pas une plus grande dépense de forces, qui amène l'épuisement très prononcé dont ils se plaignent après quelques heures de séjour dans l'air condensé, mais l'absorption de l'oxygène y étant plus grande, la métamorphose des tissus devient plus rapide. C'est pour réparer, d'une part, l'excès de dépense produit par cette accélération, que les plongeurs doivent consommer plus d'azote dans les aliments que l'expérience leur fait préférer (œufs, viande, poisson, thé), et subsidiairement pour enrayer le mouvement trop rapide du *processus* de décomposition, qu'ils ont recours instinctivement à l'usage des substances que Liebig a désignées sous le nom de *respiratoires* (beurre, alcool). L'induction thérapeutique devait utiliser l'observation physiologique qui précède, et je démontrerai plus tard quelle ressource féconde l'hygiène transcendante et l'organoplastie peuvent trouver, en effet, dans l'activité que la condensation de l'air imprime à la rénovation organique.

Les observations des ingénieurs qui ont employé avec succès, depuis quelques années, la compression de l'air pour le percement des puits de mines et autres travaux , sous les eaux et dans les sables submergés , n'ont ajouté que peu de chose à ce que l'on savait déjà de l'influence que cette compression exerce sur les fonctions animales. Ainsi, M. Triger, qui a présenté, en 1841, à l'Académie des Sciences, un mémoire sur ce nouveau procédé industriel, n'a signalé, à cet égard, que deux faits nouveaux méritant quelque attention : le premier, c'est que tous les ouvriers, travaillant à une pression de trois atmosphères, se trouvaient moins essoufflés en montant les échelles dans l'air comprimé qu'à l'air libre. Le second fait est relatif à un ouvrier mineur qui, étant devenu sourd au siége d'Anvers , entendait toujours plus distinctement dans l'air comprimé que tous ses camarades.

Un autre ingénieur qui, à l'exemple de M. Triger, a utilisé l'air comprimé pour traverser des niveaux d'eau dans l'intérieur des mines, a remarqué , si je ne me trompe , qu'il éprouvait toujours une vive douleur à la poitrine lorsqu'il avait séjourné quelque temps dans l'air condensé à deux atmosphères ; c'est là un phénomène tout à fait individuel , et qui s'explique peut-être par une dilatation trop brusque de quelque partie du tissu pulmonaire moins extensible que les autres , soit naturellement, soit par suite d'une affection antérieure ; car j'ai fait voir que l'accroissement de la pression atmosphérique a pour résultat mécanique de développer la capacité des poumons.

Les observations qui précèdent, recueillies occasionnellement et sans idée préconçue, donnent beaucoup de valeur aux résultats des expériences qui depuis ont été entreprises systématiquement pour reconnaître les modifications que l'organisme éprouve par l'effet de la condensation de l'air.

En 1783, la société des sciences de Harlem mit ce sujet au concours dans les termes suivants :

1° Décrire l'appareil le plus propre à faire des expériences sur l'air condensé, de la façon la plus commode, la plus assurée ;

2° Rechercher avec cet appareil l'action de l'air condensé dans des cas différents, s'occuper entre autres de la vie animale, de l'accroissement des plantes, et de l'inflammabilité des différentes espèces d'air.

Ce programme, qui devait éveiller l'attention des physiologistes à une époque voisine de celle où la chimie pneumatique venait de faire ses plus belles découvertes et cherchait à expliquer par elles les phénomènes intrinsèques de la respiration et de l'hématose, ne donna lieu à aucune recherche dirigée vers le but de satisfaire aux conditions qu'il proposait. C'est seulement dans ces derniers temps que la solution des questions posées, il y a plus de 60 ans, par la société de Harlem, a été entreprise et poursuivie avec persévérance, et c'est à M. le docteur Junod que l'on doit *l'initiative authentique* de ces recherches.

Voici ce que cet expérimentateur distingué rapporte, dans un mémoire présenté à l'Académie des Sciences en 1834, des effets de la condensation de l'air sur l'homme en état de santé.

« Lorsqu'on augmente de moitié la pression naturelle

» de l'atmosphère, on remarque les phénomènes sui-
» vants : la membrane du tympan, reportée vers l'oreille
» interne, devient le siége d'une pression incommode;
» qui toutefois se dissipe peu à peu à mesure que
» l'équilibre se rétablit, probablement par l'introduction
» de l'air condensé dans la caisse du tympan à travers
» la trompe gutturale. Le jeu de la respiration se fait
» avec une facilité nouvelle, *la capacité du poumon*
» *pour l'air semble augmenter*, les inspirations sont
» grandes et moins fréquentes que dans l'état ordinaire.
» Au bout de quinze minutes, une chaleur agréable se
» fait sentir à l'intérieur du thorax.

» La circulation du sang paraît modifiée ; le pouls est
» fréquent, plein, et se déprime difficilement ; le calibre
» des vaisseaux superficiels diminue et peut même s'ef-
» facer complétement, de sorte que le sang, dans son
» retour vers le cœur, suit la direction des veines pro-
» fondes ; les fonctions intellectuelles sont excitées,
» l'imagination est vive, les pensées s'accompagnent
» d'un charme particulier, et, chez quelques personnes,
» il se manifeste une sorte de délire, d'ivresse ; le
» système musculaire partage cet accroissement d'acti-
» vité, les mouvements sont faciles, énergiques, et
» semblent plus assurés ; les actes digestifs et toutes les
» sécrétions, particulièrement celles de la salive et de
» l'urine, s'exercent avec facilité ; on dirait que le
» poids du corps est diminué d'une manière sensible ;
» du moins telle est la sensation qu'éprouve la personne
» renfermée dans l'appareil à condensation (1). »

(1) Antérieurement aux expériences de M. Junod, les médecins hygiénistes croyaient non-seulement que l'accroissement

Les observations du docteur Junod, qui confirment la plupart de celles qu'on avait déjà faites sous la cloche à plongeur, ont-elles ajouté quelques nouvelles notions à celles que la science possédait déjà sur ce point ? Je pense qu'outre l'avantage de vulgariser ces notions, fort étrangères à un grand nombre de médecins, elles ont commencé à mieux préciser l'influence exercée par l'accroissement de la pression atmosphérique sur la circulation veineuse, et fait pressentir ainsi son action sur la circulation capillaire; mais, d'un autre côté, elles sont entachées d'erreurs en ce qui concerne le cours du sang dans les artères. M. Colladon, sous une pression de deux atmosphères, n'avait remarqué aucune variation dans l'état de son pouls; l'expérience de M. Tabarié et la mienne sont en opposition encore plus formelle avec l'assertion de M. Junod, ainsi que je l'ai déjà dit.

On peut s'étonner que les expériences de ce médecin, entreprises dans un but déterminé, semblable à celui qui avait été indiqué par le programme de la

de la densité de l'air rendait plus énergique l'exercice des fonctions de la vie, mais ils avaient encore pressenti qu'il pouvait devenir un moyen de médication. Voici comment s'exprime à cet égard sir John Sinclair :

« When air is in some measure compressed, or rather heavy, » if it be dry, it is not unfavorable to life. Those who Breathe » such air, are strong and healty, and capable of bearing » much fatigue and labour..... »

It may be proper to add, that from authentic experiments, it appear, that animal, live longer, when breating like quan tity of compressed, than of uncompressed air, a circonstance which perhaps might be usefuly applied to *medical* purposes.

(Code of health, and longevity.)

société des sciences de Harlem, ne l'aient pas d'abord conduit à faire l'application de l'air condensé au traitement de quelques-unes des maladies qui paraissent sous la dépendance immédiate des éléments physiologiques sur lesquels l'accroissement de la pression atmosphérique a le plus d'action.

A la vérité, l'illustre physiologiste qui rendait compte, en 1835, à l'Académie des Sciences du mémoire de M. Junod, ne paraissait guère l'encourager à de semblables essais thérapeutiques. Voici, en effet, dans quels termes M. Magendie, après avoir rapporté les phénomènes physiologiques déterminés soit par la condensation, soit par la raréfaction de l'air, s'exprime au sujet des appareils de M. Junod :

« Toutefois, sous le point de vue médical, cet ap-
» pareil (celui où le corps tout entier est soumis à la
» pression augmentée ou diminuée de l'atmosphère)
» ne paraît *jusqu'ici* susceptible d'aucune application ;
» mais, placé dans un cabinet de physique, il pourrait
» fournir l'occasion d'expériences curieuses et d'obser-
» vations utiles.

» Il n'en est pas de même des instruments que
» M. Junod propose pour opérer le vide autour des
» membres ou pour y condenser l'air. Ces instruments
» sont entre nos mains depuis près d'un an, et l'un de
» vos commissaires en a fait un fréquent usage à l'Hô-
» tel-Dieu de Paris, dans le traitement de plusieurs
» maladies graves..... Les effets en sont prompts, éner-
» giques et dignes de tout l'intérêt des médecins. »

Cette dernière phrase semble nous indiquer une des circonstances qui ont fait négliger d'abord la recherche des effets thérapeutiques du bain d'air comprimé ; il est très vraisemblable que l'attention de M. Junod en a été distraite par les résultats immédiats des grandes ventouses, déjà employées avec succès, en Angleterre, par MM. Murray et Clanny.

En effet, il existe une grande différence entre ces deux genres de médication, sous le rapport de leur opportunité , de la facilité de leur application , et de la promptitude des résultats qu'elles donnent.

La production du vide sur une grande surface des membres est un moyen physique de dérivation qui agit avec rapidité , et convient particulièrement dans plusieurs affections aiguës, comme la plupart de celles que l'on traite dans les hôpitaux ; il n'exige point d'appareils dispendieux et n'oblige pas à déranger les malades de leur lit.

Le bain d'air comprimé, dont l'influence est à la fois physiologique et mécanique, est, par sa nature, d'une efficacité moins prompte ; il appartient plus spécialement à la thérapeutique des maladies chroniques et des diathèses ; il ne peut être appliqué convenablement qu'au moyen de vastes récipients, de pompes puissantes et d'une consommation de force qui le rendent assez coûteux.

Ces conditions diverses, qui expliquent assez bien par quelle raison M. Junod a donné moins de suite à ses expériences sur le bain d'air comprimé qu'à celles relatives au vide produit sur les membres entiers, n'établissent, ni en théorie, ni en pratique, aucune supériorité du second moyen thérapeutique sur le premier ; je prouverai même que, par la variété de ses applications , par son influence directe sur les fonctions primordiales de la vie, qui le rend propre à combattre des dyscrasies profondément enracinées et réfractaires à tous les moyens pharmaceutiques, le bain d'air comprimé l'emporte de beaucoup sur un moyen purement mécanique, tel que l'action des grandes ventouses.

C'est par une prévision plus ou moins raisonnée de la plupart des avantages que pouvait présenter la médication pneumatique dans le traitement des diathèses qui disposent les jeunes sujets soit aux difformités de l'épine et des membres, soit à l'affection tuberculeuse que je résolus, en 1836(1), de l'adjoindre aux divers moyens *organo-plastiques* qui étaient déjà réunis dans l'Institut orthopédique de Lyon. Je fis construire à cet effet un appareil de la capacité d'environ 9 mètres cubes, où l'air pouvait être condensé et renouvelé au moyen d'une pompe foulante, conduite par une machine à vapeur, qui était déjà utilisée pour élever l'eau dans mon établissement.

(1) La pensée d'appliquer la condensation de l'air au traitement de certaines affections s'est aussi présentée à un physicien distingué, M. Tabarié, qui poursuivait ses recherches en silence, lorsque les premiers résultats de mes observations furent publiés dans deux brochures imprimées à Lyon en 1837 et dans une note adressée à l'Académie nationale de Médecine de Paris, le 6 décembre de la même année.

Ce n'est qu'au commencement de 1838 que M. Tabarié a communiqué publiquement à l'Académie des Sciences le résultat de ses expériences. En rapportant ces dates, j'ai moins pour but de revendiquer la priorité *officielle* d'une application thérapeutique, qu'un savant, étranger à la médecine, avait conçue de son côté, et sans qu'il y eût communication entre nous que d'établir, en faveur de la profession à laquelle j'ai l'honneur d'appartenir, la *spontanéité* d'un genre de recherches qui est plus particulièrement de son ressort.

Ce récipient en fer laminé diffère de celui de M. Junod en ce qu'on y entre par une ouverture quadrangulaire, qui est fermée de dedans en dehors au moyen d'une porte suspendue sur deux gonds par des *pentures brisées*. Cette disposition permet aux bords de la porte de s'adapter exactement par la pression aux bords de l'ouverture, qui sont garnis d'un feutre épais.

Je n'ai point cru devoir employer, comme MM. Tabarié et Triger, le sas à air, qui permet de passer plus rapidement de l'air libre à l'air condensé et réciproquement, parce qu'une transition brusque de l'un à l'autre est assez pénible et pourrait avoir, dans quelques cas, des inconvénients pour les malades.

Les glaces qui laissent pénétrer la lumière dans la cloche ne sont point incrustées immédiatement dans ses parois, mais sont fixées par des anneaux en cuivre à des cylindres épais de fonte qui font une saillie de quelques pouces en dehors de l'appareil sur lequel ils sont boulonnés. On prévient, par ces appendices rigides, la fracture des glaces qu'un changement d'inflexion dans la périphérie du récipient peut amener, ainsi que M. Tiger en a rapporté un exemple, lorsque la pression intérieure de l'air tend à lui imprimer une forme parfaitement circulaire, pour satisfaire à la condition du *maximum* de capacité.

Des soupapes et un manomètre complètent l'appareil en servant à régler le renouvellement et la pression de l'air que la pompe y refoule incessamment.

En été, lorsque la température est élevée, il est utile et surtout agréable pour les sujets placés dans la cloche de rafraîchir l'atmosphère intérieure, qui paraît plus chaude qu'elle ne l'est en effet, parce que l'évaporation du fluide de la transpiration est diminuée. On y parvient facilement, en recouvrant les parois du récipient avec des draps mouillés, et en ouvrant de temps à autre la soupape pour rafraîchir l'air intérieur. L'accroissement de la pression de l'air dans un appareil dont les dimensions permettent aux sujets de se mouvoir avec liberté, où la condensation s'opère avec lenteur et n'atteint qu'un degré presque toujours inférieur à celui de la cloche à plongeur, n'est point incommode. Beaucoup de personnes s'aperçoivent à peine, par une légère tension dans la membrane du tympan ou un sentiment de constriction autour du front, qu'elles sont dans un milieu d'une élasticité supérieure à celle de l'atmosphère; mais ces sensations disparaissent ordinairement au bout de quelques jours. Chez la plupart des sujets d'une bonne constitution, et dans l'état de santé, la circulation artérielle n'éprouve pas de modifications considérables, sans doute parce que la respiration qui suffisait à l'hématose sous la pression ordinaire conserve à peu près le même rhythme dans l'air condensé; mais il n'en est pas de même lorsqu'il y a accélération morbide du pouls; on le voit alors s'abaisser beaucoup, sauf dans quelques cas exceptionnels qui seront exposés plus tard.

L'injection des capillaires de la peau et des membranes muqueuses est évidemment diminuée par l'accroissement de pression exercée sur la périphérie du corps. Cet effet devient très apparent sur la surface des vésicatoires et de la conjonctive, lorsque celle-ci est rouge et enflammée.

L'excitation des organes digestifs, notée par MM. Colladon et Junod, ne se borne pas toujours à produire une simple augmentation de l'appétit; quelquefois cette excitation arrive, après un certain temps, au point de déterminer une véritable boulimie, qui oblige de suspendre ou de rendre moins fréquent l'usage du bain d'air comprimé.

Parmi les sécrétions dont l'accroissement a été mentionné par les auteurs que je viens de citer, celle de l'urine éprouve, pour la quantité et la nature, des changements qui m'ont paru les plus remarquables ; et cela doit résulter rationnellement de la plus grande activité imprimée à la métamorphose des tissus par une absorption plus grande d'oxygène.

Le sentiment d'une respiration plus facile, plus large, n'est pas éprouvé au même degré par tous les sujets qui sont placés dans l'air comprimé. Ceux qui respirent habituellement avec ampleur s'en aperçoivent à peine, mais il n'en est pas de même des malades ou des valétudinaires atteints de dyspnée plus ou moins prononcée, soit par une affection des organes thoraciques , soit par un état de pléthore veineuse ; ils éprouvent en général une sensation de bien-être extraordinaire qui leur persuaderait qu'ils sont guéris , si elle se prolongeait hors du bain.

Je vais exposer maintenant les résultats thérapeutiques formels qui ont été obtenus par l'emploi du bain d'air comprimé, soit d'après des vues préconçues, soit fortuitement, sans que l'on y ait été conduit par l'induction physiologique.

L'influence, théoriquement présumée, d'un air plus

dense sur le perfectionnement de l'hématose, devait diriger les premières applications de ce moyen vers le traitement des discrasies. C'est du moins en vue de cet objet et pour remplir des indications de métasyncrise que j'ai d'abord institué dans mon établissement la médication pneumatique, dont l'efficacité s'est ensuite mani festée successivement contre des affections de nature diverse.

CHAPITRE VI

Emploi de l'air comprimé dans le traitement de la phthisie
tuberculeuse au premier et au deuxième degré.

Nulle spécialité en médecine n'est libre de rapports
avec les autres branches de l'art, et surtout d'étroites
connexions avec l'ensemble de la science. En m'occupant du traitement rationnel des difformités, j'ai donc
eu l'occasion fréquente de reconnaître combien quelques-uns des moyens que l'orthomorphie appelle au
secours de la mécanique ont d'influence, non-seulement sur la restauration des formes extérieures ,
mais encore sur l'amélioration de ces constitutions
débiles et cacochymes, vouées à toutes les maladies
lymphatiques qui abondent dans les grandes cités.

Entre ces moyens, celui qui m'a paru d'abord le
plus efficace pour combattre les cachexies du jeune
âge, c'est l'exercice systématique de l'appareil musculaire ; non cette gymnastique des athlètes , reprouvée
par Galien, qui fait prédominer vicieusement certains
organes ou certaines fonctions aux dépens des autres,
mais une gymnastique rationnelle , constamment pro-

portionnée aux forces des sujets, harmonisant le jeu
de ces forces, et alternant à intervalles réguliers et suffisamment rapprochés avec le repos. Si à cette sorte
de somascétique physiologique on joint les stimulants
directs des fonctions excrétoires de l'enveloppe cutanée, tels que les frictions, les bains, les douches, et
que l'on répare les déperditions ainsi augmentées de
l'économie par un régime diététique convenable, on
constitue un ensemble de pratiques le mieux or-
donné pour activer simultanément les deux procédés
inverses de la *rénovation organique*, cette condition
essentielle de la vie des animaux, dont l'activité mesure la résistance qu'ils opposent à l'action incessante
des agents destructeurs.

Sir John Sinclair, après avoir rapporté les singuliers
résultats obtenus par l'*entraînement* usité en Angleterre
pour préparer les jockeis et les boxeurs aux courses
de l'hippodrome et aux luttes du pugilat, s'est de-
mandé si cette méthode ne pourrait pas être appliquée
avec avantage à la prophylaxie de certaines maladies
chroniques. Un de ses correspondants, le docteur Buchan, en répondant affirmativement à cette question,
a développé ainsi les motifs qui le portaient à croire que
l'*entraînement,* modifié et approprié à des vues thérapeutiques, serait particulièrement efficace pour combattre la prédisposition à la phthisie pulmonaire (1) :

(1) L'*entraînement athlétique* est constitué par un ensemble de
moyens destinés à fortifier les organes digestifs, à développer
le champ de la respiration, et à rendre plus active la perspiration cutanée.

Ainsi, au début, les émétiques et les purgatifs sont employés

« L'expérience, dit-il, m'a conduit à penser qu'il est
» possible de faire contre cette maladie, plus qu'il n'a
» été tenté jusqu'ici. La surface des poumons et celle
» de la peau sont deux organes de sécrétion dont les
» fonctions se compensent mutuellement ; un état d'i-
» nertie de la peau est nécessairement accompagné
» d'une diminution de la perspiration cutanée, à la-
» quelle le poumon doit suppléer par un accroissement
» de celle qui lui est propre. Cet excès d'activité peut
» être considéré comme une des causes qui produisent
» l'explosion de la phthisie. Cette hypothèse trouve

pour dissiper la saburre des premières voies ; viennent ensuite
des exercices gradués et plus ou moins violents, qui ont pour
effet de solliciter un déploiement plus considérable de l'expansion pulmonaire ; enfin, on provoque des sueurs abondantes,
en couvrant les sujets de vêtements de laine, et les plaçant
pendant le décubitus entre deux sommiers de plume.

Une diète sèche et substantielle est prescrite, afin de réparer
le surcroît de pertes que l'on fait ainsi éprouver à l'économie.

On voit que le but final de cette série de pratiques est d'accélérer les deux procédés inverses de la *rénovation organique*.

L'entraînement hygiènique, en se proposant la même indication, doit chercher à la remplir avec les ménagements que com-
mandent la faiblesse et l'irritabilité des sujets valétudinaires
auxquels on l'applique. Ainsi, les déplétions produites par les
évacuants et par une diaphorèse artificielle ne peuvent avoir
qu'une part très restreinte dans ce système de *métasyncrise ;* il ne
comporte pas non plus un déploiement aussi énergique des
puissances musculaires, et enfin le régime diététique ne peut
être aussi substantiel.

On verra dans la suite du texte comment, en associant à l'*entraînement* ainsi tempéré l'inspiration journalière de l'air atmosphérique condensé, on peut l'élever à une puissance qui le
rendra propre à modifier profondément l'organisme, sans courir la chance de perturbations dangereuses.

» un appui dans le fait bien connu que les marins, les
» laboureurs, les bouchers, et toutes les personnes
» qui exercent leur profession à l'air libre, et dont la
» perspiration est par conséquent facile et abondante,
» ne sont point sujets, en général, aux affections chro-
» niques du poumon, tandis qu'au contraire, les deux
» tiers des tailleurs de Londres, en prenant cette
» classe d'artisans pour exemple parmi celles dont la
» vie est sédentaire, périssent de la consomption pul-
» monaire. Efforçons-nous donc de combattre cette
» inertie de la peau, non par des sudorifiques internes
» qui tendraient à la relâcher davantage, ni en main-
» tenant le corps baigné constamment dans sa propre
» perspiration, au moyen d'une enveloppe de flanelle,
» mais en l'exposant chaque jour à l'action immédiate
» de l'air, pendant que sa surface sera fortement fric-
» tionnée par une brosse rude, jusqu'à ce que la peau
» tout entière rougisse. Cette pratique, suivie avec
» régularité et persévérance, finit par devenir très
» agréable, et je l'ai vue produire un tel changement
» dans la constitution, lorsqu'elle était d'ailleurs com-
» binée avec une diète sèche et légère, et l'exercice
» soutenu en plein air que j'ai conçu l'espérance de
» prévenir par elle, en y recourant à propos, les
» attaques de la phthisie. »

L'opinion de Buchan sur la part que la suppression
ou la diminution de la perspiration cutanée peut prendre au développement de la consomption pulmonaire
est passée de l'état d'hypothèse à celui de vérité démontrée par les belles expériences de M. le docteur Fourcauld.
On sait en effet que ce physiologiste distingué est par-

venu à produire l'affection tuberculeuse chez les animaux, en couvrant leurs téguments d'un enduit imperméable.

L'atonie du principal émonctoire de l'économie n'est pas la seule cause qui prépare la formation des tubercules ; d'autres circonstances peuvent encore y concourir en enrayant l'un des *processus* de la rénovation organique, celui de décomposition; telles sont l'insuffisance de la respiration et de l'action du foie, destinées à éliminer les produits carbonés et hydrogénés du détritus des organes, celle de la sécrétion des reins, qui a pour but l'évacuation des éléments azotés qui proviennent du même détritus.

En outre, le procédé inverse de composition peut être simultanément ralenti, si l'hématose est en souffrance, soit parce que les organes digestifs ne lui fournissent pas en quantité ou en qualité convenables les éléments qu'elle doit élaborer, soit parce que l'organe élaborateur lui-même ou le poumon ne fonctionne pas avec une intensité d'action suffisante. L'effet de cette dernière cause se manifeste dans la phthisie pulmonaire par la diminution du nombre des globules du sang, que MM. Andral et Gavarret ont constatée dans leurs expériences microscopiques.

Cette étiologie complexe de l'affection tuberculeuse, qui se résume en ces termes, *ralentissement de la rénovation organique*, dont j'avais puisé la notion dans de nombreuses lectures longuement méditées, servait de base à la prophylaxie et à la thérapeutique que j'avais instituées dans mon établissement contre les maladies lymphatiques si souvent alliées aux déformations de l'épine et des membres, lorsque j'ai été conduit par une progression naturelle dans cette voie à combiner avec *l'entraînement hygiènique* que j'avais emprunté à la méthode anglaise, l'usage du bain d'air comprimé, qui est un moyen du même ordre , mais plus propre à agir directement sur l'hématose ; je n'ai fait ainsi que compléter la mise en pratique de ce précepte des méthodiques de l'antiquité pour la guérison des cachexies : *Recorporativis utendum curationibus quò reformata corpora, vel ùt ità dixerim, resectis vitiosis carnibus ac renascentibus novis reparata, ad memoriam redeant sanitatis.*

Première observation de phthisie au premier degré guéric par l'entrainement hygiénique et l'usage du bain d'air comprimé.

Au mois de décembre 1835, un médecin distingué de Lyon , M. le docteur Trolliet, qui connaissait par quels moyens hygiéniques je secondais le traitement mécanique des jeunes sujets affectés de déviation de l'épine , fit confier à mes soins une jeune personne de treize ans, appartenant à sa clientelle , moins pour être traitée dans mon établissement d'une légère déformation de la taille, que pour y recevoir des soins prophylactiques impérieusement exigés par ses antécédents héréditaires, la faiblesse de sa constitution et une habitude de fluxion vers les organes thoraciques qui la retenait au lit chaque année pendant la durée presque entière de l'hiver. Sa maigreur, la conformation et l'étroitesse de sa poitrine présageaient trop quel sort lui était réservé, si l'on ne parvenait à arrêter l'invasion ou les progrès imminents d'une affection à laquelle plusieurs de ses ascendants avaient succombé ; elle fut soumise à l'*entraînement hygiénique*, tel que je l'ai indiqué plus haut. Au bout de quatre mois, sous l'influence d'exercices gymnastiques modérés, répétés fréquemment, de frictions rubéfiantes, d'un régime diététique substantiel, mais soigneusement proportionné aux forces digestives, sa santé s'était notablement améliorée. La conformation extérieure avait profité de l'heureux changement apporté dans l'ensemble de l'économie. Je ne vis pas dès-lors d'inconvénient à ce que le traitement fût suspendu pendant la belle saison, pourvu qu'il fût repris à l'entrée de l'hiver. Mlle M... sortit de mon établissement le 29 avril 1836, passa l'été et l'automne à la campagne, et fut rendue à mes soins le 2 décembre de la même année.

Ayant médité attentivement à cette époque le rapport de M. Magendie sur les effets physiologiques de l'air condensé, observés dans les expériences de M. Junod, je conçus la pensée d'essayer ce moyen pour aider à la guérison de ma jeune malade, que des liens de parenté me rendaient particulièrement intéressante. J'espérais qu'une respiration plus substantielle favoriserait la nutrition languissante et pourrait activer directement l'hématose, dont l'imperfection me paraissait constituer l'imminence de la phthisie tuberculeuse. Je fis construire à cet effet un appareil de petite dimension, beaucoup moins dispendieux que celui auquel j'ai été obligé de recourir plus tard lorsque la médication pneumatique a pris une extension plus grande dans ma pratique.

Après m'être soumis moi-même à l'action de l'air condensé, non-seulement sans inconvénients, mais encore avec succès, pour dissiper une légère congestion céphalique, je fis administrer chaque jour à la jeune valétudinaire deux bains d'air comprimé, sous la pression de 25 à 30 centimètres de mercure, d'un quart d'heure de durée. Le résultat ne démentit point l'espoir que j'avais fondé sur ce nouveau moyen ; au bout de quelques jours la malade en ressentit les plus heureux effets. Elle sortait chaque fois du bain d'air avec le sentiment d'un surcroît de force et de vie. Son appétit se développa avec une telle intensité qu'on fut obligé de tenir à sa portée, pendant la nuit, un potage au bouillon de bœuf, qu'elle prenait lorsqu'elle était réveillée par la sensation de la faim. Malgré sa disposition antérieure à s'enrhumer, elle seule, entre toutes ses compagnes, échappa à l'épidémie de grippe qui a régné en 1837. J'ai d'autant plus de raison de rapporter à l'inspiration de l'air condensé cette résistance de l'organisme à l'influence épidémique, que j'ai pu, à l'aide du bain pneumatique, faire disparaître très promptement chez d'autres sujets, ainsi qu'on le verra plus loin, l'état de prostration et d'anorexie opiniâtre qui succède si souvent à la grippe. Au mois de juin 1837, Mlle M... suspendit de nouveau le traitement organo-plastique auquel elle était soumise, pour aller passer l'été à la campagne; mais elle le reprit en décembre, et le continua jusqu'au commencement de l'été de 1838. A cette époque, troisième interruption jusqu'en février 1839, et enfin terminaison définitive du traitement en mai de cette année.

Durant ces quatre périodes , la constitution s'était progressivement améliorée ; la poitrine , devenue plus ample , avait cessé d'être sujette aux congestions qui rendaient imminent l'*infarctus* tuberculeux ; les forces s'étaient singulièrement développées , et la nutrition parfaitement rétablie. Mlle M... continue aujourd'hui de jouir d'une bonne santé, qu'elle doit incontestablement à la persévérance apportée par sa famille dans les soins exceptionnels que je viens d'énumérer.

Les signes physiques de la phthisie pulmonaire au premier degré étant assez obscurs et d'un diagnostic peu certain , du moins à l'époque où cette observation a été recueillie , on pourrait à la rigueur révoquer en doute la présence de tubercules dans les poumons de la jeune fille qui en est le sujet ; cependant , si l'on réfléchit qu'un cinquième des décès dans les grandes villes doit être rapporté à cette maladie, qu'en outre un grand nombre de personnes , d'après les recherches de M. Boudet , présentent à l'autopsie des tubercules dont l'existence ne s'était manifestée durant la vie par aucun trouble fonctionnel , il est difficile de supposer que lorsque les symptômes rationnels de la phthisie se rencontrent chez un sujet tel que celui dont j'ai mentionné les antécédents héréditaires , ils ne soient pas la conséquence d'un état réel de tuberculisation commençante. Du reste , une circonstance particulière , liée à des rapports de consanguinité, vient corroborer le diagnostic qui avait été porté par le médecin ordinaire de Mlle M... ; cette circonstance , que je vais indiquer avec quelques détails , prouve en même temps qu'un certain degré de persévérance est nécessaire pour assurer le succès durable de la prophylaxie organo-plastique.

Un jeune garçon de dix à onze ans, cousin germain de Mlle M..., présentait comme elle les signes d'une prédisposition formelle à la phthisie tuberculeuse; il était aussi affecté d'une légère déviation de l'épine. Ses parents, en voyant la première amélioration obtenue dans la santé de leur jeune nièce, se décidèrent à le soumettre au même traitement, après avoir pris toutefois l'avis de M. le professeur Janson, ancien chirurgien en chef de l'Hôtel-Dieu de Lyon. Il fut placé dans mon établissement le 15 septembre 1836, et soumis aussitôt à l'*entraînement hygiénique*, auquel je n'avais pas encore ajouté le bain d'air comprimé. Trois mois et demi après, le 1er janvier 1837, il rentrait au sein de sa famille dans un état de santé beaucoup plus satisfaisant ; cependant, le 2 mai suivant, on jugea à propos de revenir au traitement interrompu, qui, cette fois, fut complété par l'usage du bain d'air condensé, et continué jusqu'au 2 novembre 1837.

A cette époque ses parents jugèrent sa constitution suffisamment affermie pour n'exiger désormais que des soins ordinaires. Il parcourut, en effet, sans accident, dans un collége, le stade accoutumé des études classiques ; mais s'étant rendu à Paris en 1847 pour y commencer l'étude du droit, il vit reparaître les symptômes de la consomption pulmonaire, dont la marche avait été suspendue jusque là sous l'influence de conditions hygiéniques plus favorables que celles de la vie d'étudiant. Il a succombé en 1848 à cette maladie, dont il eût été préservé , selon toute probabilité , comme sa cousine , si les soins qui l'avaient enrayée à son début eussent été prolongés , au moins par intervalles , au-delà de l'époque orageuse et critique de la première jeunesse.

Il me semble que la comparaison et l'analyse des deux faits précédents établissent d'une part avec beaucoup de vraisemblance l'identité des affections auxquelles ils se rapportent, et font ressortir de l'autre les conditions de l'efficacité du traitement prophylactique de la phthisie pulmonaire. Le sujet du premier cas était dans un état peut-être plus alarmant que celui du second, lorsque la médication *organo-plastique* lui fut appliquée ; mais cette médication a été employée avec persévérance, elle s'est prolongée pendant vingt-deux mois, échelonnée, en quelque sorte, par ses intermittences le long des phases du développement organique , de manière à parer aux recrudescences de la diathèse tuberculeuse , que les efforts avortés de ce développement peuvent favoriser.

Le jeune sujet de la seconde observation n'a été soumis à l'entraînement hygiénique et à l'usage du bain d'air comprimé que pendant dix mois en deux reprises , et dans le cours de la même année. On s'est rassuré trop tôt sur son avenir, par l'effet actuel, immédiat de ce traitement ; il eût fallu , à mon avis, y revenir de temps à autre pendant toute la durée du *nisus formativus* qui détermine , vers la puberté , l'expansion des organes thoraciques. On eût ainsi favorisé cette expansion en même temps que l'on aurait fourni à l'hématose , par une nutrition plus active , les éléments d'une meilleure constitution du sang. Les observations que l'on va lire confirment cette vue théorique sur la suite et l'ordre qu'il convient d'apporter dans l'emploi des moyens prophylactiques que l'on peut opposer à la diathèse tuberculeuse.

Deuxième observation. — Double exemple de phthisie au premier degré guérie par l'entraînement hygiénique et le bain d'air comprimé.

Deux jeunes orphelins , frère et sœur , issus de parents qui avaient succombé à une affection tuberculeuse des organes de la respiration , paraissaient destinés à périr prochainement de la même maladie , dont ils présentaient quelques symptômes précurseurs , tels qu'une déformation de l'épine et du thorax , l'accélération fébrile de la circulation , une toux sèche et fréquente , et l'émaciation de tout le système musculaire. Ils avaient été confiés aux soins éclairés de M. le docteur Gilibert. Ce médecin distingué prescrivit, comme base d'une prophylaxie dont l'urgence était si évidente , l'emploi du bain d'air comprimé et la gymnastique médicale, qui lui parurent seuls capables , en activant la rénovation organique, de changer la diathèse qui menaçait de faire explosion aux approches de la puberté. Ce conseil fut suivi par le tuteur de ces enfants , qui les plaça dans mon établissement vers la fin d'avril 1838. Je n'entrerai point dans les détails de la marche progressive que suivit l'amélioration de leur santé sous l'influence

de *l'entraînement hygiénique* et du *bain d'air comprimé* ;
je dirai seulement que cette marche fut continue, qu'au
bout de dix-huit mois la déformation du torse avait été
presque entièrement corrigée, que la nutrition s'était
développée de la manière la plus satisfaisante à mesure
que la fonction respiratoire était devenue plus active
par l'expansion de la poitrine, et enfin que tout symptôme de tuberculisation avait disparu. Ces deux jeunes
sujets, dont la vie avait paru pendant quelque temps si
précaire, furent rendus à leur famille, le 13 septembre 1839, dans des conditions de conformation et de
vigueur très propres à rassurer sur leur avenir. La
constitution du jeune homme n'a pas faibli, en effet,
depuis lors, un seul instant, et n'a pas exigé d'autres
précautions que celles de l'hygiène ordinaire ; mais le
jeune fille, qui était nativement plus délicate, ayant présenté, deux ans plus tard, quelques signes d'allanguissement, on la confia une seconde fois à mes soins ;
elle reprit au commencement de février 1838 le traitement *organo-plastique*, qu'elle a suivi assidûment jusqu'au 14 août de la même année. A dater de cette époque, sa santé n'a pas cessé d'être très bonne. Elle est
devenue mère de famille, et tout fait espérer que sa
postérité sera exempte de la funeste prédisposition dont
elle avait hérité.

S'il s'élevait quelque doute sur la réalité de l'affection tuberculeuse au premier degré dont ces deux
jeunes sujets avaient été jugés atteints, ce doute sera
bien atténué par ce qui me reste à dire sur le sort d'une
sœur aînée qui venait les visiter quelquefois dans mon
établissement. Cette jeune femme, arrivée au troisième

degré de la phthisie pulmonaire, observant le succès chaque jour plus sensible du traitement auquel son frère et sa sœur étaient soumis, conçut l'espoir d'obtenir un résultat semblable de l'usage du bain d'air comprimé. Je ne pouvais guère le partager, car l'affection tuberculeuse avait déjà envahi les intestins, et la nutrition était trop sérieusement compromise pour qu'il y eût quelque chance de la restaurer. Je consentis cependant à faire pour elle l'essai de la médication pneumatique, mais ce fut sans avantage, ainsi que je l'avais prévu. Un sentiment de bien-être remarquable se prononçait, à la vérité, pendant la durée du bain, par le seul fait d'une respiration moins incomplète ; les sueurs nocturnes diminuèrent un peu, mais l'état général ne fut pas amendé, les digestions ne se rétablirent point, la fièvre ne perdit rien de son intensité. Craignant qu'une consommation plus grande d'oxygène n'activât encore l'état de phlogose qui existait autour des foyers tuberculeux en suppuration, je fis cesser au bout de quelques jours l'usage du bain d'air. La maladie suivit sans interruption sa marche rapide, et parvint en six semaines à sa terminaison fatale.

Ce fait me semble prouver suffisamment la justesse du diagnostic qui avait été porté par M. Gilibert sur la diathèse héréditaire que présentaient ses jeunes clients. La seule différence que l'on puisse affirmer entre leur état au moment où ils furent soumis au traitement organo-plastique et celui de leur sœur aînée, c'est que, chez celle-ci, l'affection tuberculeuse avait pris un développement qui devait la rendre réfractaire aux moyens curatifs dont l'opportunité existait encore pour eux.

Troisième observation : consomption pulmonaire imminente, traitée avec succès par l'entraînement hygiénique et l'usage du bain d'air comprimé.

Une jeune dame de vingt-cinq ans, mariée depuis quelques mois, présentait tous les symptômes d'une consomption pulmonaire prochainement menaçante. La fréquence de la toux, la dyspnée, le crachement de sang, les douleurs thoraciques, la fièvre hectique, l'abattement physique et moral ne pouvaient laisser aucun doute sur le diagnostic. Convaincu de l'impuissance des moyens pharmaceutiques pour arrêter la marche d'une affection si grave, M. le docteur Mermet, médecin de la malade, fut d'avis de tenter l'emploi du bain d'air comprimé, associé à des exercices gymnastiques lentement gradués. Mme P... entra dans mon établissement le 5 juillet 1838 et y suivit, jusqu'au 24 septembre de la même année, le traitement indiqué.

Le succès dépassa par sa promptitude l'espoir que nous avions fondé sur cette médication ; car, au bout de deux mois et demi, la toux, la fièvre, le crachement de sang avaient successivement disparu; la nutrition et les forces étaient complètement restaurées.

Ce cas diffère essentiellement des précédents en ce que l'imminence de la phthisie n'était pas liée à une prédisposition héréditaire. Elle était le simple résultat d'une congestion des poumons, qui eût amené prochainement un dépôt de matière tuberculeuse, si déjà cette ma-

9

tière n'existait dans l'organe sous la forme miliaire. Les exercices gymnastiques modérés , les frictions rubéfiantes , en activant la circulation capillaire à la périphérie du corps , agirent comme un *diverticulum* contre le raptus sanguin qui avait lieu vers la poitrine. D'une autre part, l'inspiration de l'air condensé, en ralentissant la circulation artérielle et augmentant l'appel du sang veineux du poumon vers l'azygos , concourut efficacement à dégager cet organe.

Ce n'est point hypothétiquement que j'attribue au bain d'air comprimé la propriété de dissiper l'état de congestion du parenchyme pulmonaire. Outre qu'on pourrait la déduire de l'effet inverse produit par la raréfaction de l'air , effet qui a été observé dans les ascensions sur les montagnes très élevées , on en trouvera la preuve dans un exemple d'hémoptisie très grave guérie par l'air condensé, qui est consigné dans un rapport présenté à la Société de Médecine de Lyon , et inséré à la fin de ce travail.

Quatrième observation : prodrômes de phthisie enrayés par l'usage du bain d'air comprimé et la gymnastique médicale.

M. B. Roc..., de Paris, âgé de treize ans, d'une constitution délicate , était sujet depuis une attaque de grippe à des rhumes fréquents et prolongés. La forme carénée de sa poitrine , sa maigreur extrême, son état d'anorexie faisaient craindre qu'il ne fût prochainement menacé de consomption pulmonaire. Ses parents, d'après une consultation de MM. Ribes et Lisfranc, le conduisaient à Nice, pour y passer l'hiver de 1842, lorsque arrivés à Lyon, ils changèrent de détermination sur l'avis d'un ami de leur famille, M. le docteur Baumers, qui les engagea à soumettre le jeune sujet au traitement organo-plastique par le bain d'air comprimé et la gymnastique médicale, dont j'avais déjà signalé l'efficacité à la Société de médecine de Lyon. Ils n'eurent qu'à s'applaudir d'avoir adopté ce parti; car, l'usage du bain pneumatique développa immédiatement l'énergie des fonctions digestives. L'hématose ayant été favorablement modifiée par une respiration plus ample et plus *substantielle*, la disposition catharrale disparut complètement. Au bout de cinq mois, le thorax avait gagné quatre centimètres en circonférence, et l'agrandissement de sa capacité, déduit des dimensions linéaires mesurées avant et après le traitement, était de plus d'un dixième.

L'impulsion donnée au développement organique par cette expansion des surfaces respiratoires s'est maintenue pendant toute la durée de la croissance, et ce jeune homme, bien constitué, continue de jouir d'une santé parfaite.

L'atteinte profonde portée, dans quelques cas, aux fonctions digestives et respiratoires par une attaque de grippe, a fixé l'attention de plusieurs pathologistes. M. Fournet, en particulier, a signalé cette cause comme une de celles qui déterminent ou aggravent souvent la prédisposition à la phthisie tuberculeuse. Je suis d'autant plus enclin à partager cette opinion que j'ai vu la même influence amener une déformation du système osseux chez de jeunes sujets bien constitués jusque-là. J'en rapporterai plus tard des exemples.

Cinquième observation : phthisie tuberculeuse au deuxième degré, enrayée momentanément par l'usage du bain d'air comprimé.

Une jeune personne arrivée au second degré de la phthisie tuberculeuse, fut soumise, d'après le conseil de M. le docteur Richard de la Prade, ancien professeur de clinique de l'Ecole de médecine de Lyon, à l'usage du bain d'air comprimé. Ce traitement commencé le 5 mai 1840, avait amené un amendement notable dans les symptômes de la maladie. La toux avait disparu, l'appétit, les forces, l'embonpoint étaient revenus ; le pouls seul restait encore un peu fréquent, lorsque la malade cessa le 5 août, au bout de trois mois, le bain pneumatique, et quitta Lyon pour aller habiter un pays montagneux et froid. Sous l'influence de ces conditions défavorables, l'affection tuberculeuse reprit sa marche, quelque temps suspendue, et parvint bientôt à sa terminaison ordinaire.

L'amendement obtenu dans ce cas, se serait-il maintenu si le traitement eût été continué pendant une plus longue durée ? Malgré l'état de phlogose qui semblait exister dans quelques points du poumon, et qui se manifestait par l'accélération du pouls, l'atténuation des autres symptômes , la restauration de la nutrition et des forces , établissent , à mon avis , une grande présomption en faveur de l'affirmative. On a vu par celles des observations précédentes dans lesquelles le succès a été durable, que le traitement s'était en général prolongé au-delà d'une année , soit d'une manière continue , soit par intervalles. Je crois que cette condition doit être érigée , sinon en précepte absolu, du moins en conseil de haute prudence , dans toutes les diathèses où la *metasyncrise* ne peut s'effectuer que par le mouvement de la rénovation organique dont le cycle entier embrasse nécessairement une assez longue durée. C'est le cas de faire ici l'application de cet axiôme de pathologie.

Quæ relinquuntur in morbis, recidivas facere solent.

Sixième observation : phthisie tuberculeuse au second degré, guérie en trois mois par l'usage du bain d'air comprimé.

Le fait que je vais rapporter est tout récent, il a été communiqué le 22 du mois d'avril dernier , à la Société nationale de médecine de Lyon , sous la garantie de l'un de ses membres , M. le docteur Potton, médecin de l'Hospice de l'Antiquaille.

Ma part dans l'exposé de cette observation sera presque nulle , car je laisserai parler le malade luimême et le médecin distingué qui lui a donné ses

soins , me bornant à faire suivre leur récit de quelques courtes réflexions.

Voici d'abord l'historique que le premier a fait de sa
maladie et de sa guérison.

» Depuis le mois de février 1849, je me sentais
» faible , avec peu d'appétit , toussant beaucoup , ne
» parlant qu'avec peine , et ayant la poitrine très fa-
» tiguée ; cependant, tous les jours je prenais de la
» tisanne de lichen , coupée avec du lait, et, plus tard,
» du lait d'ânesse tous les matins. Je continuai ce trai-
» tement jusqu'aux premiers jours du mois de mai, où
» je me décidai à consulter. M. le docteur Potton ,
» qui, après m'avoir palpé et scrupuleusement examiné,
» me déclara que j'avais les bronches engorgées , et
» une affection catharrale chronique des plus graves.
» Il me prescrivit le repos le plus absolu , le séjour
» de la campagne , le lait *bourru* matin et soir,
» et dans le jour, de la tisanne de lichen adoucie avec
» du sirop de Tolu. Quelques jours après , j'ajoutai du
» sirop de Tolu dans le lait que je prenais matin et
» soir , et je me frictionnais les points douloureux de la
» poitrine avec de l'huile de *croton tiglium*. Ne voyant
» pas d'amélioration , M. le docteur Potton m'ordonna
» les eaux du Mont-Doré.

» A mon retour je me trouvais mieux, l'appétit était
» revenu, j'expectorais plus facilement, mais j'étais
» très irrité. Quelques jours après , je m'aperçus que
» je retombais dans le même état où j'étais avant d'aller
» aux eaux. On me fit prendre alors tous les matins
» une cueillerée à bouche de sirop de benjoin, dans une
» tasse de lait ; dans le jour deux cueillerées à bouche

» de sirop de foie de morue dans une infusion de
» houblon.

Un vésicatoire camphré au bras ;

» Un emplâtre de poix de Bourgogne sur la poitrine.

» Quelques jours après je prenais quatre cueillerées
» d'huile de foie de morue.

» C'est dans ce moment que voulant employer tous
» les moyens possibles pour accélérer ma guérison , je
» commençai à prendre les bains d'air comprimé de
» M. le docteur Pravaz.

» Voici mes observations :

» Au cinquième bain , je m'aperçois d'un mieux.

» Au dixième bain , l'appétit est revenu ainsi que les
» forces.

» Au vingtième bain , je reprends la voix claire , je
» ne tousse presque plus , la poitrine commence à se
» développer.

» Au trentième bain, la poitrine s'est largement déve-
» loppée , j'ai pris des chairs , l'appétit est toujours très
» bon.

» Au quarantième bain , la poitrine ne me fatigue
» plus, les douleurs que je ressentais du côté du cœur
» ont entièrement disparu.

» Au cinquantième bain , mon urine qui était char-
» gée, s'est insensiblement dépouillée.

» Au soixantième bain , mon urine a repris sa limpi-
» dité ordinaire.

» Au soixante-cinquième bain , je vais très bien , je
» suis fort, j'ai de l'appétit, le sommeil est bon , l'em-
» bonpoint est revenu , et je puis dire avec satisfaction
» que c'est en suivant avec persévérance le traitement

» si simple de M. le docteur Pravaz que j'ai retrouvé la
» santé. »   G....

Lyon, le 25 novembre 1849.

Pour donner à cette observation le complément
scientifique qui peut seul caractériser sa valeur aux
yeux des gens de l'art, je sollicitai de M. le docteur
Potton les détails d'auscultation sur lesquels il avait
fondé son diagnostic. Cet honorable confrère voulut
bien m'écrire la lettre suivante en m'envoyant les renseignements désirés.

Lyon, le 4 mars 1850.

MON CHER CONFRÈRE.

Je vous fais parvenir le résumé de l'observation de
la maladie de M. G....; cette guérison très remarquable
de phthisie pulmonaire, au premier et même au deuxième
degré, dans plusieurs points, suivant moi, me semble
avoir été obtenue en très grande partie par les bains
d'air, qui ont eu une action très puissante.

Je ne vous ai communiqué que les notes antérieures
à l'époque où vous avez pu vous-même voir et suivre
le malade. M. G... que j'ai vu hier, va très bien.

Veuillez agréer, etc.

» M. G... âgé de 34 ans, d'une constitution sèche,
» éminemment nerveux, au système musculaire très
» peu développé, dont la poitrine est étroite, très res-
» rée, surtout au sommet, s'occupe d'affaires com-
» merciales d'une manière très active.

» Il a joui en général d'une bonne santé, seulement
» voyageant pour sa maison dans tous les temps, il a
» contracté plusieurs affections catharrales qui ont été
» en général assez opiniâtres, et pour lesquelles il a
» été, à diverses reprises, contraint de réclamer les
» secours de la médecine.

» Au mois de mai 1849, je fus appelé de rechef à
» lui donner des soins pour un rhume, contracté à l'en-
» trée de l'hiver, qui le fatiguait beaucoup, et qui,
» depuis quelque temps, se compliquait de laryngite,
» d'aphonie par moments.

» Le malade toussait beaucoup matin et soir, avait
» maigri notablement ; la nuit, il y avait de la fièvre
» survenant d'une manière irrégulière. Les fonctions
» digestives étaient troublées, l'appétit nul, la faiblesse
» très marquée.

» Cet état général me parut grave, me fit redouter
» un commencement d'altération du côté des organes
» pectoraux, qui entretenait l'affection des bronches et
» du larynx ; je me livrai à une exploration attentive
» de la poitrine, que je renouvelai plusieurs fois ; elle
» me fournit les signes suivants.

» Le bruit respiratoire était notablement affaibli, sur-
» tout au sommet du poumon gauche. Il avait le carac-
» tère bronchique dans l'expiration prolongée, il y
» avait bronchophonie à gauche également.

» Outre les râles qui indiquent la bronchite , râles
» sibilants, muqueux, je trouvai le craquement humide
» surtout au sommet des deux poumons ; je crus trou-
» ver de la matité dans les mêmes points.

» Ces phénomènes étudiés, déterminés plusieurs fois,
» me firent diagnostiquer l'existence de tubercules , et
» redouter une phthisie commençante.

» L'expectoration était abondante, comme je l'ai
» dit, surtout le matin et le soir ; d'abord elle était
» catharrale , puis elle devenait simplement glaireuse ,
» transparente , quelques stries sanguines s'y trou-
» vaient mélées, mais il n'y a pas eu d'hémoptysie. Il
» y avait une dyspnée notable, augmentant au moindre
» exercice.

» J'ordonnai de cesser immédiatement toute espèce de
» travail. *Traitement.* Tisanes pectorales, lait d'ânesse ;
» puis huile de foie de morue , donnée avec les toni-
» ques , aromatiques, légers amers, eaux du Mont-
» Dore, révulsifs , etc.

» M. le docteur Bertrand porta le même diagnostic
» que moi. Les eaux diminuèrent légèrement la toux ,
» l'expectoration diminua faiblement , mais l'influence
» des eaux fut surtout très marquée sur les fonctions
» digestives qui reprirent plus d'activité ; l'appétit et
» les forces revinrent un peu. Au retour des eaux ,
» l'auscultation me fournit les mêmes signes du côté de
» la poitrine.

» Je tins alors le malade à la campagne à un régime
» réparateur , au lait combiné avec les balsamiques. Je
» revins au mois d'août à l'eau du Mont-Dore , je la
» cessai au mois de septembre et conseillai alors l'usage

» des bains d'air comprimé, et de l'huile de foie de
» morue, qui fut portée jusqu'à quatre cuillerées par
» jour, et bien supportée ; de bons effets, la guérison
» ont suivi cette médecine. »

Aux causes prédisposantes et occasionnelles indiquées par M. le docteur Potton, il faut ajouter cette circonstance que le malade, pendant l'intervalle de ses voyages, passait la plus grande partie de la journée dans un magasin mal aéré et mal éclairé, où il était exposé à l'action irritante des poussières produites par l'apprêt des ballots de toile qu'il faisait incessamment déployer.

J'ai remarqué, comme une autre circonstance importante, le dépôt abondant que les urines n'ont cessé de fournir pendant la *métasyncrise*, qui a amené la guérison. N'est-ce point là le résultat d'une résorption de la matière tuberculeuse, préparée à l'élimination sous forme d'acide urique, par l'oxygénation plus complète des globules du sang ? Quoiqu'il en soit, je ne pense pas qu'il puisse s'élever un doute sur l'agent essentiel de cette cure ; elle est manifestement le résultat d'un perfectionnement de l'hématose, produit par une respiration plus ample et plus substantielle.

J'étais désireux de connaître, d'une manière positive, quels changements, correspondant à la disparition des symptômes rationnels de la phthisie, l'auscultation manifesterait dans l'état physique des organes de la respiration, et je m'adressai de nouveau, pour obtenir ce renseignement, à M. le docteur Potton, qui possédait mieux que moi les termes nécessaires à une comparaison exacte, puisqu'il avait observé la maladie dès son origine et en avait suivi attentivement toutes les phases ;

je rapporte ici textuellement la réponse que ce praticien
distingué voulut bien me faire.

       » Monsieur et très honoré confrère ,

    » Je viens compléter l'observation de M. G.....
    » J'ai eu occasion de revoir plusieurs fois ce malade,
» dont l'état , durant un an , m'a inspiré les plus vives
» inquiétudes, et dont l'affection , à mon avis, était
» de nature très grave, comme l'indiquent les symp-
» tômes que j'ai énumérés dans ma première note , et
» les signes physiques que j'avais reconnus après une
» série d'examens minutieux.
    » Depuis l'époque à laquelle nous avons cessé l'usage
» des bains d'air, depuis l'entrée de l'hiver, M. G...
» a joui d'une excellente santé ; il a repris , cet hiver
» même, ses occupations , suivant un régime conve-
» nable, durant toute la mauvaise saison qui a été
» très longue ; il n'a point pris, cependant toutes les
» précautions que j'aurais désiré ; il n'y a pas eu de
» rechute, nonobstant. M. G... a passé son hiver sans
» s'enrhumer , sans être repris de ces laryngites, de
» ces affections catharrhales qui s'étaient manifestées
» tous les hivers précédents. Aujourd'hui, 14 avril
» 1850 , j'ai vu M. G... pour la dernière fois.
    » L'état général est excellent, les forces sont reve-
» nues ; j'ai soumis les organes thoraciques à une explo-
» ration attentive. Je n'ai rencontré dans la voix, dans
» sa résonnance aucun bruit anormal.

» Seulement la respiration me semble plus active que
» dans les conditions physiologiques ordinaires, elle est
» puérile en quelque sorte. Il y a aussi un peu d'obscu-
» rité au sommet du poumon gauche, dans les points
» où les désordres ont été plus appréciables durant la
» maladie. »

Les anomalies que la respiration présente ne sont-
elles point l'indice d'une oblitération des canaux bronchiques dans une certaine étendue des poumons, oblitération qui résulterait de la cicatrisation de quelques
foyers tuberculeux ? Je laisse aux anatomo-patholo-
gistes, qui ont étudié scrupuleusement les rapports des
divers bruits respiratoires avec l'état physique du poumon , à résoudre cette question.

La nature spéciale de l'établissement que je dirige à
Lyon, n'y appelant qu'accidentellement des sujets qui
présentent, avec des déformations du torse ou des membres, les premiers symptômes de l'affection tuberculeuse
des organes respiratoires , je n'ai pas eu l'occasion de
réunir un plus grand nombre d'observations propres à
établir directement l'efficacité du traitement de cette
maladie par l'intervention de l'air comprimé ; mais
plusieurs des faits que je rapporterai dans la suite de cet
essai, bien que relatifs à des affections dont l'identité
avec la phthisie n'est pas complète, concourront néanmoins , je pense, à mettre hors de doute l'opportunité
de ce moyen au début des tubercules pulmonaires ;
mais avant de les produire , je vais citer sommairement
un cas de consomption très avancée où l'inspiration de
l'air condensé n'a pu, à la vérité , arrêter la marche
de la maladie , mais a cependant déterminé des symp-

tômes passagers d'amélioration qui peuvent servir à expliquer le succès durable de la médication pneumatique aux premières périodes de la phthisie, et laisser l'espérance d'apporter du moins quelque soulagement aux malades, ou même de prolonger leur existence.

Tubercules pulmonaires ; affection chronique du larynx, amendement éphémère produit par l'usage du bain d'air comprimé.

Mlle T..., âgée de dix-neuf ans, d'une constitution délicate, avait été sujette pendant toute sa vie à des affections catharrales de la muqueuse bronchique, qui se prolongeaient pendant la durée presque entière de chaque hiver.

Au mois de septembre 1837, elle fut prise d'aphonie avec douleur laryngée et toux fréquente. On opposa à cette affection les moyens usités en pareil cas, mais elle ne laissa pas de faire des progrès.

Ayant consulté M. le docteur Viricel, Mlle T.., en reçut le conseil d'essayer l'usage du bain d'air comprimé.

Voici les symptômes qu'elle présentait lorsque cette médication trop tardive fut commencée.

Amaigrissement général, pâleur de la face ; pouls fréquent, dur, peu développé ; douleur à la région antérieure du cou, augmentée par la pression, difficulté dans la déglutition, surtout pour les liquides, sentiment intérieur de cuisson et de gêne dans le larynx, aphonie complète, toux sèche, expectoration visqueuse mais non sanguinolente, appétit nul, vomissements fréquents, provoqués par la présence de mucosités dans l'arrière-gorge, diarrhée habituelle avec coliques, déjections teintes de sang ; la faiblesse est extrême, la respiration courte et bruyante.

C'est, arrivée à cette période extrême de phthisie laryngée, pulmonaire et intestinale, que la malade prend, le 8 avril 1841, un premier bain d'air, de demi-heure de durée, à la pression d'une demi-atmosphère. Elle éprouve, dans l'appareil, un bien-être extraordinaire ; elle se trouve *heureuse*, suivant son expression. La douleur de la gorge a sensiblement diminué, la voix est moins éteinte. Ce bien-être cesse quelques heures après le bain, mais la diarrhée est moins forte, les règles surviennent.

Le 9 avril, bain de deux heures, bien-être comme la veille, pendant le bain ; il y a moins d'embarras dans le larynx. La diarrhée a un peu augmenté ; la malade n'a pu digérer une crême de riz, elle a rendu aussi, par le vomissement, un lait de poule, deux heures après l'avoir pris.

10 avril, la nuit a été bonne, la malade souffre moins du larynx, elle a plus de force ; elle prend deux bains d'air, l'un de deux heures le matin, l'autre d'une demi-heure dans l'après-midi.

Du 12 au 24 avril, l'amélioration continue à faire, sous quelques rapports, de légers progrès ; le dévoiement a beaucoup diminué, les forces se sont relevées, le sommeil est de sept à huit heures, un peu agité ; la douleur du larynx est moins vive, mais le pouls donne 115 pulsations, l'estomac ne peut supporter que des potages gras.

A partir du 24 avril, l'état de la malade s'aggrave ;
sa toux augmente, probablement sous l'influence de
quelques doses de vin de Bordeaux qu'elle a désirées
ardemment et qu'on n'a pu lui refuser. Bien que la
diarrhée ait presque disparu, les forces décroissent rapidement. Mlle T... cesse au bout de vingt jours l'usage
du bain d'air comprimé, et succombe peu de temps
après à l'affection tuberculeuse qui semblait avoir envahi tous ses organes.

Je crois que cette maladie, d'une complication si
grande, avait trop profondément altéré les forces de la
vie, pour qu'il fût possible d'en triompher par aucun
des moyens de l'art ; mais peut-être le bain d'air comprimé qui avait presque supprimé le dévoiement col-
liquatif, et diminué l'irritation du larynx, se fût-il
montré plus efficace contre le mouvement fébrile, et
aurait-il ainsi prolongé la vie de la malade, s'il eût été
administré dans les conditions de fréquence, de durée
et de pression que l'expérience m'a enseigné depuis
lors à coordonner aux dispositions individuelles, à la
nature et aux phases diverses des maladies. Ainsi, je
pense que dans le cas particulier dont il s'agit, il eût
fallu répéter constamment ce moyen deux fois par jour,
en abrégeant sa durée, et maintenir la pression à 8 ou
10 centimètres.

Cette conclusion me paraît ressortir du fait suivant
que je trouve consigné dans mes notes, bien qu'il ne
constitue qu'une épreuve très incomplète de la médication pneumatique.

Une jeune personne affectée de phthisie pulmonaire
au deuxième degré, reçut de M. le docteur Nichet le
conseil d'essayer l'emploi du bain d'air comprimé.

Le 30 juin 1845, avant le premier bain, le pouls battait 115 fois par minute ; après quelques moments passés dans le récipient à air condensé, sous la pression de 10 centimètres de mercure, il était descendu à 75. Un peu plus tard, sous celle de 13 à 14 centimètres, le nombre des battements de l'artère n'était plus que de 65. La respiration s'exécutait très facilement.

A la sortie du bain, le pouls est revenu à 115 ; le soir, la malade étant au lit, le nombre des pulsations est de 95 par minute ; le sommeil de la nuit a été meilleur que celui des nuits précédentes.

Le 1ᵉʳ juillet au matin, l'artère donne 107 pulsations ; après quelques minutes passées dans l'air comprimé à 5 ou 6 centimètres, les battements ne sont plus qu'au nombre de 74. Ce nombre descend à 60, sous une pression de 10 à 12 centimètres, et *remonte jusqu'à* 95, *lorsque l'air est comprimé à 14 ou 15 centimètres.*

Au moment du plus grand ralentissement de la circulation, la respiration est parfaite ; la *malade se croirait guérie si cet état persistait.* Après la sortie du bain, qui a été comme le précédent de 30 à 40 minutes de durée, le pouls présente 105 battements par minute. La malade continue à éprouver du bien-être, elle se sent assez de force pour parcourir un trajet de 3 kilomètres environ.

2 juillet. Le pouls s'est maintenu constamment à 90 dans la journée d'hier ; la malade qui a regagné à pied son domicile n'a pas été fatiguée de cette course. Aujourd'hui le pouls descend jusqu'à 60, sous la pression de 12 centimètres, pour remonter à 90, lorsque la pression est ramenée à celle de l'atmosphère. Dans le

bain, sentiment de bien-être très grand ; suppression de la toux, respiration facile ; peau fraîche.

. 3 Juillet. Le pouls s'est maintenu hier à 77 ou 80, la respiration a été plus facile, les forces sont plus grandes. Aujourd'hui, dans le bain d'air, à 10 centimètres de pression, le pouls est descendu à 53.

4 juillet. 80 pulsations dans la journée d'hier. Aujourd'hui 55 à 60, sous une pression de 12 centimètres.

5 juillet. Hier, 75 pulsations dans la journée, à la suite du bain, disparition d'une douleur thoracique dans les régions latérales et postéro supérieures droites, sous l'aisselle. Aujourd'hui, 55 à 60 pulsations par minute dans l'air comprimé à 12 centimètres ; sentiment encore plus prononcé de bien être.

Ici se termine cet essai de médication pneumatique ; la malade qui s'est enrhumée fortement à la suite des longues courses qu'elle était obligée de faire pour venir, dès le matin, à mon établissement, cesse l'usage du bain d'air ; la phthisie continue sa marche ordinaire et se termine par la mort au bout d'un an environ, comme je l'ai appris de M. Nichet.

Ce cas fournit des données importantes sur l'un des modes par lesquels l'air comprimé peut agir utilement pour la guérison de la phthisie, lorsque l'altération organique du poumon n'est pas trop avancée. On voit, en effet, la circulation artérielle se ralentir immédiatement à un point remarquable sous l'influence de la condensation de l'air. Cet état de sédation ne se maintient pas à la vérité au même degré, lorsqu'on revient à la pression ordinaire, mais chaque jour, il a une ten-

dance progressive à ramener le pouls d'une manière permanente vers son rythme normal.

J'insisterai tout-à-l'heure sur la haute portée de
cette modification physiologique, en ce qui concerne le
traitement de la phthisie, mais je ferai observer d'abord
qu'elle est subordonnée physiquement à une condition
qu'il est heureusement facile de remplir avec un peu
d'attention ; savoir la mesure du degré de pression qui
convient le mieux à chaque cas.

Dans celui dont il vient d'être question, la limite supérieure à laquelle il fallait s'arrêter, était celle de 12
à 13 centimètres au-dessus de la pression atmosphérique
ordinaire.

On peut s'expliquer, je crois, très rationnellement
cette particularité en se rappelant que c'est à peu près
vers ce degré que l'exosmose de l'acide carbonique
dans l'air comprimé commence à diminuer, d'après les
expériences de MM. Hervier et St-Lager, et que, d'a-
près les miennes, le développement du poumon cesse
de croître avec l'élasticité de l'air et peut même rester
au-dessous de l'expansion normale.

Je reviens à l'induction que l'on peut tirer du ralentissement de la circulation *artérielle*, sous l'influence
de l'air condensé, pour pressentir, à défaut d'observations positives, qu'il ne m'a pas été donné de recueillir
dans une pratique trop restreinte, une partie des avantages que ce moyen peut offrir, même dans des cas où
l'affection tuberculeuse du poumon est parvenue à sa
troisième période.

Tous les pathologistes conviennent que des phthisiques, qui paraissaient arrivés au dernier terme de la con-

somption, ont cependant guéri contre tout espoir. Or, comment ces guérisons ont-elles pu s'opérer, si ce n'est sous les deux conditions suivantes?

En *premier lieu*, *l'élément sthénique* consécutif à la présence actuelle des tubercules dans le parenchyme pulmonaire, a dû être réprimé ou maintenu dans des limites compatibles avec les fonctions essentielles de la vie, jusqu'à ce que la substance hétérogène eût été éliminée par quelqu'un des procédés physiologiques que l'on a constatés.

Secondement, il a fallu que l'élément *asthénique* qui prépare la diathèse tuberculeuse fut supprimé ou atténué par une modification profonde des fonctions nutritives.

L'une et l'autre indication ont pu être remplies, plus ou moins *systématiquement*, par quelques circonstances hygiéniques favorables, telles qu'un changement de climat, des voyages maritimes, l'usage de certaines eaux minérales, un régime diététique mieux approprié; mais j'ose affirmer, d'après mon expérience et celle de M. Tabarié, que, parmi ces différents modificateurs, il n'en est aucun qui jouisse d'une puissance comparable à celle de l'air condensé dans une certaine mesure, pour abattre promptement la fièvre symptomatique de la présence de corps étrangers dans le tissu pulmonaire, ou l'élément *sthénique* qui s'est superposé à la diathèse tuberculeuse, et donner ainsi à l'art le temps de combattre cette diathèse.

Par cette propriété, dont les effets sont presque immédiats, le bain d'air comprimé se range déjà avec avantage au nombre des sédatifs qui entrent comme auxiliaires dans le traitement de la phthisie *confirmée*, et offre quelques chances de plus pour la guérison de cette maladie dans les cas trop rares, où elle n'est pas *organiquement* impossible ; mais c'est surtout dans la *prophylaxie* de l'affection tuberculeuse, et comme modificateur radical de la constitution, que j'espère établir sa prééminence sur tous les agents thérapeutiques que l'art possède jusqu'ici. Il me suffira pour cela de mettre successivement en regard des *principaux éléments étiologiques* de la diathèse qui prépare la production des tubercules, celui des *facteurs* de l'action complexe de l'air comprimé, qui correspond *spécialement* à chacun de ces éléments de *causalité*. Mais avant d'entrer dans cette analyse dogmatique, je vais exposer ce que l'empyrisme seul nous apprend encore de l'efficacité de l'air comprimé contre les variétés de l'affection tuberculeuse qui s'attaquent à d'autres organes que les poumons.

CHAPITRE VII.

—

Emploi de l'air comprimé dans le traitement du mal de Pott , et de certaines coxarthrocaces.

Les recherches de Palleta , de Delpech , de Nichet, celles de M. Nelaton ont prouvé que les os , et en particulier les vertèbres devenaient souvent le siége d'un dépôt de matière tuberculeuse , qui donnait lieu à une altération de ces parties , longtemps confondue avec la carie.

Les circonstances qui déterminent ce [dépôt ne diffèrent pas de celles que l'on a considérées comme prédisposant à la phthisie pulmonaire. Ce sont l'hérédité , une mauvaise alimentation , le défaut d'exercice convenable , et enfin l'habitation dans des demeures humides et mal aérées.

L'action de ces causes se résume toujours dans une perturbation du mouvement de la rénovation organique ; par conséquent, la thérapeutique qui convient aux maladies qu'elles produisent doit toujours se fonder sur les moyens qui favorisent l'élimination des détritus de l'organisme , et sur ceux qui tendent à introduire dans le sang des éléments constitutifs plus parfaits.

L'entraînement hygiénique, si convenable pour remplir la première indication, est malheureusement inapplicable dans le mal de Pott et la coxarthrocace, parce que l'exercice musculaire qui en fait la base devient impossible ou dangereux à cause de l'altération matérielle des vertèbres ou des surfaces articulaires de la hanche.

Cette circonstance fera mieux sentir l'avantage de la nouvelle médication pneumatique, lorsque j'aurai prouvé par des faits que la double propriété dont elle jouit, d'augmenter les sécrétions et d'activer simultanément la nutrition, la rend particulièrement efficace dans l'affection tuberculeuse des os.

Première observation. Mal de Pott, occupant les vertèbres dorsales moyennes ; paraplégie. Guérison par l'usage du bain d'air comprimé.

Un jeune enfant d'environ trois ans, issu d'une mère délicate, présentait les symptômes les plus graves du mal de Pott, tels qu'une saillie très prononcée des vertèbres dorsales moyennes, impotence complète des membres inférieurs. M. le docteur Nichet, connu par ses belles recherches sur l'affection tuberculeuse des os, lui donnait ses soins éclairés ; il avait fait apposer deux cautères sur les parties latérales de la gibbosité et prescrit un régime diététique des mieux choisis. On cherchait à suppléer à l'exercice, qui était impossible, en promenant le jeune malade une grande partie de la journée, en plein air, porté à bras sur un coussin. Les cautères étaient considérés comme propres surtout à exercer une révulsion utile sur l'irritation de la moëlle épinière, consécutive à la présence des tubercules. Les autres soins hygiéniques avaient pour but de soutenir les forces de l'organisme et de le rendre capable de suffire à l'élimination de la matière hétérogène infiltrée ou accumulée dans le tissu osseux des vertèbres. M. Nichet qui avait personnellement éprouvé l'heurense influence du bain d'air comprimé, dans un cas de dyspepsie opiniâtre, voulut ajouter ce moyen aux précédents, dans la pensée qu'il concourrait efficacement à rétablir la nutrition, et modifierait favorablement l'hématose. En conséquence, le petit malade fut placé chaque jour dans l'appareil à air comprimé sous une pression d'un quart d'atmosphère environ. Ce traitement, commencé le 7 mars 1842, fut continué pendant six mois et obtint le succès qu'on en avait espéré. Au bout de ce temps la paraplégie avait disparu, l'appétit, les forces étaient rétablies, et la vie de l'enfant, d'abord si compromise, n'inspirait plus d'inquiétude ; pour affermir cet heureux résultat, on revint l'année suivante, pendant trois mois, à l'emploi du bain d'air comprimé. Aujourd'hui ce jeune sujet, très vif et très actif, jouit, malgré la gibbosité dont il est affecté, d'une santé très bonne.

Le rétablissement assez rapide de la motilité des membres inférieurs est un fait remarquable et que l'on ne saurait attribuer à la restauration générale des forcés. Je crois qu'il fût le résultat spécial d'une action en quelque sorte mécanique, exercée sur la circulation veineuse du rachis par l'accroissement de la pression atmosphérique. On ne peut douter, en effet, comme je l'ai dit, que l'aspiration du cœur droit ne se propage d'autant plus loin dans le système veineux que l'air ambiant comprime avec plus d'énergie la periphérie du corps. D'un autre côté, l'existence dans le canal rachidien de sinus, à parois incompressibles, communiquant en dehors avec les veines des gouttières vertébrales, et en dedans avec celles du corps des vertèbres, devait favoriser cette aspiration, parce que le sang qui remplit ces sortes de réservoirs peut s'y mouvoir plus facilement que dans des vaisseaux d'un petit calibre; il y eut donc, à mon avis, par l'action de l'air comprimé, dégorgement des parties où la présence de la matière tuberculeuse déterminait une congestion sanguine, et résorption interstitielle plus active de cette matière. La moëlle épinière cessant ainsi d'être comprimée, put reprendre ses fonctions.

Je confirmerai bientôt cette explication par des exemples où l'on verra des engorgements articulaires diminuer avec une telle instantanéité sous l'influence de la compression de l'air, qu'une action *mécanique* peut seule rendre compte de cette espèce de résorption.

Deuxième observation. Mal de Pott traité avec succès par le bain d'air comprimé.

Un jeune garçon de cinq ou six ans, né d'une mère phthisique, était affecté du mal de Pott au premier degré. L'affection tuberculeuse des vertèbres n'avait pas encore déterminé, comme dans le cas précédent, la résolution des membres inférieurs, mais la gibbosité faisait des progrès, et les mouvements commençaient à devenir difficiles, lorsque le petit malade fut confié aux soins de M. le docteur Gilibert.

Cet habile médecin, outre les moyens usités en pareil cas, prescrivit l'emploi du bain d'air comprimé, qui fut commencé en juillet 1842, et continué pendant quatre mois. L'action de ce moyen sur l'ensemble de l'organisme fut des plus satisfaisantes, et le mit en puissance de lutter avec avantage contre l'affection locale des vertèbres. Cependant, quelques symptômes de l'affection tuberculeuse existaient encore en juillet 1844. Pour achever d'en triompher, on revint à l'emploi de l'air condensé, jusqu'au mois d'octobre de la même année. Sous l'influence de ce traitement, l'élimination de la matière hétérogène s'est faite par résorption intersticielle, et ce jeune garçon, qui conserve à la vérité la trace de la destruction partielle du corps de quelques-unes des vertèbres dorsales, est guéri complétement de la grave maladie qui a menacé sa vie pendant plusieurs années.

Les observations d'anatomie pathologique ont montré de quelle manière s'opérait la consolidation de l'épine entamée dans sa continuité par l'érosion du corps des vertèbres à la suite de l'affection tuberculeuse. Une secrétion de matière concrète, composée surtout de carbonate calcaire, jette d'une vertèbre à l'autre des prolongements stalactiformes qui finissent par les réunir assez solidement.

Une des indications de l'art doit être évidemment de favoriser ce travail de la nature médicatrice , lorsqu'on n'a pu prévenir ou arrêter le dépôt de la matière tuberculeuse qui amène la solution de continuité. Or, le bain d'air comprimé se présente encore ici comme un des moyens les plus efficaces d'atteindre ce but , en même temps qu'il aide à la résorption de la matière hétérogène et combat la diathèse morbide d'où elle tire son origine. En effet, nous savons par la physiologie comparée que la sécrétion de la matière plastique destinée à consolider les fractures des os est d'autant plus rapide et plus abondante que la respiration s'exécute avec plus d'intensité. Ainsi , chez les oiseaux, où cette fonction est à son *maximum*, le cal se produit plus promptement que chez les jeunes mammifères où il s'effectue cependant avec assez d'activité. Voici ce qu'on trouve à ce sujet dans un mémoire de Scarpa.

Visu mirabile est in avibus quanta operantis naturæ celeritate et efficaciâ ex ossibus de industriâ periosteo, maximam partem nudatis , mollis caruncula propullat , sanguiferis vasis plurinium referta , quæ porrò in cartilagium primùm , mox in tenuissimum quoddam osseum gossipium subtiliter, cùm extùs tùm intùs reticulatum convertitur.

Eadem experientia et in junioribus felibus à me instituta, quamvis non ita celeriter ut in avibus , tamen eumdem exitum habuit (1).

La nécessité d'activer artificiellement la respiration

___
(1) *De penitiori ossium structurâ commentarius,* Scarpa.

chez les jeunes sujets atteints du mal de Pott , pendant que la nature s'efforce de combler la perte de substance des vertèbres par une sorte de ciment osseux , est d'autant plus instante que la gibbosité changeant la forme de la poitrine, qui devient carénée , l'aire des surfaces respiratoires est considérablement réduite.

Troisième observation : Mal de Pott guéri par l'emploi du bain d'air comprimé.

Une jeune fille , issue d'un père qui a succombé à la phthisie pulmonaire , présentait une gibbosité assez prononcée dans la région dorsale. La respiration était gênée , les digestions imparfaites et les mouvements difficiles. M. Nichet, qui lui donnait des soins , et qui avait observé dans plusieurs cas les bons effets du bain d'air comprimé contre les dyscrasies de diverse nature, prescrivit pour elle l'usage prolongé du bain d'air comprimé , associé aux moyens thérapeutiques ordinaires. La jeune malade fut placée dans mon établissement au mois de mai 1844 , et y a séjourné deux ans , sans discontinuité. Je n'entrerai pas dans les détails de l'amélioration progressive qu'éprouva la constitution pendant la durée de ce traitement ; je me bornerai à dire que tous les symptômes rationnels de la présence actuelle de tubercules dans le corps des vertèbres dis parurent successivement, et que la consolidation de l'épine affectée, d'iucurvation, s'opéra d'une manière rassurante. La jeune fille fut donc rendue à sa famille parfaitement guérie de la maladie tuberculeuse dont elle avait hérité, à la déformation près, qui en était la conséquence fatale.

J'ai appris qu'elle avait succombé plus tard à une affection aiguë des organes de la respiration. Cette mort prématurée ne m'a point surpris, car le rétrécissement de la poitrine, qui accompagne toujours les gibbosités produites par le mal de Pott, est une circonstance très fâcheuse, et qui diminue beaucoup les chances de longévité pour les sujets qui en sont affectés. Il suffit, en effet, dans ce cas, de causes assez légères pour amener un état congestionnel du poumon, dont le volume n'est plus en rapport avec la quantité de sang qui doit le traverser en un temps donné. C'est là un motif puissant de surveiller attentivement les premiers symptômes de l'affection tuberculeuse des vertèbres, et de s'efforcer de l'enrayer avant qu'elle ait amené l'incurvation de l'épine.

Quatrième observation : du mal de Pott guéri par le bain d'air comprimé.

Une jeune fille, de onze à douze ans, me fut présentée en 1847, avec les premiers symptômes du mal de Pott , tels que saillie anormale de trois vertèbres dorsales , raideur des mouvements du tronc , affaiblissement des extrémités inférieures. Comme la difformité commençante de l'épine préoccupait seule les parents de la jeune malade , et que je ne pus leur donner satisfaction sur ce point , ils ne se décidèrent pas à la soumettre à un traitement qui leur paraissait sans doute incomplet , parce , l'emploi des moyens mécaniques devait en être exclu , à mon avis. Abandonnée à elle-même , ou traitée par des moyens insuffisants, la maladie continua de faire des progrès.

Au mois de janvier 1848 , M. le docteur Roy , médecin de l'Hôtel-Dieu de Lyon , consulté sur ce cas , insista fortement pour que l'on eût recours à l'emploi du bain d'air comprimé. A cette époque , la gibbosité était devenue beaucoup plus prononcée, la jeune fille était pâle, essoufflée au moindre mouvement ; elle éprouvait le sentiment d'une barre transversale à l'épigastre, et des douleurs dans les membres inférieurs. La médication pneumatique fut commencée immédiatement , et se prolongea jusqu'au mois d'octobre 1848. Elle a eu les mêmes résultats que dans les cas précédents , la respiration a cessé d'être embarrassée ; la nutrition s'est rétablie , les douleurs de l'épigastre et des membres inférieurs ont disparu , et la jeune fille, quoique affectée d'une incurvation de l'épine assez sensible , jouit maintenant d'une bonne santé.

L'histoire du cas suivant a été rédigée en entier par M. le docteur Bonnaric , médecin de l'hospice de l'Antiquaille de Lyon.

Mal vertébral de Pott, pris au début pour une sciatique gauche, puis reconnu et traité sans succès par les cautères, les douches, bains froids, dépuratifs. — Guérison après cinq mois d'administration continue des bains d'air comprimé.

» Au mois d'octobre 1848, je fus consulté par un » jeune homme d'Ampuis (Rhône), pour des douleurs » siégeant dans la hanche et tout le membre inférieur » gauche, depuis cinq mois, s'accompagnant de fai-» blesse extrême, de fourmillements et d'une sensation » de froid particulière et tout-à-fait désagréable. Nul » gonflement, nuls craquements dans les diverses arti-» culations du membre : la douleur semblait partir de » l'échancrure sciatique. Point de douleurs, à cette » époque, dans la région lombaire. Le consultant était » un jeune homme de dix-huit ans, de taille élevée, » mais pâle, amaigri, souffrant, et portant les carac-» tères d'un tempérament franchement lymphatique. » Il ne se souvenait d'avoir eu que des *chauds et froids* » pour lesquels on l'avait fait bien souvent transpirer; » il n'avait jamais eu de douleurs ni dans les membres » ni dans le corps. Issu de parents qui, selon son » expression, n'ont jamais été malades, il ne peut » trouver d'autre cause à sa maladie, que d'avoir couché » pendant huit ans dans une chambre obscure, au » niveau du sol, et dont le mur, contre lequel son lit

— 160 —

» était appuyé , est baigné extérieurement par un
» ruisseau qui ne tarit jamais. Le médecin qui a com-
» mencé à lui donner des soins , il y a déjà plus de
» quatre mois , a cru avoir à combattre une sciatique
» et a mis en usage , localement, sangsues, vésicatoires,
» pommades rubéfiantes. Il a prescrit des purgatifs. Tout
» a été inefficace. Depuis quelque temps (deux mois),
» les parents livrent leur enfant à tous les empiriques
» du pays , et le mal augmente. C'est alors, cinq mois
» après le début du mal, que je vois le malade.

   » La douleur, partant de la hanche et s'étendant dans
» tout le membre, était encore le premier phénomène, le
» plus saillant , le symptôme principal. Néanmoins,
» l'inefficacité des moyens employés pour le combattre,
» me portèrent à soupçonner que la lésion pourrait
» bien partir de plus haut, de l'extrémité inférieure de
» la moëlle épinière, et, d'après cette idée , j'associai
» à l'action de nombreuses ventouses sur le membre
» malade et des douches de vapeur , celle d'un large
» emplâtre fortement stibié sur la région des reins
» (20 octobre 1848). Une plaie gangreneuse, occupant
» toute la région lombaire, fut mise à découvert à la
» chute de l'emplâtre , elle fournit une très abondante
» suppuration , et je pus constater une amélioration
» sans cesse croissante dans l'état du malade, qui
» retourna à Ampuis, le 1er décembre, non pas guéri ,
» mais ne souffrant que très peu. Je conseillai l'usage
» de la flanelle , des frictions avec le baume de
» Fioraventi , et les plus grandes précautions contre
» les refroidissements brusques et surtout contre
» l'humidité.

» Pendant l'hiver de 1848 à 1849, cette amélioration
» ne se soutint pas : il eut des hémorrhagies nasales
» fréquentes, ne put réchauffer ses pieds, et vit revenir
» et augmenter les douleurs dans le membre gauche,
» dont la faiblesse était telle, qu'il ne pouvait qu'avec
» peine s'appuyer dessus ; la région lombaire devint à
» son tour douloureuse, et le malade, souffrant au plus
» léger mouvement, passa la fin de l'hiver dans l'immo-
» bilité au coin du feu. Il crut remarquer une déforma-
» tion de la hanche dont le niveau supérieur dépassait
» celle du côté droit.

» Le 14 mai 1849, Guibert revient à Lyon me con-
» sulter. Je constate un amaigrissement bien sensible
» du membre malade ; la hanche gauche paraît plus
» élevée que celle du côté sain, ce qui tient non pas à
» un déplacement du fémur, mais à la position vicieuse
» que les douleurs font prendre au membre et à la
» colonne vertébrale. Cette tige osseuse (et c'est ce qui
» me frappa le plus) a perdu sa cambrure naturelle
» à la région lombaire ; à ce point, elle présente une
» convexité considérable (environ 8 centimètres de haut
» en bas) avec légère déviation du côté droit. Le doigt,
» promené le long des apophyses épineuses, perçoit
» très distinctement leurs saillies ; la percussion médiate
» est douloureuse au niveau de la déformation et
» jusque vers la neuvième vertèbre dorsale. M. le
» professeur Bonnet, à qui je fis voir ce malade,
» approuva l'application de deux cautères, un de cha-
» que côté de la saillie de l'épine, l'usage des douches
» de vapeur, l'administration à l'intérieur de l'iodure
» de potassium dissous dans une tisane amère, et

» conseilla de soutenir la région lombaire au moyen
» d'une ceinture élastique.

    » 14 juillet. Sous l'influence des moyens précédents,
» la courbure de la colonne n'a pas augmenté ; on ne
» saurait dire non plus que l'état du malade s'est
» amélioré ; il marche , mais avec peine et douleur ;
» la hanche est toujours plus saillante , le membre
» inférieur toujours faible et le siége d'élancements
» que la position demi-fléchie calme momentanément.
» M. Bonnet revoit le malade , et nous décidons
» l'application de deux nouveaux cautères et l'usage
» des bains du Rhône. Le malade les prit très réguliè-
» rement.

    » Le 20 août , il retourne à Ampuis , promettant
» de continuer son traitement qu'il avait suivi jusqu'à
» ce moment avec tant de persévérance , sinon avec
» succès. Il n'en fit rien ; et, aux premiers froids d'au-
» tomne, il vit revenir son malaise général, les douleurs
» dans les lombes et le membre inférieur gauche. Les
» mouvements du tronc devinrent si pénibles qu'il
» passait des heures entières dans l'immobilité , la tête
» appuyée sur les mains, les coudes sur les genoux ,
» préalablement fléchis et un peu relevés. Une noire
» tristesse s'était emparée de lui : à chaque instant et
» sans cause , il versait des larmes. La saillie lombaire
» n'avait pas augmenté, mais seulement les symptômes
» fonctionnels produits par la déviation. Tel était l'état
» du jeune Guibert le 12 novembre 1849. Le résultat
» des moyens employés jusque là pour guérir ce malade
» était peu propre à m'encourager ; d'ailleurs, que
» faire ? revenir aux cautères ? répéter la série des

» moyens déjà mis en usage sans résultats bien satisfai-
» sants? Je ne pensai pas qu'il fallût agir ainsi , et,
» comme Guibert avait été jusqu'à ce jour chez des
» parents qui le laissaient libre de toutes ses actions ,
» ce qui pouvait nuire à la régularité du traitement ,
» je conseillai de le placer dans l'établissement ortho-
» pédique du docteur Pravaz.

» A ma grande surprise , M. Pravaz rejeta l'idée
» de tout moyen mécanique à employer pour soutenir
» ou redresser la colonne vertébrale déviée. Il fit
» continuer la tisane amère , boire de l'huile de foie de
» morue tous les matins (une, deux et jusqu'à trois
» cuillerées), et , laissant le malade chez ses parents,
» lui prescrivit un bain d'air comprimé tous les matins.
» Les quinze premiers jours, Guibert eut de la peine à
» faire le trajet de sa maison à l'établissement ortho-
» pédique ; il souffrait beaucoup en marchant , faisait
» de fréquentes haltes , et arrivait épuisé et baigné
» de sueur. Les phénomènes physiologiques éprouvés
» pendant la durée du bain étaient presque nuls :
» quelques bâillements, quelques inspirations profon-
» des , sensation de gêne, de poids sur la membrane du
» tympan , bourdonnements dans les oreilles, que l'on
» faisait passer en s'efforçant d'avaler un peu de salive
» (ce mouvement de déglutition désobstruait la trompe
» d'Eustache, et permettait l'introduction dans l'oreille
» d'une certaine quantité d'air qui rétablissait l'égalité
» de pression sur les deux faces de la membrane du
» tympan). Mais les phénomènes consécutifs à l'emploi
» de ces bains furent extrêmement remarquables ,
» je pourrais dire extraordinaires : augmentation de

» l'appétit, digestions faciles et rapides ; la maigreur
» et la faiblesse disparaissent peu à peu, ainsi que
» cette torpeur que j'ai signalée plus haut; diminution,
» puis cessation des douleurs dans la colonne vertébrale
» et dans la hanche ; persistance de la raideur pendant
» les deux premiers mois seulement ; à quatre mois la
» marche est aisée, rapide, sans balancements ; la
» colonne se redresse, la hanche se raffermit, et,
» après cinq mois de l'usage des bains d'air, on
» n'aurait jamais soupçonné, en voyant marcher
» Guibert, que ce jeune homme avait eu un commen-
» cement de paralysie du membre inférieur gauche et
» une déviation très sensible de la portion lombaire du
» rachis. Il part pour Ampuis le 12 mai, parfaitement
» guéri de sa difformité (dont on ne reconnaît le siége
» que par la présence des larges cicatrices des cautères),
» ferme sur ses deux membres et dans un état de santé
» et de vigueur dont il n'avait jamais joui, à un pareil
» degré, à aucune époque de sa vie.

» Bonnaric,
» Médecin de l'hospice de l'Antiquaille de Lyon. »

Cette guérison se soutiendra-t-elle ? Il y a tout lieu de l'espérer. Mais, pour plus de sécurité, M. Bonnaric et moi avons conseillé à Guibert d'aller prendre, au mois de juillet prochain, les eaux salines sulfureuses d'Uriage.

J'ai traité encore d'autres cas d'affection tuberculeuse des vertèbres, assez avancée, par l'emploi du bain d'air comprimé ; et le succès, dans la mesure où il est encore possible à cette période de la maladie, c'est-à-dire avec persistance d'une incurvation de l'épine, a également couronné cette médication.

Il n'est pas rare sans doute, ainsi que l'a remarqué M. Nichet, de voir le mal de Pott guérir ainsi, par les efforts de la nature aidée des secours ordinaires de l'art ; mais on augmente certainement les chances de consolidation de l'épine si l'on place les malades dans les conditions d'une hygiène transcendante qui exalte la propriété *intégrante* de l'air atmosphérique, ce premier agent de la *rénovation* organique. Cette conclusion sera corroborée par quelques faits qui prouvent l'efficacité de l'air comprimé contre d'autres maladies dont l'affinité avec l'affection tuberculeuse est généralement admise ; dans cette catégorie se trouvent la plupart des cas de coxarthrocace. Je vais en rapporter quelques-uns où l'on verra l'action mécanique de l'air condensé s'associer à ses effets physiologiques pour amener la guérison.

Première observation.

Un jeune garçon de sept ans, à la suite d'un refroidissement, fut saisi presque subitement de douleurs dans la hanche gauche, avec impossibilité de s'appuyer sur le membre correspondant. Deux applications de sangsues diminuèrent l'acuité des symptômes, mais ne purent rétablir la liberté des mouvements et faire disparaître la claudication. Il fut amené dans cet état à Lyon au commencement de février 1839, et placé , d'après le conseil de M. le docteur Bottex , dans mon établissement pour y être soumis à l'usage du bain d'air comprimé, qui paraissait indiqué par la nature de sa constitution.

Sans autre secours que ce moyen , les symptômes de coxalgie disparurent successivement, et au bout de trois mois , après un examen attentif, qui montra le rétablissement complet de l'égalité des membres, sans déviation du bassin , l'absence de toute douleur pendant les mouvements les plus variés et les plus étendus de la cuisse , la disparition absolue de la claudication , M. Bottex et moi nous jugeâmes que le jeune sujet pouvait rentrer dans sa famille , mais nous prescrivîmes, pour consolider la guérison, l'emploi des eaux salines sulfureuses d'Uriage, en bains et en douches, lorsque la saison favorable serait venue ; malheureusement, on négligea cette précaution, dont l'utilité, en l'absence de tout symptôme morbide actuel , ne pouvait être bien appréciée que par des hommes de l'art, et le jeune garçon fut placé dans une maison d'éducation où il était soumis au régime et aux exercices communs.

Un an après , récidive de la maladie articulaire, qui résista cette fois opiniâtrement aux saignées locales et au cautère potentiel. La cuisse se fléchit sur le bassin avec une légère abduction , le pied est renversé en dedans , les douleurs vont en augmentant et arrachent des cris presque continuels au malade.

C'est dans cet état que , le 17 août 1840 , il fut ramené péniblement de Bourg à Lyon , étendu sur un matelas dans une voiture conduite au pas ; il y avait fièvre ardente et dévoiement, l'insomnie était complète depuis plusieurs jours.

Entre les moyens généraux qui parurent indiqués pour modifier la constitution très détériorée de cet enfant, le bain pneumatique, qui avait donné, une première fois, de si heureux résultats, se présentait naturellement avec une apparence d'opportunité supérieure, mais je ne m'attendais pas à l'effet immédiat qu'il produisit sur les symptômes les plus aigus de la maladie. Après un séjour d'une heure dans l'appareil à air comprimé où le malade s'était endormi, les douleurs avaient cessé comme par enchantement, et le membre à demi fléchi pouvait être ramené à l'extension. Au bout de quatre ou cinq jours, la fièvre, l'anorexie et le dévoiement avaient disparu ou étaient singulièrement diminués; il fut possible alors de placer le jeune sujet dans l'appareil ingénieux inventé par M. Bonnet, et dont l'utilité pour prévenir les luxations spontanées du fémur est incontestable, lorsque les douleurs atroces produites dans quelques cas par le moindre mouvement du membre ne s'opposent pas à son application.

L'imminence du danger que courait l'enfant par la violence des symptômes locaux de la coxarthrocace et par l'influence qu'ils exerçaient sur les principales fonctions de l'économie fut ainsi conjurée contre tout espoir, mais la guérison de la maladie se fit longtemps attendre; des abcès s'ouvrirent successivement à différentes hauteurs du membre; l'abondance et la nature de la suppuration qui s'en écoulait indiquaient une altération grave des surfaces articulaires. Ce travail d'élimination fut soutenu par des soins hygiéniques scrupuleux, l'usage de préparations ferro-iodurées, et surtout par l'emploi journalier du bain d'air comprimé.

La constitution, très appauvrie, s'affermit progressivement, les fistules tarirent peu à peu, et enfin il se produisit une ankilose rectiligne de l'articulation coxo-fémorale, qui permet la marche la plus soutenue, même sans le secours d'aucun appui.

Ce jeune homme dont la vie nous avait paru si souvent menacée, à M. Bottex et à moi, jouit aujourd'hui d'une santé vigoureuse et présente un développement extraordinaire de la poitrine et des membres, qui ne peut être attribué qu'à l'usage prolongé pendant plusieurs années du bain d'air comprimé et de la gymnastique. Lorsque je publiai pour la première fois cette observation, je cherchai à expliquer la disparition des douleurs et le rétablissement des mouvements du membre, qui eurent lieu presque instantanément dans le bain pneumatique, par la compression que l'accroissement de l'élasticité de l'air devait exercer sur la périphérie de l'articulation ilio-fémorale, devenue le siége d'une sécrétion morbide. Cet effet me semblait analogue à celui qu'on a obtenu quelquefois dans les hydarthroses des autres articulations qui peuvent être facilement embrassées par des bandelettes étroites ; mais je crois aujourd'hui que cette force concentrique n'agit pas seulement *par expression* sur le liquide épanché, mais qu'elle favorise surtout sa résorption en rendant plus efficace l'appel que le cœur droit et le poumon exercent sur le sang veineux et la lymphe. Suivant quelques physiologistes, l'effet de cette aspiration serait limité, sous la pression ordinaire de l'atmosphère, aux grosses veines les plus voisines du thorax. Cette restriction est très contestable en théorie ; expérimentalement, il est prouvé que l'espèce de succion exercée par les cavités droites du cœur peut s'étendre jusque dans les veines des membres. Ainsi M. le docteur Simon, de Brest, a vu, à la suite d'une saignée de la veine médiane basilique, l'air s'introduire dans le système veineux, et produire des phénomènes semblables à ceux que l'on a observés quelquefois, lorsqu'une des veines du cou était ouverte, dans les opérations chirurgicales pratiquées vers cette région.

Dans mon traité des luxations congéniales du fémur, j'ai dit comment la disparition des hydarthroses de la hanche, si fréquentes chez le fœtus, suivant M. J. Parise, et si rarement observées chez les nouveaux-nés, s'expliquait naturellement par l'établissement de la respiration, qui augmentait l'appel du sang veineux vers les cavités droites du cœur (1). Du reste, lors même que l'efficacité de cet appel resterait douteuse, sous la pression normale de l'atmosphère, pour une partie aussi éloignée du centre circulatoire que la cavité cotyloïde, il faut bien reconnaître qu'elle est *physiquement nécessaire*, lorsque l'élasticité de l'air est considérablement augmentée, par la même raison qui fait que l'as-

(1) M. P. Bérard, dans son excellent mémoire, a remarqué que les gros troncs de la veine hypogastrique adhèrent au contour des ouvertures qu'ils traversent, et sont ainsi maintenus dilatés par l'aponévrose pelvienne supérieure. Cette disposition anatomique favorise l'aspiration du sang qui parcourt ces vaisseaux, par les cavités droites du cœur. La veine obturatrice qui naît de l'hypogastrique, et dans laquelle se rendent les veinules du cotyle, doit, par conséquent, éprouver très sensiblement l'appel que le mouvement d'inspiration détermine dans les vaisseaux qui sont maintenus dilatés.

piration des pompes ordinaires doit s'étendre à des profondeurs d'autant plus grandes que la colonne atmosphérique qui presse sur les liquides devient plus lourde.

Si cette interprétation mécanique de l'influence que l'air condensé exerce sur la résorption des liquides épanchés dans la cavité cotyloïde est fondée, le phénomène auquel je viens de l'appliquer doit s'observer constamment; car c'est le propre des faits qui se produisent sous l'action des causes physiques d'échapper aux anomalies que présentent ceux qui ont leur raison d'être dans les propriétés physiologiques de l'organisme ; or, depuis que la réflexion l'a fixée dans mon esprit, j'ai toujours pu prédire sans hésitation et sans mécompte l'effet immédiat du bain d'air comprimé sur les symptômes actuels les plus aigus de la coxalgie.

Parmi les faits de cette nature recueillis dans ma pratique, je citerai seulement les suivants, à cause de leur authenticité.

Deuxième observation.

Un jeune enfant de trois ou quatre ans, pour lequel je fus consulté en mars 1840 avec MM. Montain et Bonnet, présentait tous les signes d'une vive irritation de l'articulation coxo-fémorale, tels que : douleur aggravée par le moindre mouvement, insomnie, inappétence, fièvre continue, dévoiement. D'après mon conseil, motivé sur l'exemple précédent, et adopté par les deux savants praticiens qui observaient le malade avec moi, il fut soumis à l'usage du bain d'air comprimé, qui, en peu de jours, fit disparaître la douleur et les symptômes sympathiques suscités par l'affection locale, et enleva ainsi à la maladie son caractère prochainement menaçant. Le jeune sujet soustrait à ce premier péril a non-seulement échappé aux accidents de la coxarthrocace, dont il était atteint, mais encore à ceux d'une affection tuberculeuse des vertèbres, survenue depuis.

Troisième observation.

Un jeune enfant de cinq ans, dont les parents avaient habité pendant quelque temps une maison adossée à l'un des coteaux qui dominent Lyon, et par conséquent froide et humide, fut pris de coxalgie ; il reçut, à cette occasion, les soins éclairés de M. le docteur Rodet, chirurgien en chef de l'hospice de l'Antiquaille.

Les moyens les plus rationnels usités en pareil cas furent conseillés, et cependant la maladie ne laissa point de faire des progrès. Appelé à visiter l'enfant au commencement de septembre 1846, je le trouvai dans un état de souffrance extrême. La fièvre était ardente, l'appétit et le sommeil nuls. La déviation du membre sur le bassin était alors si considérable et si réfractaire à toute tentative de redressement, qu'il me fut impossible de vérifier s'il y avait réellement luxation, ainsi que l'avait présumé un médecin fort distingué appelé en consultation avant moi, M. Rodet. Le plus léger mouvement communiqué, le simple toucher arrachaient des cris à l'enfant.

En présence de symptômes aussi graves, qui avaient été vainement combattus par les médications ordinaires , je fus réduit à proposer le seul moyen qui n'eût pas été employé , savoir le bain d'air comprimé ; je le fis avec une telle confiance du succès , que les parents du jeune malade n'hésitèrent pas à en faire l'essai. M. le docteur Rodet voulut bien entrer la première fois avec l'enfant dans l'appareil à air condensé , afin de constater le changement apporté au rhythme de la circulation par l'influence de cet agent physique. Dans cette première séance, le pouls , qui donnait 180 pulsations par minute, descendit à 148 ; la douleur de la hanche diminua considérablement, et le membre prit une position moins éloignée de sa direction normale. Cette amélioration si notable et si rapide fut un encouragement à persister dans l'emploi de la médication pneumatique ; elle répondit en effet à notre attente, car au bout de quelques jours l'enfant pouvait marcher avec des béquilles , la pointe du pied dirigée en avant, et sa plante appuyant tout entière sur le sol. Après deux mois de l'usage du bain d'air , la constitution s'était considérablement améliorée, la fièvre avait disparu, le sommeil était bon , l'appétit énergique , et la nutrition si bien restaurée, que le jeune sujet a pu supporter sans dépérissement une abondante suppuration survenue à la suite d'un vaste abcès développé dans les parties molles voisines de l'articulation.

On peut affirmer, je pense, avec beaucoup de fondement , que, dans ce cas fort grave par la violence des

symptômes , le bain pneumatique a prévenu une luxation imminente et peut-être la mort du malade, dont la
constitution était fort affaiblie. Il est également probable qu'employé à une période moins avancée de la
maladie , il eût pu en arrêter complètement la marche
et amener une parfaite guérison. On a vu en effet dans
l'un des cas rapportés plus haut que tous les symptômes
de coxalgie avaient été domptés une première fois par
la seule action de l'air condensé , parce que la maladie
ne consistait probablement encore que dans une vive
irritation des surfaces articulaires et un léger épanchement de sérosité dans le cotyle. Le bain pneumatique, en ralentissant la circulation artérielle, et activant
l'appel concentrique du sang veineux et de la lymphe,
avait satisfait à la double indication d'amortir l'irritation qui déterminait une sécrétion morbide et de
faire résorber progressivement le produit de cette sécrétion. Je ne connais pas de moyen thérapeutique qui
puisse donner des résultats comparables dans le traitement si difficile , si embarrassant de la plupart des cas
de coxarthrocace. On sait que cette maladie se rencontre particulièrement chez des sujets lymphatiques ou
prédisposés aux scrophules et aux tubercules ; elle est
donc entée, en quelque sorte , sur un support asthénique. Lorsqu'on cherche à combattre la phlogose articulaire par les émissions sanguines, on s'expose à affai-
blir encore le sujet , et si l'on a recours aux révulsifs,
il arrive assez souvent que l'excessive irritabilité nerveuse du malade rend ce moyen plus nuisible qu'utile ;
il est rare, en un mot, de pouvoir concilier le traitement
de la diathèse avec celui de l'élément local sthénique

qui en est le produit. C'est parce que le bain d'air comprimé résout heureusement ce problème complexe, qu'il me semble l'agent thérapeutique le plus précieux contre les maladies de la nutrition, si souvent accompagnées d'*hétéroplasmes* qui amènent des accidents locaux inflammatoires.

Le double effet de *sédation topique* et d'*intégration générale*, déterminé par la condensation de l'air, se présente encore en ce moment à mon observation chez un jeune sujet affecté de coxarthrocace, qui m'a été adressé le 1er mars dernier par MM. Pétrequin et Bonnet. Lorsque le malade fut soumis à l'examen de ces deux chirurgiens distingués, l'existence d'une fistule vers la partie supérieure de la cuisse, le raccourcissement apparent du membre, l'exhaussement du trochanter firent diagnostiquer une subluxation, avec destruction du rebord cotyloïdien ; la fièvre était vive, l'amaigrissement marqué. Aujourd'hui, après cinq semaines de l'usage du bain d'air comprimé, qui avait été prescrit par les consultants, la déviation du bassin a presque disparu ; le malade, qui ne pouvait appuyer à plat sur le sol le pied du côté luxé, sans fléchir l'autre membre, se tient debout, les deux articulations tibio-fémorales étant redressées ; il peut s'agenouiller complètement, la fièvre a diminué, l'appétit s'est développé avec énergie, et l'embonpoint tend à revenir rapidement. On peut espérer avec beaucoup de probabilité que cette maladie articulaire, réputée si grave, se terminera heureusement sans laisser une difformité choquante et un embarras considérable dans les facultés locomotrices, si les secours de l'art, qui se confondent ici avec les moyens ordinaires de la nature médicatrice, rendus seulement plus actifs, sont continués avec une persévérance suffisante.

Lorsque les affections strumeuses ne sont pas accompagnées de déformation de l'épine ou des membres, ce n'est point aux moyens organo-plastiques institués dans les établissements orthopédiques bien ordonnés que l'on a coutume de demander leur guérison ; l'opinion des gens du monde et même de beaucoup de médecins est que les agents pharmaceutiques sont les seuls ou les plus énergiques des modificateurs que cette dyscrasie comporte. Je crois que c'est là une erreur grave, et que les matériaux de l'hygiène élevés à une puissance supérieure l'emportent de beaucoup par leur propriété *intégrante* sur les altérants minéraux usités contre les scrophules. Quoi qu'il en soit, j'ai eu peu d'occasions de traiter par le bain d'air comprimé les symptômes variés de cette maladie.

Voici cependant l'exposé succinct d'un cas où l'efficacité de l'air condensé contre la diathèse strumeuse ne peut être mise en doute.

Carie scrophuleuse des os des pieds et des mains, guérie par le bain d'air comprimé.

Une jeune fille de douze ans, qui fut confiée à mes soins au mois de juin 1842, présentait, lors de son entrée dans mon établissement, les symptômes suivants :

Etat général de cachexie, inappétence pour tous les aliments et dégoût particulier pour les substances animales, engorgement strumeux et suppuration des glandes sous-maxillaires, carie des os de la main et de ceux du pied , tumeur blanche du genou à son début.

La malade fut soumise immédiatement à un traitement complexe, qui comprenait l'usage journalier du bain d'air comprimé et celui des préparations ferroiodurées à dose altérante.

Sous l'influence du bain d'air comprimé, les fonctions digestives se rétablirent en moins de huit jours. Au bout de trois mois , les plaies du pied et de la main étaient cicatrisées, et l'engorgement des glandes cervicales avait beaucoup diminué.

Deux mois après le commencement du traitement, un abcès froid, situé au côté externe et supérieur du genou malade, fut ouvert avec la lancette et donna lieu à l'évacuation d'une grande quantité de pus ; du reste, les mouvements de l'articulation s'exécutaient sans douleur.

Le système de traitement qui avait amené la guérison des caries scrophuleuses de la main et du pied et enrayé la marche de la tumeur blanche du genou fut continué pendant treize mois ; on lui ajouta successivement différents moyens : ainsi , la malade fit alternativement usage de l'eau minérale ferro-sulfureuse de Charbonnières , avec addition d'une petite quantité d'iodure de potassium, de pilules préparées avec le bichloro-iodure de mercure, suivant la formule de M. Récamier , et de bains alcalins. On fit passer à travers les glandes engorgées du cou un courant d'iode au moyen de conducteurs galvaniques ; la compression , à l'aide de bandelettes étroites de diachylum, fut exercée d'une manière permanente sur le genou affecté de tumeur blanche.

La jeune fille sortit de mon établissement avant que sa guérison fût complète , mais l'activité des fonctions digestives et l'intégrité des organes de la respiration donnaient tout espoir d'une terminaison heureuse par les efforts de la nature médicatrice , remise en pleine possession des deux facultés *intégrantes* qui ont le plus de puissance pour corriger les vices de l'hématose.

On pourra objecter contre l'influence considérable que j'attribue ici à l'usage du bain d'air comprimé sur la guérison si prompte de la carie des os , que d'autres moyens thérapeutiques furent employés simultanément ; mais je répondrai qu'avant la médication pneumatique on n'avait négligé aucun des remèdes opposés d'ordinaire à l'affection strumeuse , et qu'ils n'avaient pas donné de résultat appréciable. Je ne conteste point la part que les mêmes modificateurs associés au bain pneumatique ont pu prendre à l'heureux changement obtenu dans la constitution ; ce serait reconnaître qu'en les prescrivant je ne croyais pas à leur opportunité ; mais je dis que leur action fut certainement favorisée par la restauration des forces nutritives que produisit immédiatement l'inspiration de l'air condensé. On sait , en effet , que les métasyncrises salutaires déterminées par certains altérants ont pour condition essentielle l'intégrité des fonctions digestives ; ainsi, dans la chlorose , les préparations ferrugineuses ne sont efficaces ou même tolérées par l'organisme que lorsque l'estomac fonctionne d'une manière convenable.

Le bain d'air comprimé m'a paru encore très efficace dans l'ophthalmie scrophuleuse, non-seulement parce qu'il modifie , avec le temps , la diathèse générale ; mais parce qu'il exerce de plus, ainsi que je l'ai dit , une action dépressive immédiate sur le réseau capillaire de la conjonctive enflammée ; je l'ai vu, du moins , produire promptement cet effet et amener la guérison chez une jeune fille strumeuse au plus haut degré, pour laquelle on avait employé sans succès tous les moyens ordinaires.

Avant de passer à l'exposition des autres applications qui ont été faites du bain d'air comprimé contre des affections constitutionnelles ou locales , il est bon , je crois , d'arrêter un instant le lecteur sur l'accord que cette médication présente avec les inductions thérapeutiques que l'étiologie des maladies tuberculeuses ou strumeuses a suggérées aux pathologistes qui en ont fait une étude particulière ; car, si l'expérience est beaucoup, la raison seule peut lui donner une complète autorité, suivant cet axiôme de Baglivi :

Experientia ratione destituta fallax est plurimum.

CHAPITRE VIII.

—

Harmonie d'opposition respective entre les divers modes d'action de l'air comprimé et les éléments étiologiques de la diathèse tuberculeuse.

Les modificateurs que la thérapeutique emprunte à la matière médicale ne s'accommodent pas toujours aux éléments divers des maladies ; ainsi, les narcotiques , les purgatifs, les excitants administrés pour remplir une indication actuellement dominante peuvent nuire quelquefois au but final de l'art.

Il n'en est pas ainsi, en général, des matériaux de l'hygiène, lorsqu'en faisant varier leur puissance, on les emploie à agir sur l'économie animale avec plus ou moins d'intensité , parce qu'ils sont les conditions mêmes de la vie, « et ne se bornent pas, suivant la remar-
» que de Muller , à changer la composition des parties
» organiques, et à stimuler par un changement d'équili-
» bre , mais qu'ils entrent comme parties *intégrantes*
» dans la constitution des organes, et cela d'une ma-
» nière indispensable à leurs fonctions. »

Cette observation est particulièrement applicable à

l'air atmosphérique, à ce *pabulum vitœ*, qui non-seulement concourt essentiellement à la formation du fluide nourricier, mais intervient encore efficacement dans sa distribution régulière à toutes les parties du corps vivant.

Par cette double propriété dont l'art peut augmenter l'énergie, il oppose une influence contraire à chacune des anomalies fonctionnelles qui engendrent la diathèse tuberculeuse.

En effet, il est un point de doctrine qui paraît aujourd'hui universellement admis par les médecins sur l'origine des tubercules, soit qu'ils occupent le poumon, ou qu'ils aient envahi les organes glanduleux et les os ; c'est que leur existence suppose constamment une dyscrasie du fluide récrémentitiel qui fournit à l'organisme ses éléments constitutifs, et que cette dyscrasie est le résultat d'une nutrition défectueuse.

Ainsi, en reconnaissant qu'une irritation accidentelle peut déterminer un dépôt de matière tuberculeuse dans les organes respiratoires, M. Andral ajoute : « On » ne doit jamais perdre de vue que, pour que l'inflam- » mation de la membrane muqueuse des conduits aé- » riens puisse amener la production de tubercules pul- » monaires, il faut admettre une prédisposition (1). »

M. Carswell, après avoir combattu l'opinion de ceux qui considèrent les tubercules comme un produit immédiat de l'inflammation, veut qu'on les rapporte à une condition pathologique spéciale, tout-à-fait distincte de l'état phlogistique. « Nous n'avons, dit-il, aucun

(1) Andral, *Clinique médicale*.

» moyen de déterminer en quoi consiste l'essence de
» cette condition morbide, mais l'étiologie de l'affection
» tuberculeuse fournit les preuves les plus fortes de la
» réalité de son existence et de la certitude de son
» développement sous l'influence de circonstances pro-
» pres à amener une perturbation générale dans les
» fonctions organiques, et plus particulièrement peut-
» être dans celles de la nutrition, perturbation qui se
» manifeste à nous par un produit de sécrétion morbide
» spécial. La possibilité constatée par l'expérience de
» faire naître l'affection tuberculeuse chez des lapins,
» en les obligeant à se nourrir d'aliments qui ne
» conviennent point à leur espèce, en les tenant
» renfermés dans un lieu froid, obscur, humide et
» resserré, rend complètement évidente l'influence des
» agents physiques auxquels la plupart des pathologistes
» attribuent l'origine de cette maladie dans l'espèce
» humaine, et manifeste aussi le caractère général des
» changements qu'ils déterminent dans l'économie (1).»

Le docteur Clark insiste de même sur la préexistence
d'une disposition générale organique dans la genèse
de la phthisie, et recommande de diriger surtout contre elle les moyens de l'art. « Avant de pouvoir, dit-il,
» raisonnablement espérer de guérir la phthisie, nous
» devons considérer la pathologie de cette affection sous
» un point de vue plus *compréhensif* qu'on ne l'a fait jus-
» qu'ici ; au lieu de fixer uniquement notre attention sur
» l'altération des poumons, il importe de la diriger

(1) Carswell, *On tubercle, Cyclopœdia of pratical médicine*, pag. 268.

» d'abord sur l'état morbide de tout le système , sur
» cette *cachexie* tuberculeuse dans laquelle la phthisie
» a son origine (1). »

M. le docteur Fournet , dans son excellent ouvrage
sur la phthisie pulmonaire , a précisé plus exactement
encore qu'on ne l'avait fait avant lui la distinction à
établir, sous le rapport du traitement, entre l'état con-
stitutionnel des phthisiques et les symptômes locaux
qu'ils peuvent offrir , et il indique dans ces termes la
cause efficiente de la diathèse tuberculeuse : « Les modi-
» fications de l'organisme d'où résulte la prédisposition
» aux tubercules sont le résultat des changements
» éprouvés par la nutrition ; ces changements peuvent
» avoir pour point de départ le trouble d'une seule des
» principales fonctions de l'économie , ou le trouble
» simultané de plusieurs d'entre elles (2). »

Enfin , M. Rayer , dans un mémoire sur la phthisie
considérée chez l'homme et les animaux , présenté à
l'Académie des Sciences en 1842 , résume ainsi le
résultat de ses recherches et la conclusion qui en découle :

« Dans la vaste série de lésions tuberculeuses, varia-
» bles dans leur aspect , mais toujours les mêmes chez
» les animaux éloignés les uns des autres, on reconnaît
» que la phthisie est le terme commun où aboutissent
» des perturbations variées de la nutrition, et l'*on peut*
» *entrevoir que la science, qui , à l'égard de la tuberculi-*
» *sation, est absolument impuissante à guérir, excepté dans*

(1) Clarck, *On consomption.*
(2) Fournet, 2ᵉ volume , pag. 47.

» *de rares occasions, ne doit pas être impuissante à pré-*
» *venir.* »

Le fait d'une altération générale de l'organisme, préexistant à la formation des tubercules, ayant été mis hors de doute, connaît-on aussi bien l'importance relative des causes physiques qui peuvent pervertir la nutrition, et surtout les moyens les plus efficaces de neutraliser chacune de ces causes? C'est ce qu'il convient d'examiner ici rapidement.

Des deux procédés physiologiques inverses, dont le jeu simultané maintient l'intégrité du support matériel de la vie, celui de décomposition est le plus accessible à notre observation. Ainsi, l'on connaît, par les expériences de Sanctorius, la part très grande que la perspiration cutanée prend aux déperditions journalières de l'économie; on a pu apprécier les circonstances qui font varier l'activité de ce moyen de dépuration, et l'hygiène a profité de cette connaissance pour prescrire les soins propres à la maintenir dans ses conditions normales. Tel est le but des bains, des frictions, et le motif du précepte de choisir, autant que possible, une habitation sèche, bien aérée, accessible aux rayons solaires.

La perspiration pulmonaire, qui élimine, sous forme gazeuse, les produits carbonés du *detritus* des organes, peut être aussi quelquefois rapprochée de son degré normal d'activité. L'exercice musculaire, le renouvellement convenable de l'air inspiré (1), concou-

____

(1) L'importance du renouvellement de l'air, pour maintenir l'exhalation normale de l'acide carbonique, a été mise en

rent à remplir cette indication, et favorisent en outre l'évacuation des produits azotés de la métamorphose des tissus , en activant la sécrétion urinaire.

L'un des mouvements de la matière qui constituent le grand phénomène de la rénovation organique , celui de décomposition, peut donc être secondé efficacement par l'hygiène ordinaire dans un certain nombre de cas ; nous allons voir qu'il n'en est pas tout-à-fait ainsi à l'égard de l'assimilation de nouveaux éléments nutritifs.

L'insuffisance ou l'impropriété des aliments a été considérée avec raison comme une des causes de la diathèse tuberculeuse , et l'on a cru souvent à la possibilité de prévenir ou de corriger cette diathèse en se bornant à élever la proportion et la qualité des substances alibiles introduites dans l'économie. C'est là une erreur grave et qui devient bien manifeste par l'exemple des classes aisées de la population , qui ne manquent pas d'une nourriture abondante et choisie , et n'en sont guères moins sujettes à la phthisie. Suivant la remarque du docteur Clark , l'excès des aliments, ou leur nature trop excitante pour les organes digestifs , peut amener , comme les circonstances contraires , le développement de la cachexie tuberculeuse ;

évidence par les expériences de Nysten. Ce physiologiste avait remarqué que des sujets bien portants, auxquels il faisait inspirer de l'air frais par le nez, et qui l'expiraient dans une vessie par la bouche, rendaient en une demi-minute 132 à 160 centimètres cubes d'acide carbonique; mais quand ils inspiraient de l'air déjà respiré par eux, l'acide carbonique exhalé pendant le même laps de temps ne s'élevait que de 75 à 120 centimètres cubes. (Lhéritier, pag. 336.)

et il est à regretter que ce fait ait été souvent méconnu par les hommes de l'art.

En réalité, la nature choisie des aliments importe moins à la réparation organique que leur élaboration convenable, sous l'influence des forces digestives, et que la sanguification parfaite du chyle et de la lymphe par l'acte de la respiration ; ces deux conditions d'une bonne nutrition doivent donc appeler particulièrement notre attention.

Les pathologistes allemands et les médecins anglais, après eux, ont insisté spécialement sur la première, et ils s'accordent à rapporter dans beaucoup de cas l'origine de la diathèse tuberculeuse à une affection primitive des organes digestifs, qu'ils ont désignée sous le nom de *dyspepsie strumeuse*.

D'après le docteur Todd, « les phénomènes de cette
» maladie, l'ensemble de ses caractères indiquent un
» état de congestion du système hépatique, et si nous
» rapportons son origine prochaine à une pléthore de
» la veine porte, soit dans ses rameaux, soit dans ses
» branches, nous serons en possession des éléments
» qui peuvent servir à expliquer tous les symptômes
» qu'elle présente ; car il est facile de comprendre
» comment, dans cette condition de la circulation
» abdominale, la surface muqueuse des intestins reste
» engorgée de sang et sujette, par conséquent, à
» l'inflammation et à d'autres désordres, surtout dans
» la région du duodénum, à cause du rôle particulier
» que remplit dans la digestion cette portion du tube
» intestinal. On conçoit encore comment le trouble des
» fonctions du foie peut amener les autres conséquences

» de cette maladie. En effet, bien que nous ne con-
» naissions pas précisément quelle part ces fonctions
» prennent dans le procédé de la sanguification, il
» est facile de préjuger que leur perturbation doit nuire
» gravement à l'hématose, et imprimer aux fluides de
» l'économie un état cachectique d'où résulte la forma-
» tion de tubercules et autres produits semi-organiques.
» Il ne semble pas improbable que la disposition à la
» pléthore abdominale, ou une organisation qui favorise
» cette pléthore, puisse être transmise héréditairement,
» particulièrement par des personnes hypocondriaques,
» chez lesquelles les viscères chylopoiétiques sont dans
» un état constant d'irritation et par conséquent de
» congestion. Nous pouvons nous expliquer ainsi com-
» ment la cachexie strumeuse passe de génération en
» génération (1). » Le docteur Clark partage com
plètement l'opinion du docteur Todd. « De toutes les
» maladies, la dyspepsie doit être considérée, dit-il,
» comme la source la plus féconde des cachexies de toute
» sorte, par cette raison évidente, que l'état sain des
» organes digestifs et l'intégrité de leurs fonctions sont
» essentiels à l'élaboration des aliments et par suite à
» l'assimilation d'éléments récorporatifs propres à
» entretenir l'état normal de l'économie (2). »

Le même auteur attribue aussi à une congestion
du système veineux de l'abdomen la dyspepsie
strumeuse. « Dans les enfants qui présentent les carac-

(1) Todd, *On indigestion*, **Cyclopædia of pratical medicine**, vol. 2 , pag. 650.

(2) Clark, *On tubercular phthisis*, **Cyclopædia**, vol. 4, pag. 318.

» tères extérieurs d'une constitution strumeuse origi-
» nelle, nous observons, dit-il, constamment cette
» disposition à un état congestionnel de la circulation
» abdominale, et, à moins que nous ne parvenions à y
» remédier, ils deviennent tuberculeux, et meurent
» prématurément. »

L'intégrité des organes digestifs et de leurs fonctions
ne suffirait pas à donner aux produits de l'élaboration
intestinale les qualités convenables pour une bonne
nutrition ; il faut de plus que le conflit de l'atmosphère
avec le sang veineux, le chyle et la lymphe soit assez
énergique pour enlever à ces fluides les éléments qu'ils
contiennent en excès, tels que le carbone, l'hydrogène,
l'azote, et les imprégner en outre de la quantité d'oxygène qui est nécessaire pour les convertir en sang artériel parfait. L'absence de cette seconde condition d'une
bonne hématose, soit qu'elle résulte de l'impureté de
l'air ou d'un défaut de développement des organes respiratoires, a été regardée par le plus grand nombre
des médecins comme une des circonstances qui concourent le plus efficacement à produire la diathèse tuberculeuse, et qui doit être mise de pair avec la dyspepsie
déterminée par un état de congestion du système
veineux abdominal.

Voyons maintenant par quels moyens ils ont conseillé de remédier à ces deux causes perturbatrices de la
nutrition.

On a proposé de combattre la pléthore veineuse
abdominale par l'application plus ou moins répétée de
sangsues à l'anus ; la nature médicatrice semble indiquer en effet ce moyen lorsqu'elle produit spontané-

ment un afflux de sang vers les vaisseaux hémorrhoï-
daux , et suspend ainsi heureusement la marche de la
consomption pulmonaire.

On a cherché encore à dégorger le système de la
veine porte, en excitant les fonctions du foie par les
préparations mercurielles, iodurées , les sels alcalins ,
en activant la sécrétion urinaire par le nitrate de po-
tasse, la digitale, etc., et enfin en stimulant la perspiration
cutanée au moyen des eaux minérales , des bains de
mer , des frictions , de l'exercice musculaire.

On ne peut nier que la série de tous ces modificateurs, employés à propos et avec suite, n'ait répondu
quelquefois aux espérances de l'art ; mais leur com-
plexité et surtout la difficulté très grande de déterminer l'opportunité de quelques-uns d'entre eux , suivant
les conditions variables individuelles , les ont fait
échouer encore plus souvent.

L'indication de rendre la respiration plus étendue
chez les sujets dont les organes pulmonaires manquent,
soit accidentellement, soit originellement, d'un développement convenable, comme la plupart de ceux qui sont
prédisposés à l'affection tuberculeuse, a fixé l'attention
particulière de plusieurs médecins étrangers ou natio-
naux.

Le docteur Autenrieth a prescrit le premier des inspirations fréquentes et profondes pour développer la
poitrine des sujets chez lesquels elle était étroite et
resserrée.

Le docteur Clark conseille la même pratique, en y
ajoutant la recommandation de porter fortement les
bras et les épaules en arrière, pendant qu'on inspire

fortement et à intervalles rapprochés autant d'air qu'il en peut pénétrer dans les poumons.

Dupuytren pensait provoquer l'ampliation de la cavité thoracique en faisant exercer spécialement les muscles des bras et des épaules ; mais le déploiement de toutes les parties du système musculaire paraît mieux approprié à cette indication, d'après les résultats observés par M. Woillez. Il est probable, en effet, que la gymnastique générale, en exigeant une consommation plus considérable de l'oxygène atmosphérique, sollicite, par cela même, une plus grande expansion des organes respiratoires.

Le chant, le jeu des instruments à vent ont été aussi recommandés pour accroître la capacité des poumons (1) ; enfin, M. Steinbrenner a proposé, dans la même intention, de faire respirer les sujets à travers un tube qui, rendant plus lent et plus laborieux l'appel de l'air dans les voies respiratoires, obligeait les muscles inspirateurs à des efforts plus énergiques dont la répétition augmentait progressivement leur puissance.

(1) L'exercice de la voix, le jeu des instruments à vent, qui exigent des inspirations étendues, ont une influence évidente sur le développement du poumon. Martini rapporte que la circonférence de la poitrine avait augmenté de huit lignes chez un sujet qui venait de jouer d'un instrument.

Par contre, le mutisme, en enrayant l'expansion pulmonaire, paraît disposer les sujets affectés de cette infirmité à la phthisie tuberculeuse, suivant les observations de M. le docteur Perrin, médecin de l'institution des sourds-muets de Lyon. Il en est de même du silence absolu imposé aux détenus dans le système cellulaire, ainsi qu'on doit le conclure d'un rapport très remarquable adressé, il y a quelques années, au conseil général du Morbihan par le préfet de ce département.

Cette gymnastique du poumon est certainement très utile, pourvu qu'elle soit pratiquée avec mesure et prudence ; car, sans cette condition, elle pourrait devenir au contraire nuisible et même dangereuse.

Il est temps de mettre en regard des moyens qui ont eu cours jusqu'ici dans la thérapeutique ordinaire, soit pour guérir la dyspepsie produite par une congestion veineuse abdominale, soit pour donner à la respiration une puissance qui satisfasse aux conditions d'une bonne hématose, la médication pneumatique dont j'ai fait pressentir, par quelques exemples, l'efficacité contre la diathèse tuberculeuse. J'espère démontrer que non-seulement elle remplit à elle seule la double indication de rétablir les fonctions digestives entravées par l'afflux du sang veineux dans les viscères abdominaux et d'accroître le champ de la respiration, mais encore qu'elle réalise ces deux résultats, qui sont la base essentielle de la prophylaxie des affections tuberculeuse et strumeuse, d'une manière presque immédiate et avec cette constance qui, en thérapeutique, ne saurait appartenir qu'à l'intervention d'une force physique.

J'ai rappelé, dans le chapitre troisième de cet essai, la théorie la plus vraisemblable du mécanisme de la circulation veineuse abdominale, théorie que M. P. Bérard a fondée sur les expériences de M. J. Barry et sur ses propres recherches, relatives aux connexions qui lient les veines sushépatiques avec le tissu du foie et les maintiennent dilatées. L'influence de l'action aspirante de la poitrine sur le cours du sang dans le système de la veine porte ayant été ainsi établie anatomiquement et physiologiquement pour la *pression nor-*

male de l'atmosphère, quel changement un *accroissement* de cette pression peut-il lui faire subir ? C'est là ce que je vais maintenant examiner.

J'ai déjà démontré qu'une augmentation de la force élastique de l'air favorisait l'inspiration et lui donnait plus d'étendue , en opposant, d'une part , une force antagoniste plus grande à la réaction concentrique du poumon, qui limite presque toujours le champ dans lequel les muscles inspirateurs peuvent exercer une action efficace sur le développement de la cavité thoracique, et en modifiant, de l'autre, le mécanisme suivant lequel l'expansion de cette cavité a lieu le plus ordinairement.

Relativement à cette seconde circonstance, j'ai fait voir comment l'air condensé fournissant un appui plus résistant aux parois abdominales , celles-ci cédaient moins à l'effort de contraction du diaphragme pendant l'inspiration , favorisaient ainsi le soulèvement du thorax en totalité, et substituaient à la respiration diaphragmatique la respiration costo-sternale, dont l'amplitude est bien supérieure.

La constriction uniforme des parois abdominales par l'augmentation de la densité de l'air extérieur, en accroissant proportionnellement le ressort des gaz intestinaux, a encore un autre effet que celui de favoriser l'expansion de la poitrine ; c'est de diminuer, surtout pendant l'inspiration , le calibre de toutes les ramifications de la veine porte, et même des vaisseaux lymphatiques , et d'y précipiter, par conséquent, le cours de ces liquides vers le vide relatif, devenu, d'autre part, plus étendu.

En résumé, la condensation artificielle de l'air atmosphérique dans un espace clos, où l'organisme tout entier est plongé, élève simultanément à une plus haute puissance chacune des conditions physiques qui constituent le jeu de pompe aspirante que le cœur droit et les poumons exercent sur le sang veineux abdominal.

L'induction thérapeutique à tirer de ce fait de mécanique animale, c'est que le bain d'air comprimé peut être considéré, relativement à l'indication de dissiper les stases de la circulation abdominale et les congestions capillaires en général, comme un moyen du même ordre que les ventouses ordinaires pour appeler le sang des organes centraux vers la périphérie du corps ; c'est l'application d'une sorte de *ventouse interne*, si je puis m'exprimer ainsi, dont les éléments et le jeu préexistent dans l'organisation, et dont l'art peut accroître considérablement l'action dérivatrice.

Pour justifier expérimentalement cette dernière assertion, je vais rapporter quelques cas de congestion veineuse abdominale où l'usage du bain d'air comprimé a produit manifestement un effet analogue à celui que j'ai signalé en parlant de son emploi dans le traitement de la coxarthrocace.

Première observation.

Un négociant d'une constitution délicate, menant une vie sédentaire dans des occupations de bureau, était

sujet à des symptômes d'irritation gastro-intestinale,
tels que douleur abdominale, dévoiement, coloration
légèrement ictérique, anorexie. Dans quelques occur-
rences où ces symptômes avaient revêtu un caractère
d'acuité plus prononcée, on lui avait appliqué avec
succès des sangsues à l'anus. Il fut envoyé en 1841
aux eaux de Vichy, qui améliorèrent notablement sa
santé, mais ne le débarrassèrent point de la disposition toujours imminente qu'il présentait à un engorgement des viscères chylopoiétiques. Il reçut en 1843 le
conseil d'essayer l'usage du bain d'air comprimé pour remédier à cet état habituel de dyspepsie gastro-entérique.
Cette médication, prolongée pendant un mois, produisit
le meilleur effet; car, à sa suite, M. P... fut délivré
pendant cinq ans des accidents qu'il éprouvait du côté
des organes digestifs. Au mois de mars dernier., sous
l'influence d'impressions morales pénibles, il fut repris de douleurs dans le ventre, de dévoiement, pour
lesquels M. Richard, de Nancy, prescrivit le séjour au
lit, des topiques émollients et une diète sévère. Lorsque ces symptômes d'irritation intestinale eurent été
amendés par ce traitement, le malade se souvint du
bienfait qu'il avait obtenu du bain d'air comprimé, et
voulut y recourir de nouveau. Le résultat ne démentit
point son espoir; car, après six bains seulement, le
sentiment de pesanteur abdominale avait disparu, l'appétit s'était développé avec énergie et le rétablissement
était complet.

Deuxième observation.

Une jeune dame , à la suite de contrariétés domestiques très vives , était tombée dans un état de marasme
des plus inquiétants. Les fonctions digestives ne s'exécutaient plus qu'avec difficulté ; la peau, d'une coloration bistre , indiquait une grave perturbation du système hépatique ; la faiblesse, qui était extrême , amenait quelquefois des défaillances. Outre les moyens
ordinaires, on avait employé sans succès l'hydrothérapie contre cette affection, qui semblait conduire rapidement la malade à un état de consomption , lorsqu'elle
reçut de MM. Nichet et Pétrequin le conseil de prendre des bains d'air comprimé.

L'action de ce moyen ne fut pas aussi immédiate que
je l'ai observé dans d'autres cas , moins graves à la
vérité; cependant, après trente bains, les fonctions digestives étaient rétablies complétement , et la malade
si amaigrie reprit bientôt un embonpoint remarquable. Cette guérison ne s'est pas démentie.

La propriété que possède le bain d'air comprimé de
dégorger le système hépatique et celui de la veine
porte, propriété qui résulte d'une action purement
mécanique, et, par conséquent, nécessairement efficace, s'est manifestée d'une *manière presque instantanée*
dans les cas suivants.

Troisième observation.

Une dame affectée d'un engorgement chronique du foie, qui a passé souvent à l'état d'inflammation, et pour lequel elle a été envoyée depuis trois ans aux eaux de Vichy par M. le docteur Richard, de Nancy, avait éprouvé une crise violente d'hémorrhoïdes. On avait été obligé, pour calmer les douleurs, de scarifier avec la lancette les tumeurs qui faisaient saillie hors de l'intestin. L'inflammation de ces tumeurs avait été ainsi abattue, mais leur turgescence, persistant encore à un assez haut degré, ne permettait pas qu'elles fussent repoussées en dedans. Il y avait tension pénible, sentiment de pesanteur au périnée. C'est dans cet état que la malade reçut le conseil de prendre des bains d'air comprimé ; leur effet fut des plus rapides et des plus prononcés, car au bout de deux ou trois jours les tumeurs hémorrhoïdales, dégorgées sans écoulement, étaient rentrées dans le rectum, et tout symptôme de congestion vers cette partie avait disparu.

Depuis lors, la malade fait usage de temps à autre du bain d'air comprimé, dans le but d'éloigner les époques où elle est obligée de se faire saigner sous la menace d'un recrudescence d'hépatite. Par l'emploi de ce moyen, l'appétit se développe toujours avec une grande énergie ; ce qui indique évidemment un état satisfaisant des viscères chylopoiétiques.

Quatrième observation.

Une jeune institutrice affectée d'engorgement chronique du foie, qui paraît entretenu par l'étroitesse relative de la cavité thoracique, et sujette à des crampes violentes d'estomac , particulièrement aux approches de la menstruation , a fait un usage fréquent du bain d'air comprimé, dont elle éprouve habituellement les meilleurs effets. Ainsi, elle prévient par là des douleurs lombaires assez violentes qui précèdent ordinairement chez elle l'éruption des règles ; elle a eu en outre l'occasion d'observer que, lorsque la région hypogastrique devenait douloureuse au toucher par une tuméfaction plus prononcée du foie , cette sensibilité , qui rend pénible la compression même très modérée exercée par un corset , disparaissait promptement dans le bain d'air. Elle a constaté aussi, au moyen d'une ceinture, la réduction du volume de l'abdomen sous l'influence d'un accroissement de la pression atmosphérique , et le changement que cet accroissement produit dans le mode de respiration le plus ordinaire, circonstances qui pouvaient être prévues rationnellement, ainsi que je l'ai démontré.

J'ai dit que le bain d'air comprimé n'avait pas seulement pour effet d'activer et de régulariser la circulation abdominale, et de remédier ainsi à l'état de dyspepsie chronique, qui prépare si souvent les affections strumeuses, mais qu'il favorisait encore immédiatement le procédé de l'hématose en rendant plus étendu et plus complet dans le poumon le conflit de l'air atmosphérique avec le sang veineux. Ce second résultat, qui peut se conclure théoriquement des expériences de MM. Hervier et Saint-Lager, n'est pas limité à la durée du bain d'air comprimé, mais il a une condition de permanence dans le développement que la capacité de la poitrine reçoit par l'habitude d'inspirations plus étendues, ainsi que l'ont déjà prouvé les observations d'Autenrieth et celles de M. Steinbrenner, et ainsi que je le confirmerai par les exemples suivants.

Première observation. — Déformation de la poitrine à la suite d'épanchement pleurétique, considérablement diminuée par l'usage du bain d'air comprimé.

Un jeune garçon, âgé de quatorze ans, avait éprouvé dans les premières années de sa vie une violente attaque de pleurésie, suivie d'épanchement. A la suite de cette affection, le côté droit de la poitrine fut frappé d'atrophie ; le côté gauche, au contraire, parut se développer plus que d'ordinaire, comme pour suffire seul à l'hématose. Il était résulté de là une déviation latérale de l'épine avec gibbosité très apparente à gauche. La respiration, courte et laborieuse dans l'état ordinaire, devenait encore plus difficile lorsque le sujet se livrait à un exercice plus actif que de coutume ; la cause la plus légère suffisait pour déterminer une affection catarrhale opiniâtre ; la toux était habituelle , la nutrition languissante.

Consulté pour ce jeune malade , M. le docteur Bottex reconnut que le poumon droit était imperméable à l'air ; il conseilla le bain pneumatique pour dilater les cellules pulmonaires dont il supposait les parois plissées et rapprochées par la contraction du thorax. Après quinze jours de l'emploi de ce moyen , l'air pénétrait dans le tiers supérieur du poumon droit, la toux avait notablement diminué. Au bout de quatre mois de traitement, la respiration s'exécutait dans la presque totalité de l'organe ; le côté atrophié s'était considérablement développé et avait diminué proportionnellement l'irrégularité du torse ; la nutrition se faisait avec énergie.

Toutes les circonstances qui apportent un obstacle permanent à l'amplitude normale de la respiration amènent consécutivement une atrophie plus ou moins prononcée des poumons et un changement dans la forme de la poitrine. Dupuytren et plus récemment M. Mason Warren, de Philadelphie, ont signalé la tuméfaction chronique des amygdales comme déterminant ce résultat , et ont employé avec succès l'excision de ces glandes pour rétablir la régularité du thorax.

Lorsque la déformation de la poitrine consiste dans une élongation du diamètre antéro-postérieur aux dépens du diamètre transversal, comme on le voit chez beaucoup de rachitiques, dont le thorax ressemble à celui des oiseaux , on peut agir mécaniquement sur cette aberration de forme en comprimant d'arrière en avant, suivant le conseil de Dupuytren , la cage os-

seuse constituée par le sternum et les côtes, et ramener
sa section transversale d'une forme voisine de l'ellipse à
celle d'une circonférence de cercle ayant le même
pourtour et embrassant par conséquent une aire plus
étendue ; mais ce procédé orthomorphique est inapplicable lorsque le thorax offre une dépression dans une
partie de son périmètre, en opposition avec une protu-
bérance de l'autre. On peut bien, par des moyens de
pression concentrique, redresser les côtes qui présentent une convexité exagérée ; mais comment rendre
convexes celles qui sont devenues droites ou même
concaves ? Il est évident qu'une force agissant de dedans
en dehors serait seule capable de remplir cette dernière indication ; or, l'art n'en possède aucune jusqu'ici.
Eh bien ! ce que l'orthopédie ordinaire ne saurait faire,
le bain pneumatique le produit merveilleusement. En
effet, la condensation de l'air rendant l'inspiration plus
étendue, comme je l'ai démontré, appelle dans le poumon une plus grande quantité de sang ; la nutrition de
cet organe doit donc devenir plus active, et son volume s'accroître progressivement ; mais le contenu ne
peut augmenter sans que le contenant ne se développe
proportionnellement. Il résulte de là cette conséquence
nécessaire, puisqu'elle est géométrique, que si la cavité thoracique présente un périmètre irrégulier, ce
périmètre doit se rapprocher d'une circonférence de
cercle à mesure qu'elle est obligée d'agrandir sa capacité pour loger un poumon plus volumineux. On
voit, par ces considérations qui ne sauraient être contestées par aucun médecin pourvu de quelques notions
de physique et de mécanique, que le bain d'air comprimé.

qui n'avait été considéré d'abord que comme un modificateur physiologique de l'hématose , est de plus, en réalité, un agent orthomorphique que nul autre ne saurait suppléer, lorsqu'il s'agit d'exercer sur les parois thoraciques déformées un effort excentrique.

Je vais confirmer , par un second fait d'une authenticité certaine , cette importante particularité dont la connaissance a été acquise bien fortuitement, car je n'avais point prévu l'action mécanique de l'air condensé pour amener vers son *maximum* de capacité , et , par conséquent, régulariser la cavité thoracique déformée.

Cinquième observation.

Une jeune personne de treize ans dont la famille habitait Constantinople fut envoyée à Marseille en 1842, et adressée à M. le docteur Cauvière, pour recevoir de ce médecin distingué les conseils et la direction nécessaires au succès d'un traitement orthopédique que réclamait sa santé fort altérée par une déviation de l'épine, des plus prononcées. M. Cauvière voulut bien faire confier cette jeune malade à mes soins, en appelant mon attention la plus sérieuse sur la gravité de son état. Elle présentait en effet, à son entrée dans mon établissement , outre trois inflexions latérales de l'épine, qui réduisaient notablement sa taille , une gibbosité considérable à droite et une dépression non moins sensible du côté opposé du thorax. Cette cavité paraissait en quelque sorte écrasée à gauche , et ne devait certainement loger qu'un poumon réduit à la moitié du volume ordinaire ; aussi la respiration était-elle courte est embarrassée, et la faiblesse si grande qu'on fut obligé de soutenir cette jeune personne par le bras pour lui faire parcourir un certain trajet dans un jardin d'une pente assez douce. Je n'ai pu savoir si cette déformation était le résultat d'un épanchement pleurétique, comme dans le cas précédent, ou seulement la conséquence d'une déviation primitive du rachis. Quoi qu'il en soit, l'empreinte du torse ayant été prise, on commença immédiatement le traitement organo-plastique, suivant ma méthode, par l'usage du bain d'air comprimé, de la gymnastique médicale, et l'emploi de l'appareil mobile extenseur à inclinaison et à pressions latérales dont j'ai donné la description dans un autre travail.

Redresser les côtes devenues trop convexes en arrière, à droite, était, ainsi que je l'ai dit, un résultat que la mécanique convenablement appliquée pouvait atteindre, mais relever et courber celles qui avaient été affaissées et aplaties du côté opposé constituait une opération certainement impossible ou très longue par les moyens orthopédiques ordinaires ; ce problème d'orthomorphie fut résolu avec une rapidité surprenante par l'inspiration journalière de l'air condensé à **25** ou **30** centimètres de mercure ; car au bout de quatre mois, en même temps que la gibbosité du côté droit s'était effacée de plus de moitié, la dépression du côté gauche restait à peine sensible, ainsi que le montre une seconde empreinte du torse, prise à cette période du traitement.

Quatorze mois plus tard, la constitution avait pris un développement extraordinaire, la taille s'était élevée de trois pouces, et le buste de la jeune personne, moulé de nouveau, se refusait à tout rapport d'identité avec le premier modèle. Cette guérison s'est parfaitement soutenue, et l'on conçoit qu'il ne pouvait en être autrement en considérant la suite progressive et l'étendue des transformations opérées dans la conformation primitive du sujet. Les plâtres qui expriment ces changements on été présentés à la Société de médecine de Lyon et à l'Académie nationale de médecine de Paris avec les documents qui établissent l'authenticité du fait de guérison auquel ils se rapportent ; leur comparaison a excité l'étonnement de tous les médecins, qui savent combien est limité l'effet des appareils mécaniques appliqués au redressement de la régularité du thorax frappé de déformation, soit par suite d'épanchement pleurétique, soit par toute autre cause.

J'ai communiqué à la Société nationale de médecine de Lyon d'autres exemples de l'efficacité du bain d'air comprimé dans les cas de dépression considérable et d'angustie de la cavité pectorale, je ne les rappellerai pas ici ; car ils ne rendraient pas plus évidente une action expansive qui a sa raison d'être, non dans les conditions physiologiques variables de l'organisme, mais dans un phénomène physique constant, l'effort *excentrique* exercé sur le poumon par l'accroissement de la pression atmosphérique, renfermé dans certaines limites.

En démontrant à l'aide du raisonnement, et surtout de l'expérience, que cet accroissement a le double effet

de dissiper les stases de la circulation veineuse abdominale , et d'accroître l'intensité de la fonction respiratoire , soit *immédiatement* par un endosmose plus considérable de l'oxygène, soit *consécutivement* par l'agrandissement permanent des surfaces absorbantes du poumon , j'ai justifié pleinement l'énoncé de ce chapitre ,
car les *deux conditions précédentes* s'opposent exactement
aux *deux éléments principaux* de la diathèse tuberculeuse , tels qu'ils ont été constatés par les pathologistes
qui se sont occupés spécialement de cette affection.

CHAPITRE IX.

—

Emploi du bain d'air comprimé dans le traitement du rachitisme.

L'importance *physiologique* de la double influence que la condensation de l'air atmosphérique exerce à la fois sur l'hématose et la circulation veineuse abdominale, fait pressentir d'autres applications thérapeutiques de ce moyen contre les anomalies de la nutrition ; mais une de celles qui se justifient le mieux *à priori* est l'emploi du bain pneumatique dans le traitement du rachitisme , parce que les éléments de cette médication s'opposent encore, parallèlement en quelque sorte , à ceux de la maladie, ainsi qu'il est facile de le prouver.

Tous les pathologistes ont constaté l'état d'hypertrophie du foie et l'angustie de la poitrine qui accompagnent cette maladie ; voici comment s'exprime à ce sujet Boëtius, qui a été cité par Trnka :

Dextrum hypocondrium tumescit totum tumore æquali magno ac renitente, sic ut digitos sub costas nothas adi-

*gere non possis , et sanè omnis mali vel origo vel fomes
latet hoc in loco.... tumor iste cum pectoris aliquà angustia
statim in ipso morbi initio apparet , sic ut interdùm
quidem ambo ista simul eodemque tempore se prodeant ,
aliàs verò , vel hoc, vel illud altero non nihil ante-
rius fit.*

Trnka , en admettant le fait de l'accroissement du
volume du foie dans le rachitisme , remarque en même
temps que la texture de cette glande n'a éprouvé aucune
altération ; il dit en effet :

*Mirum autem est , jecur tantæ molis nihil plerumque
morbosi exhibere , sed per omnia sanum esse.*

Je tirerai plus loin la conséquence de cette remarque.

Glisson ne pense pas, comme Boëtius, que l'engorgement du foie soit la cause primitive essentielle du
rachitisme , mais il considère cette tuméfaction comme
préexistante au rétrécissement de la poitrine , car il
attribue à la tension des hypocondres l'abaissement des
côtes. Outre cette action mécanique, il suppose, pour
expliquer la forme carénée que prend le thorax , certaine inégalité dans la nutrition des côtes, qui croî-
traient plus rapidement vers leur partie sternale que
vers leur extrémité postérieure. Il est facile de prouver
que la théorie de Glisson sur le mécanisme de la déformation du thorax est dénuée de fondement. En premier
lieu , l'angustie de cette cavité pouvant, d'après l'observation de Boëtius, précéder l'hypertrophie du foie ,
ou lui être contemporaine , l'abaissement des côtes ne
saurait s'expliquer par l'accroissement de volume
que prend cet organe. D'un autre côté, rien n'établit

l'élongation plus rapide des arcs costaux vers leur par
tie antérieure , supposée par l'auteur anglais ; mais en
admettant même qu'elle fût réelle , elle ne pourrait déterminer la projection du sternum en avant que si la
partie moyenne et postérieure des côtes était absolument inflexible et liée invariablement à la colonne
vertébrale. Sans cette condition, l'accroissement de ces
arcs, en un point quelconque de leur longueur, aurait
simplement pour résultat d'agrandir tous les diamètres
de la poitrine; or, Glisson n'a pas songé à prouver
que la corde qui réunit les côtes homologues vers le
point où elles commenceraient à croître, suivant lui,
d'une manière plus rapide , reste de même longueur,
malgré cet accroissement anormal.

Voyons maintenant si les notions ordinaires emprun-
tées à la physiologie et à la mécanique ne nous condui-
raient pas à l'étiologie la plus vraisemblable du rachitisme , dans la majorité des cas.

Je dis que l'hypothèse d'un défaut de développement
du poumon, primitif ou consécutif à la naissance, satisfait à l'explication de tous les symptômes de cette maladie , et que ce défaut de développement a sa raison
dans la plupart des circonstances que l'on considère
comme propres à amener le ramollissement des os.

En premier lieu , il n'est guère permis de douter que
le volume du poumon ne puisse être originairement au
dessous de ses proportions normales ; certaines habitudes de notre civilisation doivent même rendre assez
souvent héréditaire ce défaut d'organisation. En effet ,
l'usage des corsets chez les femmes des classes supérieures et moyennes de la population ayant pour ré-

sultat de réduire la capacité du thorax, comme l'a constaté le professeur Chaussier , et , d'un autre côté , la transmission des dispositions organiques ou vitales s'opérant particulièrement sous l'influence maternelle, d'après le docteur Nass, de Bonn , rien n'est plus conforme aux notions de la physiologie générale que l'hypothèse d'une angustie congéniale et héréditaire des organes de la respiration.

Les soins donnés à l'enfant dans les premiers mois qui suivent sa naissance ont-ils du moins pour effet de provoquer ou seulement de permettre une expansion des surfaces pulmonaires , qui puisse correspondre aux besoins croissants que fera naître le développement progressif de l'organisme ? Bien loin de là ; ainsi , l'usage d'emmaillotter les jeunes enfants est précisément contraire à l'indication si rationnelle de compléter les nouvelles conditions de la vie extrà-utérine, en développant l'organe qui est le siége principal de l'hématose.

L'impureté de l'air , dans des demeures étroites et mal éclairées , vient s'ajouter encore très souvent à cette cause mécanique d'atrophie , parce que , frappant de langueur tout le système musculaire , elle atteint peut-être plus spécialement les parties de ce système dont l'action est presque incessante , telles que celles qui président aux mouvements de la respiration.

L'allaitement naturel s'oppose , dans une certaine mesure , aux funestes effets que je viens de signaler , parce que les efforts de succion de l'enfant, en exerçant les muscles inspirateurs, tendent à développer les poumons ; mais on les voit s'aggraver et la mortalité s'accroître considérablement , lorsque l'allaitement se fait au biberon, à moins qu'une aération plus pure , plus stimulante , telle que celle qui se rencontre dans les lieux secs et élevés, ne contrebalance l'inertie relative dans laquelle ce mode vicieux d'alimentation laisse les organes de la respiration.

On a remarqué que c'était particulièrement vers l'âge de neuf mois que se manifestaient les premiers symptômes du rachitisme. Il paraît assez rationnel de chercher l'explication de ce fait dans les deux circonstances suivantes.

D'abord, c'est un peu avant cette époque que le travail de la première dentition commence à se prononcer; or, l'économie n'ayant pas été convenablement préparée à cette formation par la condition essentielle d'une hématose plus riche, doit fléchir très souvent sous les efforts qu'elle exige. En second lieu, c'est aussi, en général, à peu près vers le même temps, que l'alimentation cesse de se faire exclusivement par le lait maternel. Des substances plus ou moins réfractaires aux forces digestives ont été associées à ce liquide, dont l'assimilation était facile, ou l'ont même remplacé entièrement, pendant que le conflit du sang avec l'atmosphère, qui aurait dû augmenter proportionnellement aux exigences de l'évolution organique et à la nature plus réfractaire des matériaux alibiles, est resté stationnaire, ainsi qu'on peut le déduire, comme je vais le montrer, de la déformation de la poitrine et de l'hypertrophie du foie.

J'ai déjà fait voir l'invraisemblance des causes auxquelles Glisson attribuait le premier de ces symptômes concomitants du rachitisme ; je dis maintenant qu'il s'explique d'une manière si simple par la supposition d'un arrêt de développement du poumon , correspondant à l'accroissement normal des côtes, qu'il donne la plus grande probabilité à cette hypothèse.

En effet, les influences physiques qui, en restreignant le jeu de la respiration, doivent s'opposer, comme je l'ai fait voir, à l'accroissement naturel du poumon , n'ont pas d'action pour empêcher l'agrandissement des côtes, suivant les progrès de l'âge ; le périmètre de la poitrine deviendra donc plus étendu et devra embrasser dès-lors une capacité plus grande , s'il conserve la même forme régulière ; mais un vide peut-il s'établir entre le poumon et la cavité thoracique ? Evidemment non ; la pression atmosphérique extérieure y opposerait un obstacle invincible. Ainsi, par une nécessité géométrique incontestable, le contour de la poitrine doit se rapprocher d'une courbe ovale ou rentrante, afin que le contenant, à mesure que son contour se développe , reste en rapport de contiguité avec le contenu , si ce dernier ne suit pas la même progression d'accroissement.

Le rapport de causalité physique qui existe entre ces deux phénomènes, arrêt de développement du poumon d'une part , déformation du thorax correspondante à l'accroissement naturel de son contour, de l'autre, n'est pas la seule donnée d'où l'on puisse conclure la réalité préexistante du premier , en observant l'existence du second ; l'hypertrophie du foie en est une autre preuve, appartenant à l'ordre physiologique, qui n'a pas moins de valeur.

La transition entre les conditions de la vie du fœtus et celles de la vie extra-utérine est la plus considérable et la plus difficile de celles que présente l'évolution progressive de l'organisme. On sait qu'elle consiste principalement dans un changement du procédé de l'hématose; le foie, qui, dans le premier mode, remplissait à peu près exclusivement, à l'égard du sang, le rôle d'organe dépurateur, partage ce rôle, après la naissance, avec le poumon , la peau, les reins ; il doit donc en général diminuer de volume relatif lorsque s'établit le conflit immédiat du corps avec l'atmosphère. Mais si la respiration ne se développe pas d'une manière suffisante , parce que le poumon est originairement au-dessous de ses proportions naturelles ou parce qu'il est entravé dans son accroissement par quelques-unes des influences que j'ai signalées ; si, d'autre part , la peau fonctionne mal, le foie restera dans des conditions plus ou moins semblables à celles de la vie fœtale , ou tendra à s'en rapprocher.

Toutes les observations physiologiques et pathologiques prouvent cette solidarité réciproque entre l'organe hépatique et le poumon , de telle sorte que l'accroissement de volume du premier peut déjà faire présumer une atrophie relative du second. Cette présomption devient pour ainsi dire une certitude dans le rachitisme , où le volume du foie peut être doublé et triplé sans que sa texture soit altérée, suivant l'observation précitée de Trnka , circonstance qu'on ne saurait expliquer physiologiquement qu'en l'attribuant à une activité plus grande des fonctions hépatiques , correspondante à l'insuffisance relative de celles de la respiration.

D'après ce qui précéde, je crois pouvoir résumer ainsi la série des phénomènes observés dans le rachitisme, suivant leur subordination étiologique :

1° Défaut primitif ou arrêt consécutif de développement du poumon, déterminé par des circonstances variées, identiques à celles qui coexistent généralement avec l'apparition du rachitisme ;

2° Croissance naturelle et continue des côtes, que ne peut entraver aucune des influences mentionnées précédemment ;

3° Déformation du thorax, qui, pour rester en rapport de contiguité avec le poumon plus ou moins stationnaire dans son accroissement, pendant que lui-même agrandit son contour, doit *géométriquement* prendre une forme dont la section représente une courbe ovale ou rentrante ;

4° Hypertrophie du foie, dont le développement est dans un rapport généralement inverse avec celui des poumons ;

5° Imperfection de l'hématose, à laquelle le surcroît d'activité des fonctions hépatiques ne peut suffire à donner les qualités qui résultent d'une respiration normale ;

6° Production moindre de fibrine et de phosphate calcaire, dont les proportions dans le sang sont relatives à la quantité d'oxygène absorbé ; atrophie consécutive du système musculaire, et ramollissement du système osseux.

Les considérations que je viens de présenter tendent à établir théoriquement l'opportunité dans le rachitisme du bain d'air comprimé, qui, outre sa propriété d'être un *intégrant* naturel de la vitalité , possède la double puissance de dégorger mécaniquement les viscères abdominaux en dissipant la stase veineuse qui les opprime , et de développer le poumon d'une manière permanente; on va voir que l'expérience, qui avait précédé pour moi ces vues du rationalisme , les confirme pour le lecteur.

Première observation de rachitisme , guéri au moyen du bain d'air comprimé.

Dans le courant de l'année 1838 , le docteur Nichet conseilla l'usage du bain pneumatique et d'une gymnastique appropriée, pour une jeune fille de sa clientelle dont l'état devenait assez inquiétant.

Cette enfant , âgée de deux ans et demi, avait beaucoup souffert d'une mauvaise alimentation dans les premiers mois de sa vie, bien que l'on eût essayé de plusieurs nourrices. Elle ne pouvait ni marcher , ni parler ; l'abdomen était volumineux; l'épine présentait un commencement de déviation latérale à gauche dans la région dorsale inférieure, avec saillie des côtes en arrière. La peau était sèche et terreuse , le pouls fréquent , la diarrhée habituelle, l'appétit presque nul. L'enfant repoussait surtout avec dégoût les substances animales; elle était, en un mot, dans cette première période du rachitisme que les anciens médecins désignaient sous le nom de *chartre*, et qui précède le ramollissement des os. Elle fut soumise immédiatement à l'action du bain d'air comprimé, qui supprima d'abord le dévoiement et ramena l'appétit. Au bout de deux mois, la jeune malade pouvait se soutenir sur ses jambes. Afin de développer ses forces, je fis construire pour elle deux appareils de gymnastique que j'ai décrits ailleurs , et au moyen desquels l'enfant, étendue sur un petit char, s'imprimait un mouvement de translation plus ou moins rapide, sur un plan incliné ou sur un chemin de fer , en agissant tantôt des membres supérieurs, tantôt des inférieurs. Ce système de médication, suivi pendant onze mois, suffit pour rétablir la santé , et imprimer au développement de la constitution un élan qui ne s'est point démenti , car cette jeune personne est aujourd'hui très bien portante et bien conformée.

Deuxième observation.

Un jeune garçon de six ans, qui me fut adressé en 1839 par M. le docteur Gilibert, avait éprouvé en 1837 une attaque de grippe assez grave. A la suite de cette affection, la constitution, forte et vigoureuse jusque là, était devenue faible et délicate. Les digestions se faisaient mal, l'appétit était nul ou irrégulier. L'insuffisance de la respiration et de la nutrition commençait à se manifester par une déformation du thorax et de l'épine, lorsqu'il fut soumis à l'usage du bain d'air comprimé. Sous l'influence de ce modificat...

puissant de la circulation veineuse abdominale et de l'hématose pulmonaire, l'exercice des fonctions digestives se rétablit immédiatement. Les précautions que je me proposais de prendre pour la direction de son régime diététique devinrent inutiles ; car, dès les premiers bains, l'estomac put tolérer les aliments les plus substantiels, sans en être fatigué comme précédemment. Le rétablissement de la nutrition, par le double effet d'une alimentation plus abondante et d'une respiration plus étendue, rendit au bout de quelques mois à l'organisme sa vigueur primitive, et à la conformation sa régularité.

Troisième observation.

Une jeune fille de trois ou quatre ans, parente de M. le docteur Fraisse, me fut adressée en 1840, pour être traitée dans mon établissement d'une courbure vicieuse des membres inférieurs, assez fortement prononcée. On ne pouvait attribuer à l'insuffisance ou à l'impropriété de l'alimentation l'état de rachitisme dont cette enfant était affectée, car elle avait été entourée des soins les mieux entendus. Le défaut de la nutrition tenait sans doute à l'insuffisance des fonctions respiratoires. Cette étiologie, qui est commune à beaucoup de cas de rachitisme, prescrivait une médication qui pût développer le poumon et rétablir les fonctions digestives, en même temps qu'un traitement mécanique serait dirigé contre la déviation des membres. Cette déviation était en effet trop avancée pour qu'on pût confier le redressement aux seuls efforts de la nature, même après qu'elle aurait été ramenée dans une meilleure voie.

Le bain d'air comprimé remplit la première indication avec une grande promptitude ; des appareils orthopédiques, convenablement appliqués, agirent aussi très efficacement, quoique avec moins de rapidité, contre les inflexions vicieuses que présentaient les os des membres inférieurs.

Après quatre mois de ce traitement complexe, qui avait suffi à faire disparaître complètement la cause essentielle du ramollissement osseux et à effacer en grande partie la difformité, la jeune fille fut rendue à sa famille, avec la recommandation de continuer encore pendant quelque temps l'usage des moyens mécaniques.

L'impulsion vigoureuse donnée à la constitution s'est soutenue, et la guérison a été aussi entière que durable.

Je ne multiplierai pas les observations qui démontrent l'utilité du bain d'air comprimé contre la cause essentielle du ramollissement des os chez les enfants du premier âge ; cette efficacité sera confirmée par un rapport présenté à la Société nationale de médecine de Lyon et inséré à la suite de cet essai ; je veux appeler maintenant, d'une manière particulière, l'attention des lecteurs sur l'emploi de ce moyen pour arrêter ou combattre, à leur début, certaines déformations de l'épine et du torse qui se manifestent à une époque plus avancée de l'accroissement.

On sait que la solution de ce problème d'orthomorphie a beaucoup occupé les esprits depuis vingt-cinq ans ; j'ai la conviction de lui avoir fait faire un nouveau pas en la rattachant plus étroitement à l'*organoplastie* (1), cette hygiène transcendante, qui ne se borne pas à régulariser , autant que possible , le jeu de la machine vivante , dans les conditions matérielles où elle se trouve actuellement , mais qui s'efforce d'en perfectionner les éléments constitutifs en exaltant les influences *intégrantes* qui concourent à leur formation progressive.

Pour expliquer le rôle dominant que la condensation de l'air atmosphérique me paraît devoir jouer désormais dans la thérapeutique des difformités qui ne sont point congénitales et ne se manifestent que vers certaines phases de l'accroissement, j'ai besoin de démontrer que ces difformités dépendent le plus ordinairement d'un allanguissement des fonctions nutritives ; je serai entraîné dès lors à mettre cette étiologie en regard de toutes celles qu'on a proposées jusqu'ici. Cette discussion exige des développements qui donneront au chapitre suivant une étendue disproportionnée à celle des précédents , mais qui est justifiée par l'importance du sujet.

(1) Si cet adage physiologique: *La fonction fait l'organe,* est vrai dans une certaine acception; si, d'un autre côté, chaque fonction suppose l'intervention d'un incitant naturel, l'*organoplastie,* ou l'art de perfectionner le type du corps humain, peut être définie: un système d'hygiène transcendante, qui sollicite l'exercice plus ou moins énergique de tous les actes de la vie végétative et de la vie de relation en maintenant leur équipondération normale, et qui élève en même temps à une plus haute puissance les éléments physiques destinés à entretenir et à renouveler le support matériel de cette double vie.

CHAPITRE X.

—

Association du bain d'air comprimé à l'emploi des machines et de la gymnastique, dans le traitement des déviations de l'épine et des déformations de la poitrine.

La plupart des auteurs qui ont écrit sur le rachitisme professent que cette affection appartient presque exclusivement au premier âge ; cette opinion trop absolue a besoin d'être modifiée. Les considérations suivantes me paraissent propres à jeter quelque lumière sur la question.

L'impuissance de l'organisme à fabriquer en quantité et en qualité convenables la fibrine et les sels terreux nécessaires à la nutrition des muscles et à la solidité des os, impuissance qui elle-même résulte le plus ordinairement d'une respiration insuffisante, étant la cause essentielle et primitive de la déformation du système osseux, l'efficacité de cette cause doit être en raison composée de l'imperfection de l'hématose et des besoins de l'économie ; or, c'est particulièrement dans les deux premières années de la vie que ces conditions se réunissent. En effet, d'une part, j'ai fait voir que des pratiques vicieuses s'opposent souvent, dans les premiers mois qui suivent la naissance, à l'ampliation naturelle des poumons; j'ai remarqué de plus que l'alimentation grossière qui succède prématurément à l'allaitement maternel aggravait encore cette cause de dyscrasie sanguine; d'un autre côté, c'est pendant cette période que l'accroissement est le plus rapide, et demanderait par conséquent une assimilation plus active et plus parfaite. Il n'est donc point surprenant que le ramollissement du système osseux et les phénomènes qui l'accompagnent aient été observés plus fréquemment dans la première enfance.

La physiologie nous donne non-seulement la raison de ce fait, mais elle nous explique encore pourquoi c'est dans les membres inférieurs que l'on voit d'abord apparaître les symptômes du rachitisme. On sait, en effet, que les extrémités pelviennes, relativement très courtes au moment de la naissance, se développent ensuite rapidement pour se mettre en rapport avec les membres pectoraux; elles appellent donc une plus grande proportion de la substance assimilable, et si celle-ci se trouve en défaut *absolu*, elles doivent se ressentir les premières, et à un plus haut degré, de cette insuffisance.

D'après ce qui précède, on peut déjà présumer que toutes les circonstances qui laisseront la nutrition au-dessous des exigences permanentes ou *temporaires* de l'économie, peuvent produire les symptômes du rachitisme; seulement ces symptômes se présenteront avec des nuances relatives aux diverses phases de ce développement.

L'accroissement du corps de l'homme ne se fait point d'une manière uniformément continue ; il présente des saccades très remarquables dont il importe d'étudier les conséquences. Ces brusques élans de la puissance formatrice s'observent ordinairement vers la septième année et aux approches de la puberté ; c'est aussi vers ces deux époques de la vie que l'on voit se produire le plus fréquemment les déviations latérales de la colonne vertébrale.

Examinons quel rapport peut exister entre ces deux faits.

La fin du premier septenaire a été généralement considérée par les médecins qui se sont occupés des maladies des enfants comme une époque critique ; l'éruption des secondes dents, qui a lieu vers ce temps , ne se fait point sans un effort , au moins latent , de la constitution. Elle amène fréquemment le dérangement des fonctions digestives, et, par suite, un défaut de l'assimilation au moment où les besoins de l'économie augmentent par l'impulsion plus vive que la nature imprime à l'accroissement.

Suivant le cours normal du développement organique , les poumons doivent prendre, vers cette époque, plus de volume pour suffire aux besoins d'une hématose plus abondante ; mais des habitudes anti-hygiéniques , un système vicieux d'éducation s'opposent trop souvent à cette expansion naturelle des organes respiratoires ; car c'est ordinairement à l'âge de huit ou neuf ans que l'on commence à astreindre les jeunes sujets, et particulièrement les jeunes filles, à des études assidues, à des occupations sédentaires, qui laissent dans une inertie relative la fonction respiratoire.

Cependant la cage thoracique, continuant à développer son contour, laisserait bientôt entre elle et le poumon un vide, si elle ne se déformait, suivant le mécanisme que j'ai indiqué précédemment.

Cette déformation et les déviations consécutives de l'épine s'observent encore plus souvent aux approches de la puberté, parce que cette dernière phase, qui est le complément de l'évolution organique, exige plus impérieusement encore que la précédente cet accroissement du conflit de l'atmosphère avec le sang, qui est la condition de tout effort notable et efficace de la puissance plastique, et que les causes signalées plus haut, aggravées quelquefois par l'usage des corsets, opposent le même obstacle à la tendance expansive des organes respiratoires.

Ce premier aperçu sur l'origine des déformations du squelette, qui se manifestent dans la première jeunesse et au commencement de la seconde, exige des développements auxquels j'espère donner un degré de probabilité capable de satisfaire les médecins physiologistes.

J'aurai fait un grand pas vers ce but, si je prouve d'abord l'invraisemblance presque absolue de toutes les hypothèses que l'on a proposées pour expliquer l'origine des déviations latérales de l'épine.

Bien que l'étiologie des affections diverses ne soit pas absolument indispensabe à l'institution d'une bonne thérapeutique, cependant la recherche des causes des maladies a toujours été une des premières préoccupations des médecins, qui ont espéré qu'elle pourrait les diriger dans le choix des meilleures méthodes curatives ; mais dans aucune circonstance, peut-être, cet esprit d'investigation ne s'est plus exercé qu'à l'occasion des déviations latérales de la colonne épinière et des gibbosités qui les accompagnent.

Comme ces déformations se produisent en général avec lenteur, que leurs progrès peuvent être observés assidument, et qu'elles sont liées, en quelques points, à des conditions mécaniques appréciables, il semblait que rien n'était plus simple que la détermination exacte de leurs causes ; mais à la diversité des explications qui en ont été données, on voit bientôt qu'il n'en est rien et que si l'on est d'accord sur les influences qui les favorisent, on est loin d'une opinion arrêtée sur le principe *vraiment efficient* auquel il faut les rapporter.

, En exposant les principales opinions qui ont été formulées à cet égard, et en adoptant par un éclectisme rationnel ce que chacune d'elles offre de véritablement irréfragable, on peut, à mon avis, constituer une théorie plus complète de la scoliose, et poser, en même temps, les bases d'un traitement qui satisfasse, autant que possible, à toutes les données physiologiques de la question.

Longtemps les inflexions vicieuses du rachis ont été considérées comme le résultat d'une luxation des vertèbres, et l'on sait ce qu'Hippocrate a rapporté de la pratique de quelques guérisseurs de son temps, qui proposaient de lier les malades à une échelle par les épaules, et de les précipiter ainsi verticalement d'un lieu élevé , pour que la force vive résultant de cette chute opérât la réduction des os déplacés. Ambroise Paré , sans recourir à un moyen aussi violent , soumettait les sujets gibbeux à des extensions et des pressions qui avaient aussi pour but , sinon pour effet, de ramener en place les vertèbres disloquées. Plus récemment encore, un médecin anglais, le docteur Harrisson, a décrit dans un journal estimé les manœuvres par lesquelles il prétendait obtenir le même résultat. L'anatomie pathologique, plus cultivée de nos jours , a fait justice de la supposition que les déviations de l'épine fussent produites par un véritable déplacement des vertèbres.

L'inspection du squelette des sujets affectés de scoliose démontre, en effet, que si les pièces osseuses qui composent le rachis ont changé de forme et de direction , cependant leur contiguité n'est pas détruite ou sensiblement altérée.

Une autre opinion qui du moins n'est pas démentie par l'observation anatomique, si elle manque, sous un point de vue général, de l'appui d'une induction solidement fondée sur les notions de la physiologie , est celle qui rapporte les inflexions multilatérales du rachis à une aberration primitive de la nutrition des os , qui les fait se développer inégalement de chaque côté de cet axe et donne ainsi aux vertèbres la forme de coins dont le tranchant correspond à la concavité des courbures. Cette étiologie, qui est soutenue aujourd'hui par un orthopédiste distingué, M. Bouvier, avait été proposée par Glisson. Toutefois, l'auteur anglais, qui l'appliquait presque sans restriction à la déformation des os longs

dans le rachitisme de l'enfance, ne l'admettait que plus
rarement pour les déviations de l'épine, comme on
le voit par ce passage de son livre.

« *Porrò existimamus præter naturalem spinæ, inflexio-*
» *nem rarius accidere ab inæquali nutritione laterum*
» *ossium vertebrarum, frequentius verò ab aliâ causâ*
» *quam jam prosequemur.* »

Cette cause agissant plus ordinairement, suivant
Glisson, pour courber vicieusement l'épine, est la faiblesse des muscles qui, ne permettant pas aux enfants
rachitiques de maintenir, dans la station ou la marche,
la rectitude de la colonne vertébrale, lui laisse prendre
des inflexions variées qui finissent par devenir permanentes.

J'ai partagé autrefois cette opinion de Glisson sur la
débilité du système musculaire spinal, comme cause des
déviations latérales du rachis; j'ai même cherché à
expliquer l'alternance des courbures et la torsion de
l'épine, par la supposition d'un artifice statique que pro-
voquerait l'instinct de l'équilibre pour appeler la résistance des ligaments au secours des puissances contractiles affaiblies; mais les réflexions suivantes m'ont
fait renoncer à cette explication.

En premier lieu, dans l'état d'inaction de tous les
muscles qui s'attachent au rachis et le font mouvoir sur
le bassin, on ne voit aucune tendance des parties de
cette tige brisée à s'incliner latéralement; car l'influence de la gravité ne saurait avoir pour effet que de
l'infléchir en avant, comme on le voit chez les vieil-
lards et les sujets affaiblis accidentellement par une
maladie.

D'un autre côté, les efforts instinctifs que les muscles latéraux auraient à faire pour déterminer la tension auxiliaire des ligaments, seraient au moins égaux à ceux que l'on croit nécessaires au maintien de la rectitude de la colonne vertébrale, ce qui va contre la supposition de leur affaiblissement. Ainsi, l'élément étiologique, auquel Glisson attribuait la prédominance dans la genèse des déviations latérales de l'épine, manque de base rationnelle ; il en est de même, comme nous allons le voir, de l'hypothèse d'une distribution inégale des sucs nourriciers dans les parties latérales des vertèbres.

En recherchant par quel motif Glisson a évité de généraliser sa théorie sur l'aberration de nutrition dans certaines parties du système osseux, et d'en faire une application constante à l'étiologie des inflexions vicieuses du rachis, on est disposé à penser qu'il avait prévu l'objection qui pouvait être opposée à cette hypothèse, objection qui se fonde sur l'alternance des inflexions multiples du rachis et l'apparence uniforme qu'elles présentent. Il serait en effet très difficile de donner quelque explication physiologique plausible du transport répété d'un arrêt primitif de la nutrition, arrêt qui passerait alternativement de droite à gauche, en imprimant simultanément à l'axe vertébral des mouvements de torsion opposés.

Pour échapper à cette difficulté, quelques écrivains ont, à la vérité, distingué des courbures *primitives* et des courbures *subsidiaires*, celles-ci opposées aux premières par le sentiment instinctif du maintien de l'équilibre ; je dirai bientôt ce que je pense de cette interprétation , mais je ferai remarquer , pour le moment , qu'elle ne pouvait être adoptée par M. Bouvier ; car , ainsi que le remarque ce médecin , presque toujours dès le début , lorsque la déviation est à peine sensible à l'œil exercé d'un homme de l'art , on reconnaît déjà une double courbure ou même des ondulations plus nombreuses ; or, à cette époque , aucune de ces inflexions n'est capable de déplacer d'une quantité appréciable le point ou la verticale qui passe par le centre de gravité du torse, vient rencontrer la base de sustentation; on ne peut, par conséquent, trouver sa raison dans une nécessité purement statique. Aussi M. Bouvier n'a-t-il eu garde de recourir à un semblable argument, contredit par l'observation la plus vulgaire. En affirmant l'existence d'un arrêt primitif du développement du corps des vertèbres qui les incline alternativement en des sens opposés , il a essayé de rattacher cette prétendue aberration de la force plastique à la théorie de monstruosités de M. Geoffroy-Saint-Hilaire ; mais c'est là , comme étiologie générale de la scoliose, une application malheureuse des doctrines tératologiques du célèbre physiologiste (1).

Pour établir l'inanité de cette étiologie purement hypothétique , il suffirait de remarquer que les circons-

(1) L'hypothèse d'un défaut primitif de symétrie dans la nutrition des parties latérales des vertèbres ne se présente avec quelque probabilité que dans certains cas de déviations héréditaires , se prononçant dès les premiers temps de la vie. Peut-être n'est-il pas alors absolument irrationnel de supposer que les atrophies vasculaires et nerveuses, produites mécaniquement par la dépression latérale des disques vertébraux, se sont transmises par la génération , et perpétuent l'irrégularité

tances anatomiques sur lesquelles elle s'appuie sont absolument identiques à celles qui s'observent dans des cas de déviation latérale manifestement déterminée par un phénomène morbide, la contraction spasmodique des muscles, sur laquelle on a prétendu fonder aussi un système presque exclusif de causalité, et qui exige, à ce titre, un examen approfondi.

Delpech avait reconnu que certaines déviations de l'épine étaient liées à un état pathologique antérieur des centres nerveux : les convulsions de l'enfance lui paraissaient de nature à préparer ou même à produire les inflexions vicieuses du rachis ; toutefois, ce grand chirurgien, d'un esprit aussi sage que fécond, s'était abstenu de généraliser cette observation et de faire reposer sur quelques faits rares et exceptionnels l'explication du plus grand nombre des cas de scoliose. M. Guérin a été moins circonspect, et, promoteur ardent de la myotomie dont il a, plus que personne, étendu les applications, il a non-seulement rapporté à la rétraction musculaire active la plupart des déviations latérales de l'épine, mais il a encore proposé de les traiter par la section des muscles. Cette innovation orthopédique n'a trouvé faveur ni dans l'esprit des hommes de pure théorie, ni dans celui des praticiens, et les diverses

du type, altéré d'abord chez les parents par des causes accidentelles, étrangères à une aberration congénitale du *nisus formativus.*

Voilà tout ce qu'on peut dire en faveur de l'étiologie, d'ailleurs très restreinte, proposée par Glisson, étiologie qui ne saurait s'appliquer aux déformations qui surviennent à des périodes plus ou moins avancées de l'accroissement.

académies ont entendu plus d'une protestation , soit
contre le principe qui servait de base à cette thérapeutique chirurgicale, soit contre la réalité des succès
qu'on lui avait attribués (1).

Quelque passion s'est mêlée , sans doute, à la répro-
bation d'un système exclusif, qui prétendait renverser
presque complètement tout ce qui avait été fait jusqu'ici en orthomorphie; mais les attaques dont il a été
l'objet n'en sont pas moins fondées, sous beaucoup de
rapports. On peut dire, toutefois, que les adversaires
du système étiologique soutenu par M. Guérin ont
ignoré en même temps, et les arguments les plus déci-
sifs qu'il soulève contre lui , et le fonds de vérité partielle qui s'y trouve contenu et qui pouvait servir d'induction pour une théorie moins incomplète.

Je me propose de préciser, mieux qu'on ne l'a fait ,
les objections réelles auxquelles il donne lieu, en
ralliant, d'autre part, ce qu'il renferme d'irréfragable
à une vue plus générale de l'origine de la plupart des
déviations rachidiennes.

(1) Après avoir vu rejeter sa théorie à la suite des débats
contradictoires qu'elle avait suscités au sein de l'Académie nationale de médecine , M. Guérin a voulu en appeler en seconde
instance au jugement d'une commission de son choix; mais
dans les sciences, comme dans l'administration de la justice ,
les commissions officieuses manquent en général du crédit
nécessaire à l'autorité de leurs arrêts, quels que soient d'ailleurs
le mérite et la probité des membres qui les composent. Le rapport volumineux répandu à profusion par M. Guérin n'a
donc pas mieux établi les succès de la myotomie dans le traitement des déviations latérales de l'épine , que les guérisons
probables de luxations congénitales du fémur, attribuées au
même moyen.

Deux considérations, assez plausibles au premier aspect, paraissent avoir déterminé l'opinion de M. Guérin sur la contraction musculaire active, comme cause efficiente des déviations latérales de l'épine qui se manifestent à l'époque de la seconde dentition ou vers la puberté.

La première est celle du fait incontestable de déformations analogues produites pendant la vie fœtale par quelques maladies des centres nerveux ; la seconde, qui prête, en apparence, appui à la précédente, est la forme complexe des ondulations du rachis, évidemment coordonnées à la direction des faisceaux musculaires propres de cette tige ostéo-ligamenteuse, faisceaux destinés à imprimer à ces diverses parties des mouvements variés de flexion et de rotation, les unes sur les autres.

La pensée de ramener le plus important des problèmes orthopédiques à une simple question de tératologie avait sans doute quelque chose de séduisant pour un esprit qui se présente comme doué d'une grande puissance de synthèse ; malheureusement les faits n'ont pu se prêter à ce dogmatisme absolu, et, malgré tous les artifices d'une argumentation plus spécieuse que solide, il est impossible d'admettre, avec M. Guérin, que la plupart des déviations qui ne se prononcent que vers certaines périodes plus ou moins avancées de l'accroissement, sans aucun des symptômes propres aux affections du cerveau et de la moelle épinière, soient de même nature que les hétéromorphies observées chez les monstres. En effet, les courbures rachidiennes, assez rares, que les auteurs ont relatées comme produites par la rétraction musculaire spasmodique, s'étaient prononcées rapidement, quelquefois dans une seule nuit; elles avaient été précédées de douleurs et de mouvements convulsifs plus ou moins apparents ; elles embrassaient un grand nombre de vertèbres : toutes circonstances que l'on ne remarque point dans les déviations ordinaires, dont les progrès sont insensibles d'un jour à l'autre, et qui se dessinent dès l'origine avec une direction sinueuse entièrement indépendante des conditions de l'équilibre.

C'est ici le lieu de faire observer qu'en généralisant le rôle que la rétraction musculaire active joue quelquefois dans l'étiologie des déviations spinales, M. Guérin s'est d'ailleurs fort mal expliqué le mécanisme de ces déformations; ainsi, après avoir supposé que la colonne vertébrale est déterminée à se fléchir primitivement dans un seul sens par une action musculaire anormale, il ajoute :

« Ce premier élan donné à la déviation, presque
» aussitôt les muscles de l'épine interviennent pour re-
» tenir ou ramener cette tige dans la ligne de gravité,
» et il s'établit une lutte entre ces deux puissances,
» l'inclinaison pathologique d'une part et les muscles
» destinés à maintenir l'équilibre de l'autre, lutte à la
» suite de laquelle se produisent les courbures alternes,
» dont est toujours composée toute déviation de l'é-
» pine. »

Cette explication paraîtrait déjà très hypothétique, d'après la remarque que j'ai faite plus haut sur l'invraisemblance que l'une des deux ou trois courbures, presque imperceptibles au début, qui se forment simultanément, puisse déranger d'une manière appréciable la position du centre de gravité au-dessus de la base de sustentation et solliciter la réaction du sentiment de l'équilibre ; mais elle devient entièrement irrationnelle lorsqu'on considère que c'est chez le fœtus qu'on observe, le plus souvent, des inflexions alternatives du rachis, produites par la rétraction musculaire symptomatique d'une maladie des centres nerveux.

J'ai mis sous les yeux de la Société de médecine de Lyon le squelette d'un jeune chevreau hydrocéphale qui manquait des membres antérieurs, et qui présentait des courbures multiples alternatives de l'axe rachidien, avec torsion des vertèbres et redressement des côtes ; on ne peut douter que, dans ce cas, l'absence des membres pectoraux et la forme ondulée de l'épine ne fussent le résultat d'une maladie des centres nerveux ; or, dira-t-on aussi que l'alternance des courbures avait été déterminée par l'instinct de l'équilibre pour opposer des courbures de balancement à l'inflexion primitive produite par la rétraction musculaire active ? Ce serait se jouer de l'intelligence des lecteurs.

Au fait précédent j'ajouterai celui qu'a rapporté M. le professeur Lordat d'un cas de scoliose à deux inflexions opposées, observé sur un singe rachitique ; or, chez les quadrumanes, la station bipède est trop rare pour qu'on puisse supposer la nécessité d'une courbure de balancement. Enfin, une autre preuve que l'alternance des inflexions latérales du rachis n'est pas généralement déterminée par la condition du maintien de l'équilibre, c'est qu'on a vu des déviations multiples se prononcer pendant le décubitus prolongé sur un plan

horizontal ; ainsi, de jeunes sujets condamnés au repos
par une maladie accidentelle ont contracté quelquefois,
durant cette période , des déviations à courbures alternatives.

En reproduisant la théorie de Méry sur l'étiologie
des déviations de l'épine, étiologie admise avec raison,
pour quelques cas, par Delpech, M. Guérin a donc non
seulement exagéré outre mesure l'opinion de ces médecins, mais il s'est encore mépris sur le mode de formation des courbures exceptionnelles qui doivent être
rapportées à la rétraction spasmodique des muscles
spinaux.

Je vais tâcher , en rétablissant la réalité des faits, de
fonder leur raison d'être et leur modalité sur l'observation anatomique et physiologique , non point restreinte à une seule variété de déviations latérales , mais
embrassant le plus grand nombre des cas avec les caractères différentiels qui les distinguent les uns des
autres.

Si l'on examine attentivement et sans idée préconçue
la forme qu'affecte le rachis dans la scoliose , quelle
qu'en soit l'origine , on ne peut s'empêcher de reconnaître un rapport exact entre les ondulations spiroïdes
que cet axe présente et le mode d'action que peuvent
exercer les muscles multifides logés dans les gouttières
vertébrales, auxquels on a donné le nom de transversaires épineux. En effet, ces muscles, destinés à imprimer des mouvements partiels aux différentes divisions
de l'épine, lorsqu'ils n'agissent point simultanément de
chaque côté pour la renverser, ne peuvent, d'après
la direction de leurs fibres et la forme des facettes de

jonction des apophyses articulaires , infléchir latéralement en un de ses points cette tige sans faire en même
temps tourner légèrement les vertèbres les unes sur les
autres , en entraînant vers la concavité de la courbe
leurs apophyses épineuses. Ainsi, nulle difficulté pour
expliquer , par l'action musculaire, la formation de
chaque courbure considérée isolément, ainsi que le
mouvement de torsion qui accompagne celui d'inclinaison latérale ; on peut même dire que cette interprétation est de nécessité géométrique, et si M. Guérin
est mal fondé à se l'attribuer , puisque je l'avais donnée
en 1827 , il a du moins le mérite de l'avoir adoptée.
Mais comment se rendre raison de la coexistence de
plusieurs inflexions semblables, disposées alternativement en sens inverse , le long de l'axe vertébral , sans
recourir à la supposition d'*un artifice statique imagi-
naire,* ou sans être forcé d'admettre le *transport capri-
cieux,* d'un côté à l'autre de l'épine , de l'affection spasmodique à laquelle on attribue la distorsion de cette
tige articulée ?

Cette question a cessé d'être embarrassante depuis
que j'ai signalé une particularité qui avait échappé à
l'observation de tous ceux qui ont écrit sur les dévia
tions rachidiennes (1). Cette particularité, qui a été
vérifiée par MM. Ollivier, d'Angers , Nichet, Vincent
Duval, consiste en ce que la distance qui existe entre les
points d'insertion des muscles transversaires épineux,
du côté de la convexité, est très souvent , sinon tou-

____

(1) *Nouveau Dictionnaire de Médecine,* en 25 vol. , tom. XVII,
pag. 126,

jours , moindre que celle qui sépare les attaches des muscles semblables du côté de la concavité ; d'où il faut conclure que la rétraction de ceux-ci est loin d'être inconciliable avec celle des premiers , ainsi qu'on le pensait , et comme cela aurait lieu effectivement si les inflexions alternatives étaient *directement* latérales.

Le fait récemment reconnu du *raccourcissement simultané* des muscles transversaires épineux de chaque côté du rachis , lorsque cette tige ostéo-ligamenteuse , tordue sur elle-même , présente latéralement des courbures inverses alternatives , établit incontestablement que la rétraction musculaire est apte à déterminer , *sans intervention d'aucune autre cause* , l'une ou l'autre des deux formes de déviation vertébrale que l'on a désignées sous le nom de lordose et de scoliose. ·

Cette dernière sorte d'hétéromorphie a même plus de chances de se produire que la première, lorsque les deux séries symétriques de muscles moteurs propres de l'épine sont contractées, par suite d'un état pathologique du système nerveux ; car il doit arriver très rarement que les divers faisceaux musculaires homologues, indépendants les uns des autres , soient affectés avec la même intensité.

Ainsi , l'observation anatomique et l'induction mécanique se prêtent un mutuel appui pour établir *qu'une affection convulsive intéressant l'ensemble des muscles spinaux, et non point limitée arbitrairement à quelques-uns d'entre eux, est parfaitement suffisante à expliquer la déformation onduleuse du rachis , et qu'il est aussi inutile que paradoxal de faire intervenir certaines conditions hypothé-*

tiques d'équilibre pour rendre compte de l'alternance des courbures (1).

Si j'ai insisté aussi longuement pour fixer la véritable théorie du mécanisme suivant lequel se forment les déviations du rachis de *cause spasmodique*, c'est que cette théorie n'est pas bornée, quant à son application, à un seul ordre de faits, et que son importance n'est pas purement spéculative, mais qu'elle a des relations étroites avec l'*étiologie la plus générale des courbures spinales*, et qu'elle conduit en même temps à des conséquences pratiques de la plus grande utilité. Ces assertions seront justifiées, je l'espère, par les considérations qu'il me reste à présenter.

Entre les deux derniers systèmes étiologiques que je viens d'exposer, et qui sont également incapables de satisfaire un esprit sévère, parce que l'un et l'autre excluent des éléments essentiels de la genèse des difformités vertébrales, vient se placer, comme une sorte de terme moyen, de transaction éclectique, une hypo-

(1) Je n'entends point dire que l'instinct du maintien de l'équilibre ne puisse dans aucun cas déterminer des courbures subsidiaires ou de balancement; ainsi, lorsqu'il y a inégalité considérable entre les membres inférieurs, ou quand l'affaissement de l'un des côtés du thorax, à la suite d'épanchements pleurétiques, courbe la région dorsale de l'épine dans une grande étendue, la nécessité de ramener sur la base de sustentation le centre de gravité notablement déplacé fait naître une inflexion ou plutôt une inclinaison contraire du rachis. Mais on observera que, dans ces circonstances, les courbures alternatives ont une grande amplitude, et que celle de balancement ne devient jamais permanente, à moins qu'il n'existe certaine disposition constitutionnelle, semblable à celle que j'ai signalée plus haut.

thèse que l'histoire de l'art semble n'avoir mentionnée que pour mémoire. Cette hypothèse est celle que Mayow a proposée, et qui attribue la forme tortueuse de l'épine à un défaut d'harmonie entre l'accroissement des mus-cles spinaux et celui des vertèbres vers certaines phases de l'évolution organique. L'autorité du savant médecin, de l'homme de génie qui pressentit, longtemps avant les travaux de Lavoisier et de Priestley, l'existence de l'élément vital contenu dans l'air atmosphérique, de-vait peut-être appeler plus d'attention sur une théorie adoptée par des hommes tels que Hoffmann, Heister, Dolœus et Jean-Louis Petit, et qui a d'ailleurs pour appui l'observation d'un fait incontestable que je vais rappeler.

Il est peu de médecins qui n'aient eu l'occasion de rencontrer des cas de croissance extraordinaire sur-venue pendant la durée de certaines affections fébriles. Cette élongation rapide du corps est presque toujours accompagnée de douleurs articulaires et surtout de fai-blesse extrême des organes locomoteurs. On ne saurait donc se refuser à admettre qu'un développement anor-mal du système osseux peut coïncider avec un état acci-dentel de débilitation générale ou même en être la con-séquence, lorsque cette débilitation survient vers cer-taines périodes de l'enfance ou de l'adolescence.

Sir John Sinclair a rapporté les tristes résultats de la singulière expérience qu'entreprit le célèbre Berkeley, évêque de Cloyne, pour développer au-delà des limi-tes ordinaires la taille d'un jeune orphelin irlandais nommé Magrath. On ne dit pas à quel régime fut sou-mis cet infortuné qui avait atteint sept pieds de haut à l'âge de seize, ans et qui, après avoir été montré en spectacle dans différentes contrées de l'Europe, mourut à vingt ans, en présentant tous les signes de la vieillesse et une déformation notable du système osseux ; mais il est probable que ce régime n'avait point pour base les conditions d'une nutrition plus active, car, ainsi que le remarque John Sinclair, l'exagération de cette fonction développe moins le corps en hauteur que dans ses autres dimensions ; quoi qu'il en soit, ce régime, en déterminant une *procérité* si extraordinaire de la charpente osseuse, avait laissé tous les autres organes dans un état de débilité extrême.

Si le système osseux est susceptible de s'hypertrophier, en quelque sorte, par les causes qui énervent la constitution, il faut sans doute l'attribuer à un défaut de sécrétion du phosphate calcaire, sécrétion qui paraît liée à un certain degré d'énergie vitale. Les os, presque réduits à leur trame celluleuse, cèdent trop facilement à l'effort d'expansion que détermine la force plastique vers certaines époques du jeune âge, et atteignent trop rapidement ou même dépassent les limites de grandeur qui leur étaient assignées par la nature.

D'après Meckel et Beale, les os peuvent croître plus rapidement que les muscles et même s'hypertrophier, pendant que ceux-ci restent stationnaires. Scarpa a décrit cet état d'expansion du système osseux, qu'il ne regarde point comme essentiellement morbide, et qui semble plutôt l'exaltation d'un certain travail physiologique, précédant les *élans* que la nature imprime par intervalle à l'accroissement du corps (1).

(1) Le professeur Puccinoti, de Pise, a exposé en ces termes cette opinion de Scarpa.

Un savant observateur moderne, connu par ses travaux sur les maladies de l'enfance, a désigné provisoirement sous le nom de *rachitisme spinal* la disposition constitutionnelle qui amène les déviations latérales de la colonne vertébrale et qu'il distingue du rachitisme proprement dit (1).

Fra le vitali facoltà delle ossa una egli ne nota *di gran valore*, que chiama *espandente*, per cui mezzo, sotto di case e determinate circostanze, vengono le ossa, per dure e' compacte che sieno, amollite, rilasciate ed espanse, sicché protuberino oltre i naturali loro confini, senzaché nell' intima tessitura di essa apparisca il minimo indizio di morbosita, di meccanica forza impellente dall' indentro all' infiori, di divulsione e di scompagimento della tenue loro *reticulata* organica strutura.

Puccinoti, Pathologia indutiva, pag. 5.

(1) M. Guersant, en établissant un rapprochement entre le rachitisme essentiel de la première enfance et la disposition constitutionnelle qui amène les déviations latérales de l'épine à une époque plus avancée de l'accroissement, a montré sa sagacité ordinaire; il avait aussi entrevu la part qu'il faut accorder aux diverses conditions du système musculaire dans la déformation des os et leur redressement spontané consécutif; mais ses idées à cet égard n'étaient qu'imparfaitement définies, comme on est obligé de le conclure de l'article sur le rachitisme qu'il a publié dans le *Nouveau Dictionnaira de Médecine*. Ainsi, après avoir dit (page 165) que les os longs se courbent peu à peu dans un sens ou dans un autre, par suite des contractions musculaires répétées, et le plus ordinairement suivant la direction des fléchisseurs, il avance (page 177) que, lorsque les os longs, et en particulier ceux des bras et des extrémités inférieures, ne présentent qu'une seule courbure peu considérable, ils se redressent presque toujours spontanément, à mesure que la constitution se fortifie et que le système musculaire se développe, car *c'est la puissance musculaire qui ramène les os à leur rectitude naturelle*.

Il serait difficile de concilier les deux propositions qui précèdent, en prenant la seconde dans son sens absolu; car, si ce

Cette affection , dont la nature est restée indéterminée pour M. Guersant, et qu'il a rapprochée du ramollissement morbide des os , seulement quanf à son influence sur la conformation de l'axe central du squelette , n'est au fond que l'*état d'expansion* du tissu osseux , étudié par Scarpa , et *que je considère formellement comme le résultat d'une insuffisance de la réparation organique* au moment où se produisent les efforts qui ont pour but quelques-unes des évolutions naturelles de l'économie animale.

sont les muscles qui déterminent la formation et la direction des courbures anormales dans les os qui ont perdu leur consistance par le rachitisme, on ne voit pas comment les mêmes agents mécaniques pourraient corriger *directement* ces inflexions vicieuses lorsque le rachitisme tend à la guérison.

La vérité est que M. Guersant, ainsi que d'autres auteurs et M. Guérin en particulier, n'ont eu qu'une vue confuse et incomplète du rôle que les muscles jouent dans la production des déviations des os des membres et de la colonne vertébrale.

Ce rôle est le plus ordinairement passif : c'est-à dire que le développement du système osseux dans le sens de sa longueur étant plus rapide que celui des muscles, lorsque la nutrition des jeunes sujets, à certaines époques de l'accroissement, éprouve une perturbation ou un allanguissement, les muscles, devenus *relativement* plus courts, brident l'élongation en ligne droite des os et les obligent de s'infléchir.

Lorsque la nutrition se rétablit, soit spontanément, soit par les secours de l'art, la fibrine, qui fournit aux muscles leur principal élément, devenant plus abondante dans le sang, le système musculaire tend à se remettre en harmonie de développement avec le système osseux, et les parties déviées de celui-ci peuvent recouvrer leur forme primitive, non, comme on l'a dit, par une intervention *active* des muscles, mais sous l'influence plastique primordiale qui cesse d'être contrariée par une résistance mécanique.

A la différence des os, qui peuvent se dilater en même temps qu'ils s'altèrent dans leur composition intime, les muscles *s'atrophient* par toutes les causes qui affectent plus ou moins profondément les fonctions de l'organisme. Ainsi, dans les croissances rapides dont j'ai parlé plus haut, ils se réduisent, en quelque sorte, à de minces bandelettes, et leurs fibres sont tiraillées par l'élongation des leviers auxquels elles se fixent, mais ne les suivent point par un véritable accroissement de leur masse dans aucune dimension ; de là résultent la rigidité des mouvements, les douleurs articulaires éprouvées par les sujets qui se développent ainsi brusquement en hauteur.

Les recherches de chimie organique auxquelles se sont livrés, dans ces derniers temps, plusieurs savants français et étrangers, semblent donner l'explication de *l'arrêt de développement que peut éprouver le système musculaire, alors que le système osseux continue de s'accroître.* En effet, ces travaux ont démontré que la fibrine qui compose le premier de ces tissus est une substance plus animalisée que celle qui constitue la partie organique du second ; qu'elle demande, par conséquent, pour se produire dans le sang en proportion convenable à l'accroissement des muscles, des conditions de nutrition parfaite et de puissance vitale qui ne sont pas indispensables à la formation de la trame gélatineuse des os.

Considérée sous le rapport de la réalité du fait qui lui sert de base, la théorie de Mayow ne soulève donc aucune objection sérieuse ; ses *prémisses* sont confirmées par l'autorité de l'un des hommes qui ont le mieux approfondi la question. Ainsi, l'illustre auteur de l'or-

thomorphie reconnaît formellement que « plusieurs cau-
» ses, telles que les maladies exanthématiques com-
» munes à l'enfance et dont les suites sont souvent si
» pénibles, un régime désordonné, comme il a lieu si
» souvent au milieu de parents trop faibles, une ali-
» mentation mal choisie, insuffisante, comme il arrive
» si communément dans les maisons d'éducation, l'oubli
» de tous les soins d'éducation physique, une habita-
» tion humide, mal aérée, mal éclairée, malsaine pour
» toute autre cause, une éducation intellectuelle mal
» formée, mal dirigée, surchargeant l'esprit sans cul-
» tiver le cœur, etc., peuvent favoriser l'*accroissement*
» *du squelette outre mesure, sans harmonie par rapport*
» *au développement du système musculaire*, qui n'est alors
» lié à celui du système osseux que par une relation
» purement physique d'allongement ou de distension. »

En admettant le fait si remarquable du défaut acci-
dentel de *synchronisme* entre le développement du système osseux et celui du système musculaire, et lui rapportant l'origine d'un grand nombre de déviations de
l'épine, Delpech s'est mal expliqué le mode d'action
de cette cause ; il a supposé que l'affaiblissement des
muscles abandonnait à la résistance seule des ligaments
le maintien vertical du torse pendant la station, et
que l'inégalité d'allongement de ceux-ci, combinée
avec la réaction instinctive des puissances contractiles
pour le maintien de l'équilibre, déterminait les déversements alternatifs du rachis.

Cette théorie pèche, comme celle de M. Guérin sur
la contraction musculaire active, par la double fiction
d'une nécessité statique qui n'existe pas et d'un ordre

successif dans l'apparition des déviations alternatives qui sont , au contraire , contemporaines , ainsi que M. Bouvier l'a fait remarquer. Elle a , comme l'étiologie qui se fonde sur une aberration primitive de la nutrition dans les parties latérales des vertèbres , le défaut de faire abstraction de l'intervention si évidente des muscles pour imprimer à l'épine le mouvement de torsion qu'elle présente.

L'illustre professeur de Montpellier a oublié , dans ce système , de tenir compte de la résistance *passive* des muscles, qui ne sont pas seulement affaiblis, mais encore distendus par l'accroissement trop rapide de la colonne vertébrale , et qui *brident* ainsi l'élongation rectiligne de cette tige brisée.

On doit s'étonner qu'il n'ait pas été amené à reconnaître cette conséquence de l'*arrêt de développement des muscles* par l'observation du cas de lordose rapporté dans son ouvrage , et qu'il attribue positivement à un accroissement exagéré du torse. Ici , l'influence de la gravité, pour produire la distension des ligaments et déterminer une courbure opposée à celle qui existe naturellement dans la région dorsale , ne saurait être invoquée : une seule force , la résistance des muscles qui se fixent aux apophyses épineuses et à la partie postérieure des côtes , a pu renverser l'épine en arrière, en s'opposant à ce que la partie postérieure des disques vertébraux suivît la partie antérieure dans son accroissement anormal.

Si l'explication purement *anatomique* que j'ai donnée de l'alternance des courbures rachidiennes produites par la *contraction musculaire active* est fondée en principe et en fait , à l'exclusion de celle qui admet pour un de ses éléments l'hypothèse d'une *réaction de l'instinct de l'équilibre*, la même théorie vaut *à fortiori* pour les déviations qui surviennent si fréquement *pendant un accroissement trop brusque du squelette.*

En effet, peu importe, quant à l'influence exercée sur la forme du rachis, que les muscles propres de cet axe se raccourcissent spasmodiquement ou qu'ils restent *trop courts*, relativement à l'accroissement des os. Leur *résistance*, dans le second cas, a le même effet que leur *action* dans le premier.

Ce résultat est toujours une *moindre distance* entre les points extrêmes auxquels ils s'insèrent (1). La condition de cette *plus courte distance* peut être remplie par deux *procédés différents*. Tantôt l'épine est renversée directement en arrière et présente la déviation connue sous le nom de *lordose*, comme dans le cas rapporté par Delpech.

Cette transformation arrive rarement, à cause de

______

(1) M. Bouvier admet que les déviations par contracture musculaire, observées soit chez le fœtus, soit après la naissance, ne diffèrent point, quant à leur apparence, des déformations qu'il rapporte à l'inégalité de la nutrition dans les parties latérales des vertèbres. C'est reconnaître *implicitement* que les muscles ne sont pas étrangers à la production de ces dernières.

En fait, qu'il s'agisse des déviations appelées *musculaires*, ou de celles qu'on a désignées sous le nom d'*osseuses*, les muscles interviennent toujours dans leur formation ; seulement, dans le premier cas, leur action est *primitive, spasmodique*, tandis que, dans le second, ils n'opposent qu'une *résistance* passive à l'accroissement symétrique en hauteur du corps des vertèbres.

l'obstacle considérable que lui oppose la courbure à concavité antérieure de la région dorsale.

Tantôt les *résistances musculaires* se coordonnent à l'accroissement relativement plus rapide ou exagéré des vertèbres, de manière à produire un mouvement combiné de flexion latérale à sinuosités alternatives, avec torsion et légère incurvation de l'épine.

On ne peut douter que ce second mode de transformation, beaucoup moins difficile que le premier, à cause de la direction oblique des facettes articulaires qui permet certain glissement des vertèbres dans le sens vertical, ne *rapproche simultanément,* à droite et à gauche, tous les points d'insertion des muscles transversaires épineux, puisqu'on voit même ceux qui correspondent à la *convexité* des courbures moins distants en général les uns des autres que ceux de la *concavité*, dont le raccourcissement ne peut être contesté. En complétant, par les considérations qui précèdent, l'étiologie de la plupart des déviations de l'épine qui surviennent, soit vers l'époque de la seconde dentition, soit aux approches de la puberté, étiologie proposée plutôt que démontrée par Mayow, je n'entends point faire abstraction des circonstances qui favorisent l'action initiale des muscles frappés *d'arrêt de développement* pour déformer le rachis affecté lui-même de ramollissement avec *expansion anormale* de son tissu.

J'ai exposé depuis longtemps mon opinion sur la part que prennent certaines attitudes dans la production des déformations rachidiennes, et il me paraît incontestable que la gravité concourt puissamment à les accroître, lorsque les sinus des courbures qu'elles présentent ont déjà acquis quelque étendue. L'inégalité des membres inférieurs me paraît aussi exercer une grande influence sur leur développement ; mais toutes ces *causes mécaniques* seraient incapables, à elles seules, de pro duire les déversements alternatifs *permanents* du rachis, si elles ne coïncidaient avec un vice de la nutrition, qui ramollit le système osseux et détruit l'*harmonie* qui doit exister entre son accroissement et celui du système musculaire.

La réalité de cet élément primordial de la plupart des distorsions spinales peut encore être mise dans une plus grande évidence par l'examen des conditions de tempérament héréditaire ou acquis dont elles sont presque constamment accompagnées, et surtout par la constitution particulière des sujets qui contractent le plus souvent ce genre de difformité.

En effet, l'observation générale a montré que ce sont les sujets lymphatiques, issus de parents affectés eux-mêmes de *scoliose*, qui, arrivés à l'âge où la nature imprime un plus grand élan à l'accroissement, voient leur épine se dévier, sans aucun autre symptôme essentiellement morbide. Les jeunes filles forment l'immense majorité des personnes dont le développement s'écarte ainsi, à des périodes déterminées, du type normal. Or, plusieurs raisons tendent à établir que la composition du fluide nourricier, dans ces circonstances, ne présente pas une proportion convenable de globules et de fibrine, ces deux éléments les plus essentiels d'une bonne hématose.

Les expériences de MM. Andral et Gavarret ont prouvé, d'une part, que l'excrétion de l'acide carbonique, pendant l'acte de la respiration, était toujours proportionnelle à la vigueur des sujets, et de l'autre, que cette excrétion était moins abondante chez les femmes que chez les hommes.

En rapprochant ces faits de la circonstance que les jeunes filles se développent beaucoup plus rapidement que les jeunes garçons, que leur éducation physique est plus négligée, on est disposé à conclure qu'une disproportion plus grande existe aussi pour elles entre les *exigences* d'une consommation devenant plus considérable en un temps donné, et les conditions d'une hématose capable de suffire au développement *harmonique* du système osseux et du système musculaire (1).

(1) On a proposé différentes hypothèses sur la cause qui détermine le sens le plus ordinaire des courbures latérales de l'épine; ainsi, on a prétendu que si cet axe s'infléchissait presque constamment dans la région dorsale, en présentant sa convexité à droite, c'est parce qu'on fait un usage plus habituel du bras droit. On a dit encore que le *sinus* concave à gauche qu'elle présente naturellement dans cette région, suffisait à expliquer l'origine de la déformation produite dans ce sens par la contraction musculaire active ; mais il resterait à indiquer la cause de ce *sinus* lui-même, que le voisinage de la crosse de l'*aorte* n'explique pas d'une manière satisfaisante.

Je crois que l'on peut donner une raison plus probable de toutes ces particularités en se fondant sur un fait constant d'anatomie pathologique. Il est d'observation journalière que lorsqu'un des côtés de la poitrine s'affaisse par la résorption d'un épanchement pleurétique, il se forme aussitôt une courbure latérale du rachis, dont la concavité répond à la partie du thorax frappée de rétraction. Ainsi, une conséquence mécanique et nécessaire de l'inégalité des deux cavités pleurales est une déviation de l'épine; ce phénomène, qui se produit d'une manière très sensible dans le cas d'atrophie morbide de l'un

L'étiologie avancée par Mayow se présente donc comme appuyée sur les considérations les plus plausibles ; je vais faire voir maintenant, en traitant de la thérapeutique des déviations, que l'induction *à curantibus* ne lui est pas moins favorable que celle *à lœdentibus*.

des poumons, que je viens de mentionner, doit se manifester aussi, quoique à un moindre degré, dans l'ordre physiologique, parce que le poumon droit se développe plus promptement et plus amplement que le gauche, en raison du calibre plus considérable et de la brièveté relative de la bronche droite. Lorsque les conditions physiques de la respiration restent à l'état normal, cette légère inégalité de développement ne produit que la courbure ordinaire du rachis vers sa région dorsale ; mais si quelqu'une des influences que j'ai signalées précédemment, comme propres à entraver ou à limiter le jeu des mouvements inspiratoires, au moment où les poumons doivent augmenter de volume pour s'accommoder aux nouveaux besoins de l'économie, vient à se produire, c'est le poumon gauche qui en est le plus affecté, parce que l'insuffisance de l'appel de l'air, qui lui est commun avec le poumon droit, s'aggrave de l'accès moins libre de cet air à travers une voie plus étroite et plus longue, qui donne lieu à plus de frottements. Le défaut de symétrie entre les deux cavités pleurales, se dessinant alors d'une manière plus prononcée, augmente la courbure rachidienne naturelle, et détermine le sens de toutes celles qui se produisent en même temps pour satisfaire à la condition [d'une plus courte résistance entre les points d'insertion des muscles propres de l'épine, *arrêtés* dans leur développement pendant que les vertèbres s'accroissent outre mesure.

Si cette théorie est aussi [fondée en réalité qu'elle est conforme à l'induction anatomique, elle correspondrait exactement à l'étiologie primordiale la plus générale du rachitisme *essentiel* et du rachitisme *spinal*, qui dépendent l'un et l'autre, selon moi, d'un développement insuffisant de la fonction respiratoire vers certaines phases de l'évolution organique.

Il semble que les méthodes de traitement devraient, autant que possible, être en rapport avec les causes réelles ou présumées de l'affection à laquelle on les oppose. Cette condition n'est cependant pas toujours remplie ; ainsi on ne voit pas que les orthopédistes, qui ont emprunté à Glisson l'étiologie fondée sur l'inégal développement des parties latérales des vertèbres, aient coordonné à cette hypothèse les moyens curatifs qu'ils emploient. On sait qu'ils insistent particulièrement sur l'extension de l'épine, soit dans le décubitus horizontal, soit dans la position verticale, à l'aide de hautes béquilles, et qu'ils négligent ou omettent même entièrement la gymnastique. Or, comment admettre que la simple distension des ligaments intervertébraux corrigera la déviation primitive des sucs osseux, qui est supposée donner aux vertèbres la coupe cunéiforme qu'elles présentent ? N'est-il pas, au contraire, présumable que le repos presque absolu, l'inaction du système musculaire, ces influences anti-hygiéniques auxquelles les malades sont soumis, ne peuvent qu'aggraver l'*aberration prétendue de la force plastique*, ou seraient au moins sans utilité pour corriger l'affaissement latéral des vertèbres, qui n'est pas regardé dans ce système comme le résultat d'une pression mécanique ?

Les partisans de l'opinion qui attribue à la contraction musculaire active les déversements latéraux du rachis, sont plus conséquents avec eux-mêmes en proposant la section des muscles pour corriger ces difformités ; toutefois la rationnalité de cette méthode peut encore être contestée *à priori*, car il ne s'agit pas seulement de diviser les muscles correspondants à la concavité des courbures ; il faut soumettrc à la même opération ceux de la convexité, puisque ceux-ci sont ordinairement plus ré- tractés que les premiers. Or, peut-on affirmer que les puissances destinées à soutenir et mouvoir l'épine re- couvreront leur intégrité après ces sections multipliées, qui interposent dans la continuité des fibres musculai- res un tissu purement fibreux et dépourvu de toute contractilité (1)?

Si les deux principaux systèmes étiologiques, qui se partagent l'adhésion de la plupart des orthopédistes, soulèvent *théoriquement* des objections graves qui ne permettent pas de les admettre comme l'expression de la réalité, la *pratique* à laquelle ils conduisent n'est guères plus satisfaisante. On a entendu, il y a quel- que années, à l'Athénée de Paris, un des premiers promoteurs du procédé de l'extension continue, pro- posé comme moyen presque exclusif dans le traitement des déviations latérales, affirmer que jamais il ne l'a- vait vu produire de résultats notables et permanents. On a bien pu le mettre en contradiction avec lui-même, mais on n'a pas prouvé que ses dernières asser- tions fussent dépourvues de fondement.

C'est aujourd'hui un point universellement admis, que les sujets affectés de déviations très prononcées, traités par les seuls moyens mécaniques, n'arrivent

______

(1) La proposition contraire est établie expérimentalement par une observation du professeur Delmas, qui a vu un sujet traité par la myotomie rachidienne dans un vaste établisse- ment orthopédique de la capitale, devenu incapable de se tenir régulièrement dans la station debout, le tronc s'inclinant en divers sens.

presque jamais qu'à une apparence trompeuse de guérison, et que le redressement ainsi obtenu par la distension des ligaments est suivi d'une prompte rechute,
souvent plus grave que la première difformité, surtout
chez les femmes exposées à diverses influences débili-
tantes, telles que la gestation et l'allaitement.

La myotomie rachidienne échappe-t-elle au reproche
d'insuffisance qu'on adresse à l'emploi exclusif des machines ? S'il faut s'en rapporter aux attaques dont elle
a été l'objet dans le sein de l'Académie des sciences et
de l'Académie de médecine, attaques qui n'ont pas été
invalidées par le rapport *à huis clos* d'une commission
dépourvue d'un mandat vraiment scientifique, cette
opération ne rachète l'inconvénient d'être difficile
et douloureuse par aucun avantage positif, et n'ajoute-
rait rien aux résultats donnés par l'extension continue,
à laquelle on est toujours obligé de l'associer.

Réduit à la juger par des considérations *à priori*,
puisqu'elle n'a encore produit en sa faveur aucun fait
irréfragable et qui puisse lui être rapporté exclusivement, je ne pense point qu'elle ait plus de chances de
s'étendre dans la pratique de l'art que la section des
muscles pelvi-fémoraux, proposée aussi par M. Guérin pour la guérison des luxations congénitales du fémur. En effet, pour les déviations légères et récentes,
on doit la regarder comme absolument superflue, puisqu'il est d'autres moyens de corriger ces difformités,
moyens exempts de douleur, et qui, s'adressant directement à la cause primordiale de l'affection, offrent toute
probabilité d'y remédier. Quant aux déformations graves et anciennes, la myotomie n'a pas plus que l'exten-

sion continue le pouvoir de rendre aux vertèbres l'é-
paisseur qui leur manque du côté de la concavité des
courbures, et de corriger la torsion de l'épine.

Un seul cas, très rare, ainsi que je l'ai dit, celui
d'une déformation récente, produite brusquement par
une affection spasmodique des muscles et n'intéressant encore que les fibro-cartilages intervertébraux,
pourrait rationnellement comporter l'emploi du bistouri
auquel M. Guérin a dévolu si arbitrairement et si abu-
sivement la guérison de la plupart des difformités. Quelle
que soit l'opinion qu'ils se forment sur l'origine de la
scoliose, la plupart des orthopédistes doués d'intelligence et de notions physiologiques ont reconnu qu'il
était utile d'associer aux moyens mécaniques les exercices gymnastiques propres à développer le système
musculaire. Or, je dis que si l'extension continue n'a
pas toujours échoué dans leur pratique, c'est évidemment à cet auxiliaire qu'ils le doivent.

Pourrait-on douter de la vérité de cette assertion
lorsque Delpech déclare qu'il renoncerait à traiter les
déviations du rachis s'il était privé du secours de la
somascétique ? Ce témoignage est de la plus grande autorité pour la thèse que je soutiens et qui, s'appuyant
sur l'étiologie de Mayow, prétend rattacher l'art *orthopédique* au problème plus général de *l'organo-plastie*, c'est-
à-dire à cet ensemble de modificateurs physiques et physiologiques qui ont la propriété d'agir en même temps
de la manière la plus favorable sur le *support matériel
et sur le dynamisme de l'économie animale*. En effet, l'illustre professeur de Montpellier voyait certainement
quelque chose de plus dans l'emploi de la gymnastique

que l'indication de fortifier le système musculaire , car
c'est surtout contre les déviations produites par l'engorgement des fibro-cartilages inter-vertébraux qu'il la
recommande ; il la croyait donc aussi propre à influer
avantageusement sur la constitution des tissus blancs
que sur la nutrition des muscles ; en un mot , il la considérait comme un stimulant de la fonction radicale de
l'hématose (1).

C'est en avançant dans cette voie véritablement physiologique , en observant les heureux effets du développement donné aux idées de Scarpa , de Shaw, de Delpech , que je me suis affermi dans la pensée que l'indication qui doit primer toutes les autres , en ce qui
concerne la thérapeutique des difformités du rachis ,
*est de rétablir l'harmonie détruite entre l'accroissement
du squelette et celui des muscles qui s'y fixent et le meuvent*. La nature ne semble-t-elle pas , d'ailleurs , nous
avertir que c'est en faisant *végéter* plus vigoureusement
l'organisme en travail d'atteindre son évolution complète , que l'on peut espérer de corriger les aberrations
de la force *plastique*, lorsqu'on voit cette nature , sous
la seule influence de soins hygiéniques mieux enten-

---

(1) Ce n'est pas , comme on le croit généralement, en forti-
fiant les muscles que la gymnastique se montre utile dans le
traitement des déviations rachidiennes. Cette simple corroboration agirait plutôt ponr maintenir les courbures que pour les
effacer ; mais l'exercice, en appelant une plus grande quantité
de sang dans le systeme musculaire, favorise sa nutrition et
tend ainsi à rétablir l'harmonie qui doit exister entre son accroissement en longueur et celui correspondant de l'axe vertébral , pour que cette tige flexible conserve sa direction normale.

dus, et sans l'intervention d'aucun appareil mécanique, rétablir quelquefois la régularité des formes du corps déjà sensiblement altérées ? Quel médecin n'a assisté à quelqu'une de ces guérisons *spontanées* chez de jeunes filles dont la conformation donnait les plus sérieuses inquiétudes pour l'avenir ? Disons, toutefois, que cette heureuse tendance du *nisus formativus* a été trop souvent une cause d'*illusion* dans le pronostic des déviations commençantes, et de *négligence* dans les soins qu'elles réclamaient. La prudence ne permet donc pas au médecin consulté par la sollicitude des mères de famille de lui accorder une trop grande confiance, et de se dispenser de seconder la nature par tous les moyens qui peuvent activer la *rénovation organique* et faire prédominer le mouvement de composition sur celui de décomposition.

Une alimentation choisie, un air pur, l'exercice modéré, des bains ou des frictions toniques ont été jusqu'ici les seuls éléments de cette médecine, plutôt prophylactique que curative, qui ne parvient pas toujours à arrêter et surtout à faire rétrograder les déformations de la colonne vertébrale ; c'est pourquoi je lui ai associé depuis plusieurs années le bain pneumatique, qui, agissant immédiatement sur l'hématose et développant consécutivement la cavité thoracique, se présente comme un intégrant du premier ordre, le plus capable *rationnellement* de restituer à la force plastique l'énergie qui lui est nécessaire pour maintenir ou rétablir la régularité du type normal.

L'expérience a réalisé à cet égard toutes les espérances données par la théorie, et j'ai pu communiquer à différentes reprises , soit à la Société de médecine de Lyon , soit à l'Académie des sciences et à celle de médecine de Paris , des faits authentiques qui établissent l'immense avantage de combiner avec les procédés mécaniques et les exercices gymnastiques usités dans la pratique de l'orthomorphie , l'inspiration journalière de l'air condensé.

Je me bornerai ici à l'exposé du cas suivant, qui est très propre à faire ressortir la part considérable que prend à l'efficacité de ce système complexe de médication le bain pneumatique , surtout lorsque les déviations sont récentes , et produites , comme il arrive souvent, par un accroissement trop brusque du squelette.

Observation de scoliose guérie par l'emploi presque exclusif du bain pneumatique.

En 1846, M. le docteur Bonnet, ancien chirurgien-major de l'Hôtel-Dieu de Lyon , m'appela en consultation pour un jeune homme de 18 ans dont la santé et la conformation inspiraient depuis quelque temps de vives inquiétudes à sa famille. Des douleurs assez fortes se faisaient sentir dans la région des hypocondres; il y avait de l'amaigrissement , un peu de toux; l'appétit était nul, le teint décoloré. La colonne vertébrale présentait trois courbures alternatives, dont la plus prononcée occupait la partie lombaire. Nous apprîmes que l'accroissement s'était opéré d'une manière rapide dans les derniers temps ; en comparant le thorax à la taille du sujet, il était évident que les organes respiratoires manquaient d'une juste proportion avec le reste du corps. Cette remarque nous conduisit à l'indication de développer par tous les moyens possibles le volume des poumons. J'annonçai que l'usage du bain d'air comprimé, combiné avec une gymnastique spéciale, atteindrait promptement ce but, rétablirait consécutivement l'harmonie rompue entre le système osseux et le système musculaire de la colonne vertébrale, et ferait cesser la distorsion de celle-ci. Ce pronostic fut promptement vérifié ; au bout de quelques jours, l'appétit était devenu des plus vifs ; les douleurs de l'hypocondre et la raideur des mouvements disparurent bientôt après, ainsi que la toux, et enfin, après quatre mois de traitement, la taille était redressée, l'embonpoint et les forces s'étaient développés, la respiration, naguère courte et embarrassée, s'exécutait avec ampleur et facilité.

L'étendue que l'exercice de cette fonction avait acquise se manifestait en particulier par un changement notable dans ce que l'on nomme l'*embouchure* des instruments à vent ; ainsi ce jeune homme, qui joue agréablement de la flûte, émettait à la fin de son traitement des sons plus purs et mieux nourris qu'auparavant. Cette guérison s'est parfaitement soutenue, et la constitution s'est développée de manière à dissiper toute crainte pour l'avenir.

Je répète que tous les jours des exemples analogues viennent confirmer sous mes yeux les inductions de la théorie sur l'influence rapide d'une respiration plus *substantielle* pour maintenir, pendant l'accroissement, la régularité du type normal, ou la rétablir lorsque la déviation est récente et n'a pas encore altéré notablement la coupe des vertèbres (1).

Appliquée à des déformations de cette nature, la médication pneumatique abrége certainement de moitié la durée ordinaire du traitement, outre qu'elle donne des résultats dont la stabilité est garantie par la corroboration générale de l'économie; je ne saurais donc trop engager les médecins qui se livrent à la pratique de l'orthopédie de faire entrer désormais le bain d'air comprimé dans la série des moyens organo-plastiques qu'ils emploient.

Il ne s'agit pas ici d'un arcane problématique ou d'un modificateur insignifiant que je proposerais sur la foi seule de mon expérience personnelle, mais bien d'un excitant énergique de la vie, de l'ordre de ceux que Muller a désignés sous le nom d'*intégrants*, et dont l'opportunité ne saurait être rationnellement contestée dans des affections où l'état matériel et la vitalité de l'orga-

(1) La physiologie comparée nous apprend l'importance d'une activité suffisante de la respiration pour le développement complet et régulier de l'organisme, Ainsi, d'après MM. Virey et Mulsant, les femelles demeurant à l'état neutre chez les abeilles, les guêpes, les fourmis, les andrènes doivent l'avortement de leur sexe à la faible étendue que reçoit dans des cellules étroites, comprimées, leur système respiratoire. On peut trouver encore dans l'affaiblissement des moyens respiratoires qui prolonge l'état fœtal de divers insectes, l'explication de l'avortement des ailes ou d'autres parties, parmi les locustaires, les mutilles femelles, les ichneumons et plusieurs hémiptères.

Virey. (*Philosophie de l'histoire naturelle.*)

nisme restent manifestement au-dessous du type normal (1).

Lorsque les courbures latérales de l'épine ne sont pas bornées à l'affaissement des fibro-cartilages, et qu'elles ont acquis assez de gravité pour déformer notablement le corps des vertèbres, le bain d'air comprimé n'a pas plus que tout autre moyen le pouvoir de faire disparaître l'inégalité d'épaisseur qu'elles présentent alors sur leurs côtés. C'est vers une autre indication que celle de rendre à l'épine sa régularité à jamais détruite que l'orthomorphie doit diriger ses tentatives. Heureusement que plusieurs des conséquences les plus fâcheuses du défaut de symétrie des disques vertébraux dans leurs dimensions latérales restent encore accessibles à un traitement approprié ; telles sont la gibbosité, l'inégalité de hauteur entre les épaules, qui donne au torse une apparence si choquante, et surtout l'angustie générale de la cavité thoracique, qui amène si souvent du trouble dans la circulation, et réduit le champ de la respiration à des proportions incompatibles avec une santé soutenue.

Un seul moyen mécanique avait été employé jusqu'ici contre la gibbosité qui accompagne les courbures latérales de l'épine ; ce moyen est celui des pressions normales à la partie la plus saillante des côtes déformées.

______

(1) La nécessité d'associer aux moyens mécaniques les modificateurs de la vitalité dans le traitement des hétéromorphies accidentelles a été comprise de tous les médecins rationnalistes. Hulshoff a formulé cette indication dans l'aphorisme suivant :

Nulla convenit orthopedia sine gymnasticâ, et medicâ constitutionis ægrotantis curâ.

On sait quelle confiance les constructeurs de ceintures ou de corsets, prétendus orthopédiques, veulent qu'on lui accorde. Je ferai observer à propos de ces appareils, qu'on se fait, en général, illusion sur la manière dont ils agissent : on suppose, en effet, qu'ils sont propres à refouler, d'arrière en avant, et à redresser les côtes vicieusement courbées vers leur angle, et l'on ne réfléchit pas qu'il leur faudrait pour cela un point d'appui plus directement opposé que le bassin, ou plus résistant que le côté gauche de la poitrine, lorsque la gibbosité existe à droite, comme il arrive le plus ordinairement. Ce sont donc des machines de *constriction*, et non point de *répulsion*, qui ne pèchent pas seulement par la nullité de l'effet qu'on en attend, mais bien plus encore par l'inconvénient de celui qu'elles produisent en réalité, savoir : de rétrécir davantage la capacité thoracique (1).

Du reste, quels que soient les procédés mécaniques employés pour régulariser la périphérie du thorax, leur action ne peut être que très lente et très bornée, par la raison suivante, que j'ai déjà indiquée, et que je veux

---

(1) Camper, dont on connaît la sagacité et l'esprit d'observation, rejetait toutes ces sortes de machines d'une manière absolue, et, après avoir essayé de démontrer théoriquement leur inutilité, il ajoutait ;

Si huic ratiocinio credere non possis, parentes interroga qui restitutionem suarum filiarum moliti sunt jurgiis, suspensoriis collaribus, laminis metallicis, ferreis thoracibus et similibus, nùm unquàm voti compotes facti sunt ? examina eas ipsas filias, et monstruosa statura te convincet.

De mutationibus formæ ossium vi externâ. Gerardus Hulshoff, pag. 66.

développer ici plus amplement, parce qu'elle a été ignorée de tous les orthopédistes.

C'est un principe de géométrie élémentaire , que de plusieurs courbes convexes, isopérimètres , celle qui se rapproche le plus d'une circonférence de cercle renferme dans son intérieur l'aire la plus étendue ; en appliquant cette proposition aux sections que l'on obtiendrait par des coupes transversales du thorax , on voit que les plus régulières correspondent à une plus grande capacité de l'espace occupé par les poumons. Lors donc que, par des appareils plus ou moins bien combinés , agissant de dehors en dedans , on parvient à donner à la périphérie de la poitrine une forme moins éloignée de la configuration qu'elle présente dans l'état normal , il est évident que l'on détermine un vide entre les deux feuillets du sac pleural , puisque le poumon atrophié ne peut se développer spontanément pour suivre l'agrandissement de la cavité qu'il occupe , et que la résistance de son tissu est probablement supérieure à la pression atmosphérique interne. Or, ce vide ne saurait se maintenir contre la pression atmosphérique externe , lorsqu'on supprime l'action des appareils mécaniques qui l'avaient produit , et les côtes , sollicitées d'ailleurs par leur élasticité propre , reviennent promptement à la conformation vicieuse qui déterminait la gibbosité ; de là l'extrême lenteur avec laquelle on parvient, à grand'peine , à atténuer ce genre de difformité lorsqu'elle est très prononcée, et l'un des motifs du discrédit dans lequel l'orthopédie est tombée auprès de beaucoup de personnes.

L'indication qui ressort du défaut de rapport entre

la cavité pectorale et le poumon, lorsque le contour de la première, régularisé par l'action des appareils mécaniques, embrasse une capacité plus grande, est de développer simultanément le second, afin qu'il soutienne l'expansion des parois thoraciques, en opposant l'une à l'autre la pression interne et la pression externe de l'atmosphère. Le poids ordinaire de la colonne d'air qui s'appuie sur les cellules pulmonaires tend certainement à produire ce résultat, mais nous avons vu qu'il peut rester au-dessous de la réaction physique et vitale qu'oppose le tissu du poumon rétracté ; dès lors, il paraît très convenable *à priori* d'accroître son effort en plaçant les sujets dans le bain pneumatique, dont l'effet est de déplisser mécaniquement les cellules affaissées, et d'activer la nutrition de l'organe par un appel de sang plus abondant. L'expérience a confirmé l'utilité de cette pratique, comme on l'a déjà vu par les exemples que j'ai cités plus haut de déformations graves du thorax, survenues à la suite d'épanchements pleurétiques, et considérablement amendées sous l'influence du bain d'air comprimé.

Je ferai remarquer incidemment qu'entre les effets de la gymnastique appliquée au traitement des difformités de l'épine et du thorax, on doit probablement compter un résultat mécanique analogue à celui de l'air comprimé pour agrandir et régulariser consécutivement la cavité pectorale.

En effet, les grands efforts musculaires exigeant d'une part l'inspiration la plus étendue possible, et immédiatement après, l'occlusion de la glotte, l'air incarcéré dans le poumon s'échauffe plus que de coutume, dilate

les cellules pulmonaires et tend a déplisser celles qui
pouvaient être rétractées par une cause quelconque.
L'exercice de la natation, qui détermine instinctivement
le *maximum* d'expansion de la poitrine pour diminuer
la pesanteur spécifique du corps, me paraît en particulier très propre à remplir cette indication ; mais il
n'est rien, à mon avis, qui le dispute sous ce
rapport au bain d'air comprimé.

L'application thérapeutique la plus répétée, la plus
constamment efficace qui ait été faite de ce moyen ayant
eu pour but le redressement des difformités de l'épine
et du thorax, et les résultats de cette application étant
le moins généralement connus, je crois devoir résumer
dans les propositions suivantes tout ce que je viens de
dire sur l'étiologie du *rachitisme spinal* et sur l'*idonéité*
de la médication pneumatique, soit pour l'atteindre
dans sa cause, soit pour atténuer ses conséquences.

1° Une respiration suffisamment étendue est la condition essentielle de l'évolution régulière de l'organisme
des animaux. Lorsque cette fonction reste au-dessous
de son intensité normale, relativement à chaque phase
de l'accroissement, le type de la forme s'altère, en
même temps que la vitalité languit.

2° Le défaut de l'hématose, consécutif à l'arrêt de
développement des organes respiratoires, se manifeste
fréquemment par une diminution notable dans la production du phosphate calcaire qui donne aux os leur
solidité, et de la fibrine nécessaire à la nutrition des
muscles.

3° Les os, presque réduits à leur trame celluleuse,
tendent à prendre un accroissement anormal, en même

temps que leur consistance diminue ; les muscles, au contraire , s'atrophient ou sont arrêtés dans leur développement.

4° L'effet de ces deux aberrations inverses de l'accroissement des os et de celui des muscles , relativement à la colonne vertébrale , est de l'infléchir latéralement en divers sens alternatifs et de la tordre sur elle-même , parce que la combinaison de ces mouvements satisfaisait à la condition de la plus courte distance possible entre les attaches des muscles transversaires-épineux qui *brident* l'élongation rectiligne du rachis.

5° L'indication fondamentale du traitement des déviations rachidiennes commençantes est d'activer la nutrition , en favorisant l'expansion des organes respiratoires. La gymnastique rationnelle tend vers ce but ; l'emploi du bain d'air comprimé y conduit de la manière la plus prompte et la plus sûre.

6° Lorsque, par l'étendue et l'ancienneté des déviations de l'épine, la coupe des vertèbres et la forme du thorax ont été notablement altérées , le redressement durable du rachis est impossible ; mais l'art peut encore intervenir utilement pour ramener le centre de gravité du torse sur la verticale médiane , et pour effacer ou atténuer la gibbosité.

7° Les appareils à inclinaison , quel que soit leur mécanisme, remplissent la première indication ; le bain d'air comprimé est un des moyens les plus efficaces de satisfaire à la seconde, parce que l'expansion des organes respiratoires qu'il détermine a pour conséquence *géométrique* nécessaire de rapprocher la périphérie du thorax d'une courbe régulière.

CHAPITRE XI.

—

Emploi de l'air comprimé dans la chlorose et l'anémie.

L'imperfection de l'hématose, soit qu'elle résulte d'une respiration insuffisante ou de l'impropriété de l'alimentation, ne se manifeste pas toujours par la diminution des sels terreux et de la fibrine dans le sang ; par conséquent, elle ne donne pas lieu constamment au *rachitisme essentiel* de l'enfance ou au *rachitisme spinal* qui se montre à l'entrée de la première jeunesse : quelquefois la constitution du sang pèche seulement par la réduction du nombre des globules, et l'on voit apparaître alors une affection qui, de même que la déformation de l'épine, attaque particulièrement les jeunes personnes du sexe, savoir : la chlorose.

Le fait de la diminution du nombre des globules dans cette maladie a été mis hors de doute par les expériences de MM. Andral et Gavarret, et les observations du docteur Marshall-Hall ne laissent pas de doute sur la part que prend à cette altération de l'hématose la gêne ou l'inertie de la fonction respiratoire. Voici comment s'exprime à ce sujet le médecin anglais :

« Dans quelques districts manufacturiers de l'Angle-
» terre , la chlorose et d'autres affections qui lui sont
» liées étroitement peuvent être considérées comme
» véritablement endémiques , par suite des habitudes
» des populations, dont la portion jeune, jusqu'aux limi-
» tes de l'enfance , reste courbée sur un métier pen-
» dant plusieurs heures de la journée.

» La funeste influence du défaut d'air et d'exercice
» dans cette occupation sédentaire se manifeste par
» l'état de pâleur ictérique et d'agitation nerveuse de
» ces jeunes victimes de l'industrie. Les intestins com-
» mencent d'abord à se resserrer , les aliments simples
» sont repoussés avec dégoût , l'haleine devient fétide ,
» les gencives se gonflent et pâlissent , les dents sont
» ébranlées. A la suite de ces symptômes , on voit se
» prononcer graduellement les autres caractères de la
» chlorose.

» Les domestiques , surtout les cuisiniers , sont
» particulièrement sujets à la chlorose , mais les habi-
» tudes molles et oisives des classes opulentes ne con-
» duisent pas moins fréquemment à cette maladie.

» Du reste, on observe dans tous les cas la même
» inertie des intestins , le même défaut dans les fonc-
» tions de la digestion , de l'assimilation et de la for-
» mation du sang. »

Il est facile de voir que la plupart des circonstances
anti-hygiéniques signalées par le docteur Marshal-Hall,
comme propres à frapper de chlorose les jeunes populations industrielles, se résolvent définitivement en ce
fait radical : *insuffisance quantitative* ou *qualitative de la
respiration*.

La continuité, l'intensité de ces influences dans le milieu où sont condamnés à vivre tant de jeunes infortunés, aggravent les symptômes de la chlorose, et y ajoutent plusieurs de ceux qui appartiennent au scorbut. On conçoit que, dans un état de dyscrasie aussi profonde, aussi complexe, nul moyen pharmaceutique ne saurait rendre au sang sa constitution normale et sa vitalité ; un changement presque complet de toutes les conditions physiques et physiologiques sous l'empire desquelles cette dyscrasie s'est prononcée et invétérée y suffirait à peine.

La médecine a-t-elle plus de puissance contre la chlorose sporadique qui se développe hors des grandes agglomérations manufacturières? On ne peut nier que dans les cas peu graves et d'une date récente, lorsque d'ailleurs les malades vivent dans un milieu qui ne s'éloigne pas trop des conditions ordinaires de salubrité, les préparations ferrugineuses amènent assez souvent la guérison ; mais si l'affection est déjà ancienne, si la digestion est profondément pervertie, le fer, loin d'être utile, peut devenir dangereux, comme M. Trousseau l'a constaté. Ce sont précisément des cas de cette nature que j'ai eu à traiter par le bain d'air comprimé, alors que les moyens thérapeutiques ordinaires avaient échoué sous la direction de praticiens très habiles. Le concours de ces hommes consciencieux, qui avaient profité des dernières recherches de la science sur l'hématologie pathologique, m'a mis à même de vérifier par l'expérience ce qui n'était, jusque là, qu'une vue de la théorie, savoir : l'heureuse influence qu'une respiration rendue plus étendue, plus substantielle, peut exercer

sur les maladies dans lesquelles la constitution du sang
pèche essentiellement par une diminution notable du
nombre des globules.

**Première observation. — Chlorose dont les symptômes
simulaient une maladie organique du cœur , guérie
par l'emploi du bain d'air comprimé.**

Au commencement d'août 1842 , une jeune personne
de vingt-deux ans reçut de M. le docteur Richard , de
Nancy , le conseil de tenter la médication pneumatique
contre une affection assez inquiétante qui avait débuté
par un coup de sang vers la tête , suivi d'œdème aux
extrémités inférieures , et taches violacées de la peau.
A cette enflure avait succédé une forte oppression avec
douleur brûlante à la poitrine , spasmes violents des
bras et des jambes. Des saignées générales , des sangsues en grand nombre , des vésicatoires , un cautère ,
des bains alcalins , la digitale , le fer , et toute la
série des anti-spasmodiques , avaient été opposés sans
succès aux symptômes variés de congestion dont la
tête , la poitrine et l'abdomen étaient alternativement
le siége , et au trouble primitif ou consécutif de l'innervation. Lorsque je vis la malade pour la première fois,
elle était fatiguée de palpitations violentes ; la respiration embarrassée était tellement bruyante qu'elle rap-
pelait le genre de dyspnée qui est connu dans l'art vé-
térinaire sous le nom de *cornage* ; les carotides faisaient

entendre un bruit de soufflet très prononcé. Ce dernier symptôme, joint aux anomalies des fonctions du système nerveux, indiquait rationnellement un état de dyscrasie du sang caractérisée par la diminution du nombre des globules, et l'opportunité d'augmenter le conflit de l'atmosphère avec ce fluide. L'évènement vint bientôt confirmer la justesse de ce diagnostic et la convenance du traitement qu'il avait inspiré, car, au bout de six semaines, après quarante-un bains d'air comprimé, la respiration était devenue naturelle, les palpitations, le bruit de souffle des carotides et l'œdème des extrémités avaient disparu, toutes les fonctions étaient revenues à leur état normal.

Deuxième observation. — **Chlorose avec trouble grave de la circulation et déformation commençante de l'épine, guérie par le bain d'air comprimé.**

Une jeune fille de quatorze ans, à la suite d'une affection gastrique compliquée d'accès fébriles intermittents, était tombée dans une sorte de marasme caractérisé par l'émaciation générale, la débilité du système musculaire et un commencement de déviation de l'épine; elle était fatiguée, en outre, par des palpitations violentes et douloureuses, contre lesquelles on avait employé sans succès durable la digitale. Cette malade me fut adressée par M. le docteur Nicod, d'Arbens, qui pensa que l'usage du bain d'air comprimé, associé à la gymnastique, pourrait modifier heureusement l'hématose, dont le vice paraissait la cause première de cet état de chlorose. Après un mois de traitement, les forces s'étaient relevées d'une manière remarquable, et les palpitations avaient diminué au point que les parents de la jeune fille la regardèrent comme étant à peu près guérie, et la retirèrent de mon établissement dans la persuasion que les efforts de la nature suffiraient désormais pour compléter cette cure; mais leur prévision ne s'étant point réalisée, et l'affection chloratique menaçant de se reproduire, la jeune malade fut ramenée à Lyon, où elle reprit encore soixante bains d'air qui achevèrent son rétablissement.

J'ai employé le bain d'air comprimé dans d'autres cas plus ou moins semblables aux précédents, après que les préparations ferrugineuses avaient complètement échoué, et le résultat de cette médication a toujours été promptement favorable; mais je dois faire remarquer qu'il importe de mesurer le degré de la pression atmosphérique avec assez de précision, suivant les individualités, pour amener la sédation du système circulatoire et les effets thérapeutiques qui en sont la conséquence ou l'accompagnement. Ainsi, j'ai vu le nombre des pulsations de l'artère diminuer des deux cinquièmes sous la pression de 13 à 14 centimètres de mercure, chez de jeunes filles affectées de fièvre chlorotique, et ces pulsations revenir à leur fréquence habituelle, ou même s'accélérer, lorsque l'air était condensé à 17 ou 18 centimètres.

Les expériences de MM. Hervier et Saint-Lager semblent donner l'explication de cette singularité; elles ont

montré, en effet, que l'exhalation de l'acide carbonique
était diminuée, dans quelques cas, pendant la durée du
bain d'air comprimé; or, comme dans le même temps la
combustion des éléments carbonés du sang augmente
par l'accroissement de l'endosmose de l'oxygène, il en
résulte que la vénosité de ce fluide devient plus prononcée. Le principe vital, qui tend toujours à coordonner le
jeu de l'organisme aux conditions variables du milieu où
nous sommes plongés , doit dès lors accélérer la circulation pour multiplier le conflit du sang, surchargé de
substances hétérogènes, avec l'atmosphère, et accélérer
ainsi l'élimination de ces substances.

Le degré de condensation qui convient à la majorité
des sujets affectés de dyscrasies diverses m'a paru
renfermé, en général, entre 12 et 15 centimètres ;
c'est du moins à cette pression que le pouls acquiert
ordinairement le plus grand ralentissement et indique,
à mon avis , un juste rapport entre l'endosmose de
l'oxygène et l'exosmose de l'acide carbonique.

Il est des cas pathologiques où l'on ne rencontre pas
seulement une diminution du nombre des globules du
sang , mais où tous les autres éléments du cruor sont
encore en moindre proportion. Cet état, désigné par
M. Piorry sous le nom d'*hydrohémie*, peut être produit par différentes causes, et, en particulier, par
des hémorrhagies considérables ou fréquemment répétées. Je vais rapporter deux exemples de cette altération du sang , survenue à la suite de pertes utérines ,
et guérie par l'emploi du bain d'air comprimé.

Première observation.

Une jeune dame de vingt-deux ans , à la suite de deux fausses couches et d'hémorrhagies utérines assez abondantes , était tombée dans un état d'anémie très prononcé , caractérisé par la pâleur de tous les tissus , une faiblesse extrême , des palpitations douloureuses et l'infiltration des extrémités inférieures. Après avoir em ployé sans succès marqué diverses préparations ferrugineuses et les eaux de Charbonnières , la malade reçut de M. Richard , de Nancy , le conseil d'essayer l'usage du bain d'air comprimé. L'efficacité de ce moyen ne se manifesta sensiblement qu'après une semaine de son emploi ; mais elle devint alors plus apparente de jour en jour par le rétablissement des forces , le retour de l'appétit et du sommeil , la diminution des palpitations , la disparition progressive de l'œdème et le changement de coloration du sang , qui parut plus rutilant à la suite d'une légère hémorrhagie accidentelle. Après soixante bains d'air , la malade éprouva quelques-uns des symptômes précurseurs du retour des règles , qui étaient suspendues depuis longtemps ; elles reparurent en effet peu de temps après , comme le signe le moins équivoque de la restauration de l'économie.

Deuxième observation. — Ménorrhagie périodique , anémie consécutive , guérison par le bain d'air comprimé.

Le succès presque inespéré obtenu, dans le cas précédent , par l'usage du bain d'air comprimé , engagea

M. le docteur Richard, de Nancy, à conseiller le même moyen pour une jeune dame dont les règles se prolongeaient chaque mois pendant dix ou douze jours, malgré le repos le plus absolu gardé dans la position horizontale. Cet écoulement excessif avait amené un affaiblissement général et toutes les autres conséquences de l'*anémie*. L'effet de la condensation de l'air fut encore plus prompt et plus décisif qu'on ne l'avait espéré, car, la durée de la menstruation ayant été immédiatement réduite à trois ou quatre jours, les symptômes d'épuisement que des pertes abondantes et prolongées avaient produits furent rapidement et considérablement amendés, et la malade put se rendre aux bains de mer pour y compléter sa guérison.

Le perfectionnement de l'hématose, déterminé par l'inspiration de l'air condensé, en rendant au sang une partie de sa plasticité ; concourut probablement à diminuer l'écoulement du sang qui s'échappait par les vaisseaux utérins ; mais je crois que c'est surtout par le ralentissement de la circulation artérielle, et le retour plus facile du sang veineux vers les cavités droites du cœur, que le bain d'air comprimé manifesta son utilité dans ce cas. On sait en effet, par les observations de M. Bérard aîné, citées plus haut, que les veines hypogastriques, d'où naissent les veines utérines, sont maintenues dilatées par l'aponévrose pelvienne supérieure ; elles se prêtent donc très bien au mouvement concentrique des liquides déterminé par la dilatation de la poitrine et celle de l'oreillette droite, mouvement qui doit s'étendre d'autant plus loin que la pression du milieu ambiant est plus considérable.

On va voir, par d'autres faits, que cette supposition du dégorgement mécanique des vaisseaux utérins , sous l'influence d'un accroissement de la pression atmosphérique, est loin d'être gratuite ; en effet dans une nombreuse série d'observations, recueillies depuis douze ans, je trouve plusieurs exemples de leucorrhées opiniâtres , ayant résisté aux ferrugineux et autres moyens usités en pareil cas, et supprimées en quelques jours par l'emploi du bain d'air comprimé, qui avait été conseillé comme simple modificateur de la constitution. La rapidité avec laquelle ces résultats se sont produits ne permet guère de les attribuer à un changement de la crase des humeurs , qui ne saurait être aussi prompt et demande au moins quelques semaines. L'appel plus énergique du sang veineux vers le centre de la circulation a produit ici le même effet , pour dissiper la congestion utérine , que l'astriction des bouches exhalantes , déterminée par le seigle ergoté , dont l'emploi s'est montré efficace non-seulement dans les hémorrhagies de l'utérus , mais encore dans les flueurs blanches dont cet organe est si souvent le siége.

Les engorgements de la matrice , qui ont été l'objet de discussions récentes à l'Académie nationale de médecine de Paris , sont des affections communes dans les grandes villes ; elles peuvent dépendre soit d'une hypérémie active de l'organe, ou d'une stase passive de la circulation veineuse. Ces deux conditions résultent souvent elles-mêmes de différentes habitudes hygiéniques inhérentes à une civilisation abusive , telles que l'usage d'excitants internes ou externes , l'inaction du système musculaire dans des demeures trop échauffées et mal éclairées. Il est présumable que le bain d'air comprimé, qui calme le système nerveux, ralentit la circulation artérielle, et active la circulation veineuse, pourrait être employé avec avantage contre une maladie si rebelle, mais je n'ai point d'expérience directe et positive propre à confirmer cette opinion ; je ne puis donc la donner que comme une probabilité déduite de l'analogie des faits relatifs à la guérison de la leucorrhée et la résolution des hémorrhoïdes sous l'influence d'un accroissement de la pression atmosphérique.

L'effet complexe de cet accroissement, pour modifier la constitution des fluides de l'économie, et pour dissiper les stases du sang dans certaines parties du système vasculaire a été constaté, d'une manière fort inattendue, par les observations que je vais rapporter maintenant de surdités guéries au moyen seul du bain d'air comprimé.

CHAPITRE XII.

**Application de l'air condensé au traitement de divers
genres de surdité.**

On a vu précédemment, par les observations de
MM. Hamel et Colladon sur les phénomènes physiques
et physiologiques qui se manifestent sous la cloche à
plongeur, que ces médecins avaient pressenti l'utilité de
l'accroissement de la pression atmosphérique pour la
guérison de certaines surdités ; mais je n'avais pas encore connaissance de leur relation, lorsque le hasard me
donna l'occasion suivante de constater expérimentalement, pour la première fois, les résultats thérapeutiques
qu'ils avaient conjecturés avec beaucoup de sagacité.

Première observation.

Une jeune personne admise dans mon établissement
orthopédique pour y être traitée d'une déviation latérale de l'épine, était affectée d'une otorrhée ancienne
avec difficulté de l'audition ; elle voulut, par un senti-

18

ment de curiosité que toutes ses compagnes ont partagé, se faire renfermer dans le premier appareil à air comprimé que j'ai fait construire pour un autre but, et y recevoir un bain pneumatique qui se prolongea pendant vingt minutes. Elle fut très étonnée, après cet essai qui avait déterminé un peu de douleur dans l'oreille, d'entendre résonner sa voix plus fortement que de coutume, et de percevoir les sons étrangers avec une facilité qui ne lui était pas ordinaire. Averti de cette particularité, je me souvins des succès obtenus par M. le docteur Deleau, au moyen des injections forcées d'air dans la trompe d'Eustache, et je présumai que le bain pneumatique, donné à une pression assez forte, pourrait être substitué dans certains cas avec avantage au cathétérisme auriculaire, ou en devenir un auxiliaire utile ; je soumis donc la malade à l'usage journalier du bain d'air comprimé, et, au bout de trois mois, la surdité avait disparu. Une fluxion vers la tête ayant produit une récidive de l'otorrhée et de la dysécée, je revins une seconde fois à l'usage du bain pneumatique avec un succès qui ne s'est pas démenti depuis lors.

Deuxième observation de surdité catarrhale guérie par le bain d'air comprimé.

Une jeune fille âgée de douze ans, réglée depuis quelques mois, était affectée d'une dysécée catarrhale avec écoulement puriforme. La difficulté de l'audition était portée au point que l'on avait été obligé de suspendre son instruction. On avait employé contre cette maladie tous les moyens ordinaires , tels que les évacuants, les exutoires, les eaux thermales d'Aix en Savoie , qui n'avaient amené qu'une amélioration momentanée. Elle fut confiée à mes soins, d'après l'avis de MM. Lusterbourg et Gilibert, qui conseillèrent d'associer l'action de l'air condensé à celle de la gymnastique, pour vaincre une affection si rebelle. Les premiers bains, qui déterminèrent un peu de douleur dans l'oreille, produisirent aussi une amélioration immédiate de l'audition ; mais cet amendement ne se soutenait que pendant quelque temps. La trompe, dégorgée par la pression de l'air, ne laissant pénétrer que momentanément ce fluide dans la cavité de l'oreille moyenne , il était bientôt absorbé hors de l'appareil, et la dysécée devait reparaître par la discontinuité des ondes sonores. Tels sont vraisemblablement les phénomènes qui ont eu lieu pendant les premiers temps du traitement. Après quelques semaines, on observa que l'effet du bain pneumatique devenait plus durable, en même temps qu'il se prononçait davantage. C'est alors que j'essayai d'ajouter à son action celle des injections d'air par la trompe d'Eustache. Le cathétérisme, pratiqué au moyen de sondes fines en gomme élastique, n'offrit aucune difficulté; en poussant l'air avec force , on entendait une sorte de gargouillement produit par la présence de mucosités dans le conduit guttural et la caisse ; après quelques injections d'air , les progrès du rétablissement de l'audition parurent un peu plus sensibles , mais ils éprouvèrent encore pendant longtemps des oscillations correspondantes aux variations atmosphériques. Enfin, au bout d'un an, la guérison était complète, et s'est maintenue depuis lors, malgré une affection typhoïde qui a compromis la vie de cette jeune personne quelques mois après sa sortie de mon établissement.

La persévérance est une condition essentielle de succès, même lorsque l'action de l'air comprimé détermine promptement la restauration de l'ouïe; car on conçoit très bien qu'il ne suffit pas, pour rétablir l'organe dans l'intégrité de ses fonctions d'une manière durable, d'expulser momentanément les mucosités qui obstruent le conduit guttural, mais qu'il faut encore changer la vitalité de la membrane qui le tapisse, afin de tarir la sécrétion morbide dont elle est le siége; or, le bain d'air, pas plus que tout autre moyen, ne peut produire instantanément ce résultat; il me paraît seulement l'amener d'une manière plus certaine. Le fait que je vais rapporter servira à confirmer cette opinion.

Troisième observation de surdité catarrhale. — Guérison par le bain d'air comprimé.

Un jeune homme de dix-huit ans me fut adressé, dans le courant de l'automne de 1838, par M. le docteur de Polinière, pour être traité d'une dysécée très prononcée, car le bruit d'une montre ne pouvait être entendu à plus d'un pouce de l'oreille gauche. Cette difficulté de l'audition, qui datait de plusieurs années, avait amené, comme il arrive quelquefois, de l'embarras dans l'articulation des sons. Le malade fut soumis deux fois par jour à l'action de l'air comprimé, et il se livrait dans l'intervalle des bains à quelques exercices gymnastiques. Quinze jours s'écoulèrent avant que l'on pût remarquer quelque amélioration dans l'ouïe, mais après ce temps il y eut progrès très sensible ; au bout de deux mois, le bruit de la montre pouvait être entendu à dix-huit pouces. Malgré cet amendement, je ne considérais point le malade comme guéri, mais il fut obligé de suspendre son traitement et de quitter Lyon, pour aller suivre à Saint-Etienne les cours de l'Ecole des mines. Heureusement pour lui, il existait dans une vaste usine voisine de cette ville, dirigée par M. son père, métallurgiste des plus distingués, une chambre destinée à condenser l'air, que l'on échauffe ensuite avant de le diriger sur le minerai qui doit être converti en fonte. Bien que la pression ne fût portée dans cet appareil qu'à un dixième d'atmosphère, je lui conseillai de s'y placer plusieurs fois dans la journée pour prévenir la récidive qui aurait pu résulter d'une interruption absolue du moyen employé. Il suivit exactement cette prescription, et lorsque je le revis, six mois après, l'ouïe n'avait perdu qu'environ le tiers de sa portée, en sorte que le bruit d'une montre pouvait encore être entendu à douze pouces. Le traitement fut repris comme auparavant, et après deux mois la guérison était complète, le bruit de la montre pouvait être perçu à l'extrémité du bras tendu.

Quatrième observation. — Surdité catarrhale.

Une jeune fille âgée de six ans était affectée depuis deux ans d'une difficulté de l'audition, qui s'était accrue progressivement et était arrivée au point que le bruit d'une montre ne pouvait être entendu qu'à un quart de pouce à droite et à deux pouces à gauche. L'enfant était presque continuellement enchiffrenée ; dans le sommeil, sa respiration toujours bruyante se faisait ordinairement la bouche ouverte. Elle me fut adressée par M. le docteur Nepple, qui pensa que le bain d'air comprimé modifierait à la fois la constitution lymphatique de l'enfant et aurait une action topique sur la muqueuse de l'oreille moyenne, évidemment affectée.

Les premiers bains augmentèrent la surdité ; après le sixième, il s'opéra une amélioration sensible à gauche, l'audition s'était étendue de trois pouces de ce côté ; au seizième, elle avait gagné onze pouces à gauche, mais avait fait peu de progrès à droite.

Après quatre mois de traitement et diverses alternatives, le bruit de la montre se faisait entendre à vingt pouces du côté droit et à quatre pieds au moins du côté gauche. Pour maintenir cet état, les bains d'air et la gymnastique furent continués pendant sept mois, et enfin l'enfant fut envoyée à Uriage, dont les eaux salines et sulfureuses exercent une influence favorable sur les affections chroniques des membranes muqueuses.

Dans l'intention d'accélérer la guérison, j'avais tenté, dans ce cas, de cautériser le pavillon de la trompe d'Eustache , mais l'enfant ne voulut se soumettre que deux fois à cette opération, et je fus obligé d'y renoncer (1).

(1) Chez les adultes, je combine ordinairement l'usage du bain d'air comprimé avec un système de médication *substitutive,* dont le principe n'est pas nouveau, mais dont je crois avoir perfectionné l'application.

Plusieurs médecins de Lyon, MM. Pétrequin , Bonnet, Perrin, ont employé avec des résultats divers la cautérisation du pharynx contre les surdités catarrhales ; j'ai cru que l'on pouvait agir plus immédiatement sur le siége de la maladie par le procédé suivant. Après avoir aspiré, avec une sonde en platine qui offre à 8 à 10 lignes de son pavillon un renflement olivaire et un petit robinet, quelques gouttes d'une solution plus ou moins concentrée de nitrate d'argent, je ferme le robinet, afin que le liquide aspiré , soutenu par la pression atmosphérique, ne s'échappe point par le bec, et j'introduis ce dernier , aussi profondément que possible , dans le conduit guttural de l'oreille ; cela fait , et le petit robinet étant rouvert, au moyen d'une pompe à air comprimé, dont le tuyau flexible s'ajuste à la sonde , je pousse avec force la petite quantité de solution caustique contenue dans le tube, jusque dans la caisse du tympan , où elle arrive sous forme de rosée , et peut agir ainsi, avec une énergie facile à modérer , sur toute l'étendue de ses parois. Cette injection *vaporeuse* d'un liquide qui est considéré avec raison comme le plus puissant modificateur des membranes muqueuses frappées de phlegmasie chronique , me paraît préférable à l'emploi des injections avec reflux, dont Saissy faisait usage et qui n'ont pas toujours été sans inconvénient. Du reste, j'ai reconnu qu'il suffisait quelquefois d'ajouter à l'action du bain pneumatique des injections d'air saturé de vapeur de naphtaline, pour amener un heureux changement dans *l'état de la muqueuse auriculaire.*

Cinquième observation. — Surdité catarrhale; guérison par le bain d'air comprimé.

Dans le courant de l'été de 1839, M. le docteur Viricel, ancien chirurgien en chef de l'Hôtel-Dieu de Lyon, me fit l'honneur de confier à mes soins son petit-fils, âgé de treize à quatorze ans. Quoique doué d'une grande activité, ce jeune garçon semblait arrêté dans son développement physique ; le système musculaire était grêle, la face pâle et amaigrie, et l'organe de l'ouïe, frappé d'une phlegmasie ancienne avec otorrhée assez abondante, ne pouvait percevoir le bruit d'une montre que lorsqu'elle était rapprochée au contact.

Convaincu de la nécessité d'activer promptement la nutrition, soit pour suffire à l'élan normal de l'accroissement vers les approches de la puberté, soit pour modifier l'état catarrhal de la membrane muqueuse de l'oreille, M. Viricel pensa que la gymnastique et le bain d'air comprimé devaient être mis en usage avec assiduité. La convenance de cette indication ne tarda pas à se manifester, car, dès les premiers bains, l'ouïe fut améliorée sensiblement ; bientôt on vit la réparation organique se faire avec énergie, et, au bout de trois mois et demi de traitement, le système musculaire avait atteint en volume et en force la mesure ordinaire, et l'audition s'était rétablie. Cette heureuse impulsion donnée au développement de l'organisme, et la modification favorable apportée dans l'état de la muqueuse auriculaire , ne se sont point démenties. L'accroissement s'est terminé dans des proportions remarquables , et l'ouïe s'est conservée intacte.

Sixième observation.

Un jeune homme de Marseille , M. E. L… , qui suivait le cours de ses études au collége d'Oullins , près de Lyon , était affecté depuis douze ans d'une surdité très prononcée , accompagnée par intervalles de violentes douleurs dans les oreilles.

On avait employé sans succès contre cette infirmité un grand nombre de moyens , et la difficulté de l'audition était arrivée au point de mettre le malade dans l'impossibilité de profiter des leçons qui lui étaient données en commun avec ses camarades.

C'est dans cet état qu'il fut confié à mes soins , au commencement du mois d'octobre 1847 , pour tenter un nouveau système de traitement par l'usage du bain d'air comprimé.

Cette médication produisit promptement les meilleurs effets ; les douleurs d'oreilles s'étaient dissipées et l'ouïe était complètement rétablie lorsque survint la révolution de Février. Inquiets de sa sûreté à Lyon, les parents de ce jeune homme se hâtèrent , à cette époque de perturbation , de le retirer de mon établissement , en me laissant la crainte que cette cure si remarquable n'eût qu'une durée éphémère , faute de persévérance dans l'emploi du moyen qui l'avait amenée.

Mes appréhensions à cet égard n'ont été dissipées que deux ans plus tard par une lettre de remerciements qui m'a été adressée par M. E. L... le 31 décembre 1849.

Après son départ de Lyon, il était entré au collège de Marseille, et avait pu y reprendre la suite de ses études classiques. Les douleurs d'oreilles et la surdité n'avaient plus reparu , et c'est sur le point d'entrer dans le monde que ce jeune homme , appréciant l'avantage d'avoir recouvré l'intégrité d'une faculté aussi importante que celle de l'ouïe , m'exprimait avec effusion sa reconnaissance.

Je pourrais citer plusieurs autres cas de surdité catarrhale guéris par le bain d'air comprimé ; mais , afin de ne pas donner trop d'étendue à cet essai , je me bornerai aux exemples précédents, dont l'authenticité bien établie suffit d'ailleurs à prouver l'efficacité du nouveau moyen employé chez les jeunes sujets, lorsqu'il est continué pendant un temps convenable. Je vais montrer maintenant que l'accroissement de la pression atmosphérique ne s'applique pas seulement à la guérison des surdités catarrhales, mais qu'elle remédie encore assez souvent aux dysécées que l'on a désignées sous le nom de nerveuses, et dont quelques-unes paraissent dépendre d'un état congestionnel chronique des parties les plus délicates de l'oreille interne.

Première observation. — Surdités nerveuses guéries par le bain d'air comprimé.

Un jeune homme de seize ans , atteint de déviation latérale de l'épine avec gibbosité considérable à droite , entra dans mon établissement orthopédique en 1838 pour y être traité de cette difformité qui lui faisait craindre de ne pouvoir être admis dans les ordres sacrés, auxquels il se destinait. Sa santé générale était assez délicate , un polype existait dans les fosses nasales , des migraines fréquentes avaient été suivies de surdité avec bourdonnement très incommode.

Le malade fut soumis au traitement mécanique et gymnastique dont j'ai fait connaître ailleurs les bases , et il prit en même temps , d'une manière assidue , des bains d'air comprimé. Au bout de trois mois , la migraine et la surdité avaient disparu ; le traitement de la déformation du thorax exigea un temps plus long, mais il eut le même succès dans les limites que comportait la gravité du cas. J'ai revu ce jeune homme en 1849 ; il a pu embrasser l'état ecclésiastique. Ses migraines ne sont plus revenues , et l'ouïe est restée intacte.

La surdité qui est l'objet de cette observation ne dépendait pas de l'affection des fosses nasales qui se serait étendue au conduit guttural de l'oreille , car la trompe était parfaitement perméable, et le polype, qui a récidivé plusieurs fois après son arrachement, existait encore dernièrement sans nuire à l'audition. Je suis donc disposé à croire, d'après les observations de M. Ménière, celles de M. Auzias Turenne, et les miennes propres, qu'une congestion de quelqu'un des sinus cérébraux se propageant aux veines du labyrinthe déterminait seule la dysécée et les bourdonnements dont ce jeune homme avait été atteint à la suite de migraines habituelles. En admettant cette étiologie, on s'explique sans peine comment le bain d'air comprimé a pu amener la guérison ; en effet, j'ai fait voir précédemment que l'aspiration exercée sur le sang veineux par les cavités droites du cœur dépassait les limites ordinaires de son influence, et s'étendait à des organes plus éloignés à mesure que la pression atmosphérique augmentait ; or, ce fait, constaté pour les veines abdominales et celles des grandes articulations des membres, doit exister *à fortiori* pour le système veineux du cerveau plus rapproché du centre de la circulation, et où les vaisseaux sont maintenus con stamment dilatés par leurs connexions osseuses ou fibreuses.

Deuxième observation. — Surdité de cause cérébrale, guérie par le bain d'air comprimé.

La femme d'un entrepreneur de bâtiments fut prise, en 1836, d'une céphalalgie intense et opiniâtre, suivie de contraction permanente des masseters, de surdité à gauche, et de cécité du même côté. Des saignées, des purgatifs avaient été opposés sans succès à cette triple affection.

Lorsque la malade se présenta à mon observation,

le 14 juin 1841, il lui était impossible d'ouvrir la bouche ; l'alimentation, très difficile , n'avait lieu qu'au moyen de substances liquides. Je lui fis administrer des bains d'air comprimé pour combattre la congestion qui me paraissait produire la contraction des muscles de la mâchoire, en même temps que, par des moyens mécaniques agissant d'une manière graduée , je m'efforçais de relâcher l'ankilose fibreuse de l'articulation temporo-maxillaire. Au bout de trois mois, la mâchoire avait gagné quelques mouvements, mais l'ouïe restait encore obtuse à gauche. Dans le courant de l'hiver, les progrès de la guérison deviennent plus sensibles ; enfin, le 15 avril 1842, cette guérison est presque complète, car la mastication peut s'exécuter librement ; la malade a recouvré l'ouïe qui était perdue à gauche , l'amaurose du même côté persiste seule.

Troisième observation. — Surdité nerveuse considérablement amoindrie par le bain d'air comprimé.

Un ouvrier en soie, âgé de vingt-huit ans , qui avait fait quatre campagnes à l'armée d'Afrique , s'étant exposé de trop près à la commotion produite par l'explosion d'une pièce d'artillerie de gros calibre, eut la membrane du tympan de l'oreille droite déchirée , et était resté depuis lors frappé d'une dysécée très incommode. Cette surdité datait de six ans, lorsqu'il vint réclamer mes soins. J'en augurai fort peu de succès , en raison de la cause et de l'ancienneté de la maladie.

Heureusement, le pronostic fâcheux que j'avais porté ne se vérifia point, et, après cinq mois d'un traitement souvent interrompu par les exigences d'une vie laborieuse, le malade avait recouvré l'ouïe assez complètement pour les rapports que sa profession nécessitait, et qui étaient devenus très difficiles.

Ce cas me paraît avoir de l'analogie avec celui de l'observation rapportée par M. Triger d'un ouvrier devenu sourd au siége d'Anvers et qui, travaillant dans les mines de la Touraine sous une pression de deux atmosphères et demie, avait recouvré l'ouïe. Du reste, ce n'est pas la seule fois où j'aie pu constater que l'irritabilité ou la congestion déterminées, dans certaines parties de l'organe de l'ouïe, par de violentes commotions, peuvent être notablement atténuées sous l'influence plus ou moins prolongée de l'air condensé. En voici un second exemple.

Quatrième observation. — Surdité nerveuse, momentanément amendée par le bain d'air comprimé.

Un officier général, qui a pris part dans sa jeunesse aux grandes guerres de l'empire, reçut en 1809, à la bataille de Raab, un boulet de canon dans la partie supérieure de sa coiffure, qui était un kolbach à haute forme, retenu sous le menton par une forte gourmette. Il fut renversé violemment de cheval, et resta quelque temps sans connaissance. Cet accident, grâce à des soins convenables, n'eut pas d'autre suite qu'une surdité assez prononcée, accompagnée de bourdonnements incommodes. Il reçut, après de longues années de cette infirmité, le conseil d'essayer la médication pneumatique, et vint prendre à Lyon, sous ma direction, une vingtaine environ de bains d'air comprimé, qui améliorèrent notablement l'audition et diminuèrent les bourdonnements.

Les nécessités du service l'ayant rappelé au chef-lieu de la subdivision militaire qu'il commandait, il ne put donner une plus longue suite à ce traitement, dont les effets se sont soutenus pendant quelques semaines et seraient peut-être devenus permanents, avec plus de persévérance. Quoi qu'il en soit, on trouve dans la production même éphémère de cette amélioration une preuve de l'action efficace que l'air comprimé exerce soit sur les hypérémies, soit sur l'éréthisme nerveux des parties les plus délicates de l'oreille interne.

Cinquième observation. — **Surdité nerveuse guérie à deux reprises par le bain d'air comprimé.**

Un jeune homme d'une constitution robuste me fut adressé en 1843 par M. le docteur Silvy, de Grenoble, pour être traité d'une surdité qui paraissait de cause cérébrale. Il fut soumis pendant trois mois à l'usage du bain d'air comprimé, qui rendit à l'ouïe sa portée ordinaire. Cette guérison s'était soutenue pendant plusieurs années, lorsqu'à la suite des fatigues de la campagne de Novarre, M. de P..., qui avait pris du service comme officier dans la brigade de Savoie, fut atteint d'une fièvre cérébrale qui compromit son existence. Heureusement convalescent de cette grave maladie, il s'aperçut que son ouïe avait considérablement faibli ; il éprouvait aussi un reste d'embarras à la tête. Il résolut aussitôt de recourir au moyen dont il avait une première fois éprouvé l'efficacité. Son attente ne fut pas trompée, car, après douze bains d'air comprimé, l'intégrité de l'audition était rétablie.

La cause qui a produit la récidive de la surdité me paraît confirmer le diagnostic porté avant le premier traitement ; et le succès rapide obtenu en second lieu ne laisse, à mon avis, aucun doute sur la puissance dérivative de l'air condensé.

Sixième observation. — **Surdité nerveuse congestionnelle considérablement amendée par le bain d'air comprimé.**

Un officier supérieur de la marine nationale, beau-frère de M. de P....., affecté depuis vingt ans d'une surdité avec bourdonnements, voulut essayer en 1847 de la médication pneumatique qui avait si bien réussi à un membre de sa nouvelle famille. Je ne l'encourageai guère à cette tentative, dont le succès me paraissait peu probable, en considérant l'ancienneté de la maladie. La trompe étant perméable à l'air, il fallait chercher dans quelque altération des parties les plus profondes de l'organe de l'ouïe, la cause de la surdité. Cette altération me paraissait consister dans l'engorgement chronique des vaisseaux du labyrinthe, indiqué par l'état vultueux habituel de la face et un peu d'embarras dans la tête. M. de R..., malgré l'incertitude de la réussite en pareil cas, persista dans sa première résolution, et suivit pendant une partie de l'hiver, avec une persévérance rare, le traitement auquel je le soumis. Il prenait chaque jour deux bains d'air comprimé; ayant appris de moi à sonder lui-même la trompe d'Eustache, il y dirigeait avec beaucoup d'adresse des vapeurs éthérées de naphtaline.

Bientôt les digestions, qui étaient pénibles, devinrent meilleures, l'état de congestion céphalique fut amendé, et la portée de l'ouïe s'étendit peu à peu. Enfin, après trois mois de traitement, la faculté auditive était rétablie à un degré satisfaisant, ainsi qu'il conste d'une note rédigée par M. de R... lui-même et laissée entre mes mains, où se trouvent consignées toutes les circonstances de la maladie et du traitement.

Lorsque l'état congestionnel des parties si délicates de l'oreille interne se prolonge pendant plusieurs années, il amène probablement, dans quelques cas, des altérations de tissu ou un développement variqueux des veinules du labyrinthe, qui doivent résister à l'action dérivative de l'air comprimé comme aux moyens ordinaires de l'art. Il importe donc, suivant le conseil donné par tous les médecins auristes, d'attaquer promptement les surdités nerveuses. L'on a d'autant plus de chances de les guérir que le malade est plus jeune, parce que les vaisseaux, dégorgés mécaniquement par l'appel plus énergique que le bain d'air condensé détermine vers le centre de la circulation, ont vraisemblablement plus de ressort pour revenir sur eux-mêmes.

Il peut arriver que la congestion cérébrale qui produit la surdité nerveuse soit entretenue par une impulsion exagérée du ventricule gauche du cœur, ou par un développement anormal du calibre des vaisseaux artériels qui conduisent le sang au cerveau ; on sait que la première circonstance détermine souvent des apoplexies, et plusieurs pathologistes ont rapporté à la seconde certains cas d'aliénation mentale.

Voici un exemple où la dysécée nerveuse était manifestement produite par l'une ou l'autre de ces causes, et peut-être par leur concours.

Une dame âgée de trente ans me fut adressée par M. le docteur Silvy pour essayer le bain d'air comprimé contre une surdité accompagnée de bourdonnements qui avait résisté aux moyens ordinaires de l'art. Cette malade, d'une irritabilité nerveuse très grande, était affectée en outre d'un affaiblissement notable de la vision d'un côté.

Remarquant les apparences d'un *raptus* habituel du sang vers la tête, j'eus la pensée de comprimer les carotides pour ralentir ce *raptus*. L'effet immédiat de cette compression fut de faire cesser les bourdonnements et de diminuer la surdité ; mais la malade ne pouvait la supporter longtemps, à cause de l'état de nausée, du vertige et de l'oppression qu'elle déterminait.

Le bain d'air comprimé produisit d'abord dans ce cas son effet ordinaire, en calmant la circulation artérielle et activant la circulation veineuse, et l'on put espérer un instant la guérison de la surdité ; mais cette amélioration ne se soutint point. L'assuétude ayant émoussé probablement l'action sédative de l'air condensé, les mouvements du cœur revinrent à leur rhythme primitif, sous l'influence de la moindre impression morale ; et un calibre trop considérable des vaisseaux artériels se joignant peut-être à l'excès d'impulsion du ventricule gauche, le sang, projeté de nouveau avec trop de force vers le cerveau, ramena la dysécée et les bourdonnements.

On considèrera peut-être comme fort conjecturale l'étiologie que je viens de donner de certains cas de surdité, ainsi que l'explication de l'insuccès des moyens qu'on leur oppose ; mais je suis confirmé dans mon opinion par une autre observation recueillie en même temps que la précédente.

Une jeune dame de vingt-deux ans, appartenant aussi à la clientelle de M. le docteur Silvy, suivait, sous ma direction, un traitement par le bain d'air comprimé et des injections de vapeurs éthérées qui m'avaient paru indiquées contre une surdité nerveuse accompagnée de bourdonnements. Ayant répété chez elle la compression des carotides, j'obtins le même résultat que dans le cas précité, c'est-à-dire la cessation momentanée des bruits incommodes de l'oreille et une diminution notable de la surdité. La médication pneumatique répondit ici d'une manière plus satisfaisante aux espérances que j'en avais conçues, car l'audition notablement améliorée s'est conservée à peu près au même degré, d'après les nouvelles qui me sont parvenues de la malade depuis sa sortie de mon établissement.

La date moins ancienne de la surdité dans le second cas, la plus grande jeunesse du sujet, l'irritabilité moindre du système nerveux, expliquent, à mon avis, la différence des résultats définitifs donnés par un traitement identique, appliqué à deux affections semblables en apparence. Il est présumable, en effet, que lorsque les mouvements tumultueux du cœur ont duré plusieurs années, ils finissent par produire une dilatation anormale des artères qui conduisent le sang au cerveau, et que ces vaisseaux deviennent incapables à la longue de reprendre leur calibre primitif, après que la cause dynamique qui avait amené leur expansion est supprimée ou affaiblie.

Toutes les observations qui précèdent se rapportent à des cas de surdité catarrhale ou de surdité nerveuse sthénique, et on a vu que le bain d'air comprimé, par la double propriété dont il jouit de perfectionner l'hématose et de régulariser la circulation, peut leur être opposé assez souvent avec avantage ; il me reste à parler de son application aux surdités nerveuses qu'on a désignées sous le nom de *torpides*. Ici, l'utilité de la compression de l'air a paru moins évidente ; une seule fois, elle a donné incidemment un résultat favorable.

Le sujet de cette observation était un homme de cinquante-huit ans, qui me fut adressssé par M. le docteur Brachet. En outre de son état de surdité, il était affecté d'une débilité nerveuse, manifestée par un tremblement des mains très incommode, d'embarras

dans les fonctions encéphaliques et d'un commencement d'impotence des membres inférieurs.

Ces symptômes pouvaient être attribués à l'emploi
abusif que le malade avait fait de préparations mercurielles qui avaient déterminé, d'autre part, un état des
muqueuses de la bouche , simulant une affection cancé-
reuse. Pour combattre cette dernière affection , on lui
avait administré pendant très longtemps l'iodure de
potassium et les eaux de Challes, à haute dose.

Trente bains d'air déterminèrent les effets suivants :

1° Disparition presque complète du tremblement nerveux ; le malade peut porter, de la main particulièrement affectée, un verre rempli d'eau sans en répandre;
auparavant , il ne pouvait manger du potage sans sa-
lir ses vêtements ;

2° Guérison de la surdité, qui n'avait appelé que
très secondairement l'attention de M. Brachet ;

3° Amélioration remarquable de toutes les fonctions
de l'organisme, qui était fort détérioré.

Dans les deux cas suivants, qui m'ont paru appartenir
aussi à la surdité nerveuse torpide , aucun résultat
avantageux n'a été obtenu par l'usage du bain d'air
comprimé.

Le sujet auquel se rapporte le premier était un
homme de quarante et un ans , qui avait reçu de
MM. Brachet, Gensoul et Morel le conseil de recourir à la médication pneumatique, comme dernière ressource contre une surdité qui avait résisté à tous les
moyens usités, et en particulier aux injections d'air
dans la cavité du tympan, pratiquées par M. Deleau.

Cette dysécée, qui avait commencé à 32 ans , sans

que le malade pût lui assigner une cause déterminée,
n'avait cessé depuis lors de faire des progrès; elle était
arrivée au point que le bruit d'une montre ne pouvait
être entendu à gauche, même au contact, et n'était
perçu à droite qu'à la distance de deux ou trois lignes
au plus.

Le bain d'air ne produisit aucun effet favorable; le
malade eut seulement une lueur d'espoir à la suite d'une
légère cautérisation du pavillon de la trompe au moyen
du nitrate d'argent, mais cette espérance ne se réalisa
point. La perforation de la membrane du tympan, que
M. Gensoul pratiqua en ma présence, avec l'emporte-
pièce d'Hymly, n'eut pas plus de succès, et le malade
est resté affecté de sa surdité.

Le sujet de la seconde observation était un jeune
homme de vingt-cinq à vingt-six ans, qui, à la suite
d'une spermathorée habituelle, avait perdu complètement l'ouïe, et était menacé de perdre la vue. Le bain
d'air ranima un instant la sensibilité des nerfs de l'audition, mais ce résultat n'eut point de durée; le seul
avantage produit par cette médication, qui, du reste,
ne se prolongea que pendant un mois au plus, fut de
réduire à deux ou trois par semaine les pertes séminales,
qui auparavant avaient lieu une ou même plusieurs fois
chaque nuit, et de rétablir jusqu'à un certain point
les fonctions digestives.

Je terminerai cet exposé sommaire de l'application
que j'ai faite du bain d'air comprimé au traitement de
divers genres de surdité, par quelques considérations
qui me paraissent nécessaires pour l'appréciation de ce
nouveau moyen thérapeutique.

Les médecins auristes, qui avaient déjà négligé les inductions tirées par MM. Hamel et Colladon de leurs expériences sous la cloche à plongeur, n'ont pas donné plus d'attention aux faits qui sont venus confirmer les conjectures de ces observateurs. Un seul d'entre eux , M. le docteur Ménière, médecin de l'institution des sourds-muets de Paris, s'est livré à quelques investigations relatives à l'influence que la compression de l'air peut exercer sur certaines affections de l'ouïe ; mais, outre qu'il n'a pas étudié ce sujet sous un point de vue assez compréhensif, il s'est manifestement trompé , quant à l'un des effets immédiats du bain d'air comprimé.

Pour justifier cette double assertion , je vais citer les termes dans lesquels ce médecin a énoncé son jugement sur la nouvelle méthode curative.

« Dans ces derniers temps , dit-il , les expériences de
» MM. Tabarié , Pravaz , Junod , etc. , ont démontré
» que , dans certains cas de maladie de la caisse ,
» on pouvait forcer l'air à en sortir en augmen-
» tant la pression atmosphérique ; je me suis soumis
» moi-même à ce mode de traitement, et j'ai senti
» que cette augmentation de pression déprimait le
» tympan , *chassait l'air de la caisse* , et débou-
» chait la trompe. Ce mode d'action ne convient qu'à
» un petit nombre de maladies de l'oreille, et l'on
» pourrait y avoir recours dans des circonstances par-
» ticulières , par exemple chez de jeunes sujets très
» irritables, ou bien lorsque le cathétérisme est impos-
» sible. »

Une simple observation renverse d'abord l'explication que M. Ménière a donnée de la manière dont la compression de l'air peut déboucher le méat interne de l'oreille.

Il est vrai que, dans les premiers moments où l'accroissement de la pression atmosphérique agit sur l'organe de l'ouïe, la membrane tympanique est refoulée en dedans, mais l'amplitude de cette dépression est trop restreinte pour donner à l'air contenu dans la caisse un surcroît d'élasticité qui le force à s'échapper de cette cavité, en surmontant la résistance que lui oppose l'air comprimé au dehors, et qui tend à s'introduire par la trompe gutturale. Bientôt, au contraire, l'équilibre rompu entre les forces élastiques de l'air intérieur et de l'air extérieur se rétablit de dehors en dedans, et fait cesser le sentiment incommode de pression exercée sur la face externe de la membrane du tympan.

L'erreur de physique dans laquelle est tombé M. Ménière ne lui a pas permis de saisir, d'une part, l'analogie qui existe entre l'action du bain d'air comprimé et celle de l'injection forcée de ce gaz au moyen du cathétérisme, et de reconnaître, d'un autre côté, la supériorité d'effet résolutif que le premier moyen possède relativement au second.

Non-seulement l'air, comprimé dans un récipient où le malade est renfermé, force de dehors en dedans le passage du conduit guttural de l'oreille, comme lorsqu'il y est poussé au moyen d'une sonde ; mais, de plus, il exerce sur le réseau capillaire de la membrane muqueuse de la caisse un degré de pression que l'on n'obtient point en employant le cathétérisme, à cause du reflux qui s'opère facilement, dans ce dernier cas, entre les parois de la trompe et celles de l'instrument, et qui ne permet pas à l'air injecté dans le tympan d'y acquérir beaucoup de ressort (1).

L'action de l'air condensé, action qui se prolonge pendant toute la durée du bain pneumatique, me paraît un élément thérapeutique essentiel qui a échappé à l'attention de M. Ménière.

En considérant le bain d'air comprimé, simplement sous le point de vue de son action mécanique immédiate, je n'ai pu comprendre par quelle raison le savant médecin des sourds-muets de Paris, qui semble le conseiller lorsque le cathétérisme est difficile ou impossible, déclare néanmoins qu'il ne *convient* que dans un petit nombre de cas ; en effet, de ce qu'il paraîtrait indispensable *quelquefois*, comment peut-il résulter qu'il soit *ordinairement* contre-indiqué ?

La seule appréciation théorique qui ait été faite jusqu'ici de l'application de l'air comprimé au traitement de la surdité ne pèche pas seulement en ce qui concerne le mode suivant lequel ce moyen rétablit ou facilite la communication entre le tympan et l'atmosphère extérieure, mais elle est encore incomplète sous deux autres rapports essentiels.

Ainsi, elle ne tient compte ni de l'influence heureuse

______

(1) Je suis loin d'exclure, dans le traitement des maladies de la caisse, les injections forcées d'air par le cathétérisme.

Si ce moyen ne remplit pas toutes les indications auxquelles satisfait le bain pneumatique, il ne doit pas moins être conservé à cause, de sa simplicité, qui le met à la portée de tous les praticiens, et permet d'en répéter facilement l'application, aussi souvent qu'il paraît convenable.

que l'air condensé exerce sur l'hématose des jeunes sujets lymphatiques ou scrophuleux si souvent atteints de surdité, ni de sa propriété dérivative dans les cas de dysécée qui succèdent à des migraines habituelles, et doivent être rapportées comme celle-ci à un état de congestion de quelques-uns des sinus veineux de l'encéphale.

Il est vrai que sur l'un et l'autre point l'auteur de cette appréciation manquait des données que je n'ai pu acquérir qu'à la suite de plusieurs années d'expérience.

Si l'on se bornait à *compter* les observations que j'ai recueillies sans les *peser*, je conviens qu'elles seraient insuffisantes à établir l'efficacité supérieure que j'attribue à l'emploi de l'air comprimé dans le traitement de la surdité; mais si l'on réfléchit, en premier lieu, qu'elles se rapportent, pour la plupart, à des cas dans lesquels les autres médications avaient échoué, et si l'on considère ensuite l'étroite corrélation qu'elles présentent avec certains phénomènes physiques et physiologiques mentionnés précédemment, on sera du moins disposé à conclure que la question appelle un examen plus approfondi que celui auquel elle a été soumise jusqu'ici.

Il est à désirer que le praticien habile qui n'a jeté sur elle qu'un coup d'œil trop rapide pour être exact, s'applique lui-même à reviser le premier jugement qu'il a porté, en comparant attentivement les facteurs multiples de la médication pneumatique aux éléments étiologiques divers de la surdité (1).

(1) M. Ménière a fort judicieusement remarqué, contre l'opinion de Kramer, que le degré de tension de la membrane tym-

Ses lumières, son indépendance scientifique, autant que sa position officielle, l'appellent plus que tout autre à fixer l'opinion des hommes de l'art sur la valeur du nouveau moyen thérapeutique, et à l'introduire définivement dans la médecine auriculaire, s'il jouit réellement de l'efficacité que j'ai annoncée. En consacrant ainsi, par une intervention réfléchie, un progrès dont je n'ai eu l'initiative que par cas fortuit, il aurait bien mérité de la science et de l'humanité.

panique ne pouvait être sans influence sur l'audition ; car autrement quel serait l'usage des muscles qui meuvent la chaîne des osselets ? Il a d'ailleurs rapporté un cas où le refoulement de ce diaphragme améliorait notablement l'ouïe.

D'après ces observations, il est permis de supposer que certaines altérations, soit des connexions articulaires des osselets, soit des muscles qui s'y attachent, entravant le mécanisme par lequel la membrane du tympan est tendue ou relâchée, peuvent produire la dysécée.

Dans ce cas, on concevrait que des mouvemens communiqués à ce mécanisme eussent quelque efficacité pour en rétablir le jeu normal, s'ils étaient suffisamment répétés.

La compression de l'air dans un récipient de petite capacité est le meilleur moyen de remplir cette indication, car elle permet d'imprimer à la membrane tympanique des oscillations en dedans ou en dehors, suivant que l'on accélère la condensation ou qu'on la diminue brusquement.

Je n'affirmerai point que ce procédé agisse précisément comme je viens de le supposer, pour le rétablissement de l'audition dans quelques circonstances, mais je l'ai vu très souvent améliorer cette fonction.

CHAPITRE XIII.

Emploi de l'air comprimé dans le traitement des congestions chroniques de l'encéphale et de la moelle
épinière.

L'enchaînement des idées me conduit maintenant
à exposer d'autres résultats analogues à ceux contenus
dans le chapitre précédent, soit par la nature, des
affections auxquelles ils se rapportent, soit par la manière dont ils se produisent.

On conçoit déjà que si l'accroissement de la pression atmosphérique a pu exercer une heureuse influence sur certains cas de migraine et de surdité nerveuse causées par l'engorgement des sinus veineux de
la base du crâne, il offre des chances de réussite semblable pour la guérison d'hypérémies ou de congestions
passives, occupant des parties différentes de la tête. Je
citerai d'abord son efficacité contre les fluxions de la
face, les épistaxis et certaines odontalgies.

J'ai vu plusieurs fois l'enflure déterminée par les
premières, et portée au point de ne permettre que
difficilement l'ouverture de la bouche, diminuer de
moitié pendant la durée d'un seul bain d'air.

L'épistaxis s'arrête souvent presque instantanément dans le bain d'air comprimé, par la même cause qui la réprime, suivant l'observation de M. Isidore Bourdon, lorsqu'on exécute de profondes inspirations, c'est-à-dire par l'appel plus énergique du sang veineux de la tête vers le centre de la circulation.

L'odontalgie, lorsqu'elle n'est pas déterminée ou entretenue par la carie d'une dent, qui met le nerf à découvert, cède avec la même facilité à la condensation de l'air. En voici un exemple remarquable.

Odontalgie violente et opiniâtre, guérie rapidement par le bain d'air comprimé.

Un fonctionnaire supérieur de l'Université était privé de sommeil depuis trois jours par une douleur des plus vives qui avait son siége dans la plupart des divisions du nerf dentaire inférieur ; je le soumis à une pression d'un quart d'atmosphère environ, qui amena un prompt soulagement et enfin la cessation complète de toute souffrance. Le patient se croyait guéri, lorsqu'en sortant de l'appareil, il fut repris plus violemment de sa douleur, qui s'était étendue jusqu'à l'épanouissement du nerf maxillaire vers le menton. Soupçonnant qu'on avait fait cesser trop brusquement la condensation de l'air, je fis rentrer le malade dans le récipient, en lui promettant plus de succès ; la douleur disparut en effet de nouveau, presque instantanément. Au bout d'une demi-heure, je ramenai

lentement l'air de la cloche à la pression ordinaire ;
cette fois, la sédation fut permanente, et il ne resta
dans les parties si endolories une heure auparavant
qu'un degré de sensibilité assez obtus.

La circonstance du retour et de l'aggravation de la
douleur par la suppression trop brusque de la condensation de l'air, a une cause analogue à celle de la re-
production des symptômes de congestion céphalique
lorsque, après avoir atténué ces symptômes en comprimant les carotides, on cesse tout-à-coup et complètement d'exercer cette compression. Le cœur, dont la
puissance d'impulsion avait été modérée ou enchaînée
relativement aux artères ascendantes, reprenant tout-
à-coup son premier excitement ou sa liberté, imprime
au cours du sang une force vive qui engorge de nouveau et plus profondément les parties où la congestion
avait été momentanément dissipée. On doit donc adop-
ter comme règle générale dans l'administration du bain
d'air comprimé, la précaution de revenir presque insensiblement à la pression normale de l'atmosphère.
C'est pour me conformer à ce précepte que je me suis
abstenu d'adapter à mon appareil le sas à air employé
par MM. Tabarié et Triger.

Suivant l'opinion de quelques auteurs, et en particulier de M. Rognetta (1), l'épilepsie serait, dans
certains cas, le résultat de congestions encéphaliques
répétées ou devenues chroniques. Lorsque ces congestions n'ont pas encore amené de désordres matériels, et
donné naissance à des produits organisés anormaux la

____

(1) *Annales de thérapeutique*, 1845.

maladie n'est pas de sa nature incurable , et il est quelquefois possible de l'attaquer avec succès en modifiant les conditions dynamiques qui entretiennent l'engorgement du cerveau. C'est ainsi qu'on a vu la digitale à haute dose guérir l'épilepsie , probablement en ralentissant les mouvements du cœur, qui projetait le sang avec trop de force dans la masse cérébrale. Malheureusement, il arrive encore plus souvent que l'hypérémie et la stase qui amènent le trouble de l'innervation , ayant leur siége dans un organe à vascularisation fine , résistent à l'action des médicaments internes. Il semble qu'on aurait plus de chances de débarrasser cet organe en s'adressant à l'une des causes physiques qui agissent comme moteurs de la circulation veineuse. On va voir que cette présomption est justifiée par les exemples suivants , où le bain d'air comprimé a fait disparaître des accidents épileptiformes , en favorisant l'appel du sang veineux de la tête vers le centre de la circulation.

Première observation.

Un jeune garçon de treize à quatorze ans, qui avait la passion de la lecture, à laquelle il consacrait la plus grande partie de la journée, fut pris de symptômes nerveux , simulant des accès d'épilepsie. Après avoir employé sans succès diverses médications, M. Richard, de Nancy, conseilla pour le malade l'emploi du bain d'air comprimé. Après trois mois de ce traitement, la guérison paraissait complète, et l'on crut que le jeune sujet pouvait reprendre sans inconvénient la suite de ses études ; mais , sous l'influence d'une plus grande contention d'esprit , les premiers accidents reparurent; ils devenaient plus fréquents et plus graves toutes les fois que l'on coupait les cheveux au malade.

MM. Viricel , Gilibert et Richard , de Nancy , réunis dans une consultation , pensèrent avec moi qu'un défaut d'harmonie entre le développement du cerveau et celui de la capacité du crâne vers l'époque de la puberté était la cause des accidents nerveux ; que l'indication fondamentale à remplir devait être de diminuer la turgescence du premier, pendant que le second terminerait son évolution , et qu'il fallait dès lors suspendre tout travail intellectuel soutenu , revenir à l'emploi du bain d'air comprimé et de la gymnastique qui avaient dégorgé une première fois l'encéphale , et enfin employer quelques préparations atrophiques d'iode. Cet ensemble de moyens hygiéniques et thérapeutiques fut couronné , quoique assez lentement , par un succès complet, car, après être devenus progressivement plus rares, les accès épileptiformes, qui étaient caractérisés par des mouvements convulsifs , des cris sourds et une abolition absolue de la sensibilité, disparurent pour ne plus revenir, après sept ou huit mois de traitement.

Deuxième observation.

Un jeune sujet, de l'âge du précédent, ayant fait une chute violente sur la tête dans sa première enfance , avait eu la paroi latérale gauche du crâne enfoncée dans une circonférence de 9 à 10 lignes de diamètre. Cette dépression avait amené l'atrophie et une demi-impotence des membres supérieurs et inférieurs du côté opposé.

Aux approches de la puberté, des accidents nouveaux vinrent se joindre à ces conséquences immédiates de la compression traumatique du cerveau. Le malade, dans son sommeil, était pris de mouvements convulsifs qui duraient quelques instants ; bien que ces symptômes nerveux ne se produisissent que la nuit, ils excitèrent une juste inquiétude dans l'esprit du père de ce jeune garçon, et il demanda une consultation médicale à laquelle furent convoqués MM. Viricel, Richard, de Nancy, Bonnet et moi. L'altération anatomique qui paraissait le point de départ de l'affection, la crainte de voir celle-ci s'aggraver et dégénérer en épilepsie, inspirèrent d'abord la pensée de recourir à une couronne de trépan pour enlever la portion d'os correspondante à l'enfoncement du crâne, puis, comme moyen moins périlleux d'arriver au même résultat, de produire l'exfoliation et la destruction progressives du segment déprimé par l'application réitérée de substances caustiques.

Toutefois cette dernière opération fut ajournée, en considérant que, si la dépression de la cavité crânienne prenait quelque part au trouble nocturne de l'innervation, elle n'en était cependant que la cause prédisposante, et qu'une supernutrition du cerveau, à l'époque où des études plus sérieuses excitent son activité, avait probablement agi comme condition essentiellement déterminante. En conséquence , on s'arrêta au traitement préliminaire suivant :

1° Suspension de tout travail intellectuel assidu et prolongé ;

2° Emploi journalier du bain d'air comprimé comme moyen de ralentir et de modérer l'injection du sang artériel vers le cerveau , et de faciliter l'appel du sang veineux ;

3° Exercices gymnastiques modérés et fréquents pour diriger plus spécialement vers le système musculaire les éléments nutritifs (1).

L'application de ce système complexe de moyens hygiéniques et physiologiques obtint le plus heureux résultat ; les symptômes convulsifs observés pendant la nuit devinrent plus rares de jour en jour, et disparurent définitivement au bout de six mois.

Troisième observation. — Accidents épileptiques de date récente, supprimés pendant un temps assez long à la suite de l'emploi du bain d'air comprimé.

Un jeune homme de 28 ans fut pris d'accès d'épilepsie, sans aucune des causes appréciables qui déter-

---

(1) Les médecins anglais insistent sur cette indication, comme on le voit par le passage suivant :

« On epilepsia cerebralis we wish to promote a more active circulation in the muscular system, and in intéguments, specially of the limbs... »

(Cyclopedia of practical medicine, vol. 2, pag. 96 doct. Cheyne.)

minent quelquefois cette affection après le premier âge. Il était averti de l'approche des accidents par une sensation particulière *(aura epileptica)* partant de l'un des doigts de la main, et il réussissait assez souvent à les prévenir au moyen d'une ligature.

Ayant reçu de M. le docteur Richard, de Nancy, le conseil d'essayer la médication pneumatique, il prit avec assiduité, pendant trois mois, 60 à 70 bains d'air comprimé.

Le succès de ce moyen parut incontestable , les accès ayant été supprimés immédiatement. J'ai espéré pendant longtemps que la guérison serait durable , car, au bout de dix-huit mois ou deux ans, il n'était survenu aucune récidive de l'affection épileptique; mais j'ai appris depuis que le malade avait été frappé d'un coup de sang qui a été probablement le résultat de la même disposition congestionnelle à laquelle on pouvait rapporter les accès d'épilepsie; je n'ai pas reçu de renseignements ultérieurs sur l'état actuel du sujet de cette observation.

J'ai fait administrer une dernière fois le bain d'air comprimé à une jeune dame de la clientelle de M. le docteur Richard, de Nancy, qui était devenue épileptique à la suite de la terreur qu'elle avait éprouvée lors de l'insurrection de Lyon en 1834. Quarante bains d'air, pris d'une manière continue, n'eurent d'autre résultat que de diminuer le nombre des grandes crises en augmentant celui des petites. Peut-être renonça-t-on un peu prématurément à l'emploi de cette médication, car le changement apporté dans la nature des accès semblait indiquer une influence favorable de l'air condensé sur la cause de la maladie.

Du petit nombre d'observations que je viens de rapporter, on ne saurait certainement induire que le bain d'air comprimé soit un moyen spécifique contre l'épilepsie en général, mais je ne pense pas que l'on puisse révoquer en doute son opportunité éventuelle dans certains cas de cette maladie. J'appelle en particulier l'attention des praticiens sur l'influence qu'il exerce comme modérateur de la circulation artérielle et agent auxiliaire de la circulation veineuse. Sous ce point de vue, il paraît spécialement applicable aux épilepsies cérébrales d'une date récente. Pour préjuger son utilité dans celles qui sont symptomatiques d'une affection de l'estomac ou du foie, indépendamment de son action dérivative que j'ai démontrée en parlant des maladies de ces organes qui reconnaissent pour cause la stase du sang veineux dans les ramifications de la veine-porte, peut-être faut-il encore tenir compte des modifications heureuses qu'il détermine dans la sanguification. Cette dernière présomption me semble résulter de quelques cas de guérison obtenue en Angleterre par l'inspiration d'un mélange d'oxygène et d'air atmosphérique (1).

Je le répète, si les raisonnements et les faits qui précèdent n'ont pas ce degré de valeur qui entraîne un assentiment absolu, ils suffisent néanmoins pour appeler de nouvelles expériences, et c'est à ce titre seulement que j'ai cru devoir les exposer dans cet essai. Lorsqu'il s'agit d'une maladie aussi cruelle, qui dégrade à un tel

(1) En Angleterre, on a essayé l'inspiration d'un mélange de gaz oxygène avec l'air atmosphérique ; les succès ont été variables... (Esquirol, *Dictionnaire de médecine*, tome 12, page 533.)

point la personnalité humaine , les médecins doivent toujours avoir présente à l'esprit cette opinion de Boerhaave : *Credo firmissimè, si omnem animi attentionem adhiberent hic medici, quod sanarent plures epilepticos, et levamen adferrent fere omnibus.* (Sect. 1080.)

En poursuivant l'examen des maladies du centre cérébro-spinal , contre lesquelles l'efficacité de la compression de l'air a été éprouvée ou s'offre comme très probable, je dois mentionner d'abord certaines vésanies.

MM. Gall et Spursheim ont considéré la folie comme étant souvent le résultat d'une affection d'abord aiguë, puis chronique de l'encéphale. Suivant Cox, les lésions trouvées dans le cerveau des fous paraissent dépendre d'une affluence extraordinaire du sang dans cet organe, et il regarde la digitale comme un des meilleurs remèdes contre la folie. « On ne doit, dit-il , regarder comme » incurable aucun cas dans lequel on n'a pas fait usage » de cette substance , particulièrement si le pouls est » dur et fréquent. » Il parle d'un malade dont le pouls descendait, par l'emploi de ce médicament, de 90 pulsations à 40 par minute : « A 90, le malade était dans un » état de fureur continue ; à 70, il avait sa raison en-» tière ; à 50, il était mélancolique ; à 40, il était demi-» mort. Il fut guéri en prenant pendant quelques se-» maines une dose de digitale suffisante pour tenir le » pouls à 70 pulsations. » J. Frank propose le même remède contre la prédisposition à la folie.

La citation que je viens d'emprunter à l'article *Folie* du *Dictionnaire de Médecine* en 25 volumes, justifierait certainement l'application que l'on pourrait faire de la compression de l'air au traitement de certaines affections mentales, et je me proposais de tenter ce moyen avec le concours du docteur Bottex, inspecteur des établissements, d'aliénés dans le département du Rhône, lorsqu'une mort prématurée est venue enlever ce médecin distingué à la science et à ses nombreux amis. Je puis néanmoins rapporter un commencement d'expérience qui, dans l'espèce, semble favorable au succès de la double indication remplie par le bain d'air comprimé, savoir, de ralentir la circulation artérielle et de dégorger par appel le système veineux.

Un étranger d'une condition très honorable, devenu cosmopolite par suite d'hallucinations qui lui représentaient ses ennemis politiques comme acharnés à sa poursuite, habitait momentanément Lyon. Il n'avait pu échapper, disait-il, à leurs tentatives homicides, bien qu'il eût changé plusieurs fois d'hôtel. Des agents mystérieux empoisonnaient tous ses aliments et troublaient chaque nuit son sommeil par un bruit violent qui éclatait, à une certaine heure, au-dessus de l'appartement qu'il occupait. La congestion cérébrale, qui semblait produire cette aberration de l'entendement, se manifestait, du reste, par un sentiment de douleur vers l'occiput, et l'anomalie de la vision, qui présentait au malade tous les objets comme revêtus d'une teinte irisée. Il avait éprouvé, en outre, un notable affaiblissement de l'ouïe. C'est particulièrement contre cette dernière affection qu'on lui avait conseillé l'usage de la médication pneumatique, qui fut approuvé par M. le docteur Mermet. Trente bains d'air furent administrés en deux mois environ ; ils eurent pour effet, en diminuant la congestion chronique de l'encéphale, de faire disparaître la coloration irisée des objets, et de rendre plus supportable l'action des rayons solaires qui fatiguait beaucoup le malade. Son sommeil devint plus tranquille ; il commença à croire que ses ennemis se lassaient de le persécuter, car ses aliments ne lui semblaient plus altérés comme auparavant et d'une digestion aussi pénible ; il entendait moins fréquemment les bruits par lesquels il était réveillé en sursaut. Il quitta Lyon dans cet état d'amélioration, qui eût laissé peut-être l'espoir d'une guérison complète, avec plus de persévérance dans le moyen qui l'avait amenée.

Certaines altérations du cerveau, moins graves sans doute que celles qui affectent le jugement, limitent leur effet à l'abolition ou l'affaiblissement de la mémoire. Dans un cas de cette espèce, que je vais rapporter, l'action du bain d'air comprimé fut véritablement remarquable.

Une religieuse qui remplissait l'emploi d'institutrice dans une communauté, s'était livrée avec excès aux études relatives à ses fonctions. Il en était résulté la perte presque absolue de toute aptitude à s'appliquer , et un affaiblissement considérable de la mémoire. La malade reçut de M. le docteur Gubian , ancien médecin de l'Hôtel-Dieu de Lyon, le conseil de prendre quelques bains d'air comprimé. Après un mois de ce traitement, l'intégrité des facultés intellectuelles était rétablie , et la santé générale singulièrement améliorée. Cette guérison ne s'est pas démentie depuis lors.

La double influence que la condensation de l'air exerce d'une part sur la circulation artérielle pour la ralentir , et de l'autre sur la circulation veineuse pour

dissiper les stases du système capillaire , pourrait-elle
être employée avec avantage contre les hémiplégies
qui paraissent entretenues·par l'état de congestion partielle du cerveau autour d'un foyer apoplectique? Je
crois qu'on peut répondre affirmativement à cette question , bien que je n'aie à citer comme preuve expérimentale que le fait suivant, très incomplet.

Un négociant âgé de 50 à 55 ans, à la suite d'une
attaque d'apoplexie, était resté dans un état d'hémiplé-
gie qui avait résisté aux moyens ordinaires. Le médecin du malade , M. le docteur Goujon , voulut bien me
consulter sur l'opportunité du bain d'air comprimé
dans un cas de cette nature. Mon avis fut favorable à
l'essai de ce moyen , mais j'y mis la condition qu'il
aurait lieu sous la surveillance immédiate de mon honorable confrère. Dès les premiers bains , l'amélioration fut évidente ; le malade pouvait marcher avec plus
de facilité , et le bras frappé d'une demi-impotence
avait acquis plus de force. Malgré ces résultats encoura-
geants , j'engageai M. Goujon à ne pas pousser plus
loin l'expérience. Ne pouvait-il pas arriver que le malade fût frappé d'une nouvelle attaque dans le récipient, et que notre responsabilité se trouvât gravement
compromise par cette tentative d'un moyen insolite?
M. Goujon se rendit à ces raisons, et le traitement
pneumatique fut supprimé après trois bains. J'ai appris
que le malade avait succombé un an plus tard à une
récidive d'hémorrhagie cérébrale. Je reconnais que
dans cette occasion ma prudence fut peut-être excessive ; et je serais moins timide aujourd'hui, après
avoir constaté par une plus longue expérience qu'il

suffit de revenir lentement à la pression ordinaire de l'atmosphère pour prévenir un nouveau *raptus* du sang vers le cerveau, lorsqu'il a été dégorgé par l'effet de l'accroissement artificiel et momentané de cette pression.

Certaines contractions musculaires sont évidemment sous la dépendance d'un état d'hypérémie locale du cerveau, que les saignées et les révulsifs ne parviennent pas toujours à dissiper, parce que la vascularisation très fine de l'organe, exerçant sur les liquides engagés dans le système capillaire une forte attraction, oppose un plus grand obstacle aux moyens ordinaires employés pour désobstruer ce système. Voici un cas de cette nature où l'utilité du bain d'air comprimé se trouve en regard de l'inefficacité des autres médications.

Torticolis guéri en quinze jours, par l'usage seul du bain d'air comprimé.

Une jeune fille de 8 ans, à la suite d'une forte insolation, fut prise de céphalalgie violente ; le lendemain, à son réveil, la tête était inclinée sur l'épaule gauche, et la face tournée du côté opposé par la contraction du muscle sterno-mastoïdien. Cette contraction était accompagnée de vives douleurs qui s'exaspéraient par le moindre mouvement. Quelques jours après, la contraction se déplace, et passe au muscle antagoniste. Les divers moyens employés contre cette affection n'eurent aucun succès, et l'enfant fut amenée à Lyon pour y être soumise à l'observation de M. le docteur Gilibert. Cet habile praticien reconnut que l'état spasmodique des muscles du cou était dépendant d'une hypérémie encéphalique, et il conjectura que l'action de l'air comprimé pourrait être appliquée utilement dans cette occasion. Son attente ne fut point trompée. Dès la première séance dans l'appareil à condensation, la rigidité du muscle contracté avait notablement diminué ainsi que la douleur. Après quinze bains, la tête était complètement redressée, et tous les mouvements étaient devenus faciles; un appareil mécanique de redressement qui avait été préparé éventuellement devint inutile.

Antérieurement à cette observation, j'avais recueilli un fait semblable et qui ne diffère du précédent que par la cause occasionnelle du torticolis.

Deuxième observation.

Une jeune fille affectée de gibbosité par ramollissement des vertèbres dorsales présentait, outre cette déformation, un torticolis qui avait commencé à paraître seulement depuis quelques mois; je me disposais à lui faire appliquer un appareil de redressement, lorsque je m'aperçus que, sous l'influence du bain d'air comprimé qui était employé comme modificateur de l'hématose, la tête tendait à reprendre sa position normale; je m'en tins à ce moyen, et le succès fut complet.

Les anastomoses qui existent entre le nerf pneumo-gastrique et le nerf spinal, dont plusieurs filets se distribuent au muscle sterno-mastoïdien, peuvent servir à expliquer le relâchement de ce muscle que j'ai constamment observé chez les sujets affectés de torticolis, pendant qu'ils étaient soumis à l'action de l'air comprimé. Quoi qu'il en soit, je n'ai point cessé d'employer ce dernier moyen comme auxiliaire de l'action des machines dans le traitement de cette espèce de contracture lorsqu'elle était récente, et j'ai toujours eu à m'en applaudir.

Le strabisme est quelquefois le résultat de la contracture de l'un des muscles moteurs oculaires, déterminée par une congestion partielle du cerveau. L'action déplétive qu'exerce sur le système capillaire l'accroissement de la pression atmosphérique, peut alors être opposée avec succès à la déviation de l'axe visuel ; en voici un exemple.

Au commencement du printemps de 1845, un jeune officier, qui était en garnison dans une forteresse des Hautes-Alpes, fut pris subitement de diplopie au moment de son lever. L'œil gauche paraissait entraîné en dedans par la contraction du muscle droit interne, survenue, je le suppose, à la suite de quelque écart de régime. Après avoir employé inutilement différents moyens contre cette affection très pénible, le malade vint à Lyon et me fut adressé pour recevoir mes soins. Dans le but de combattre la congestion cérébrale partielle qui me paraissait produire la rupture de l'antagonisme naturel des muscles droits latéraux, je le soumis à l'emploi du bain d'air comprimé. Ce moyen amena promptement une amélioration notable ; au bout de quelques jours , la diplopie ne se produisait plus dans un champ aussi restreint , c'est-à-dire que le malade pouvait embrasser un cadre plus vaste , sans que la vision cessât d'être simple ; il lui arrivait de quitter , sans s'en apercevoir, des lunettes dont un verre avait été dépoli pour neutraliser l'ambliopie qui exposait le malade à des chutes en marchant ; il n'éprouvait plus, comme auparavant, une sensation presque continuelle de nausée.

Au spectacle, les objets lui paraissaient moins confus que de coutume. Après des alternatives diverses, qui correspondaient à l'observance plus ou moins exacte des règles de l'hygiène , cet officier a fini par guérir de son strabisme ; mais j'ai appris de lui assez récemment qu'il éprouvait encore une tendance au retour de la même anomalie visuelle, lorsqu'il s'écartait sensiblement des limites de la tempérance.

Cette dernière circonstance me paraît confirmer la justesse du diagnostic qui avait été porté sur l'altération anatomique accidentelle d'où naissaient le strabisme et la diplopie.

Les pathologistes ont émis des opinions diverses sur la cause essentielle de cette anomalie de la motilité qu'on a désignée sous le nom de *chorée* ; le docteur Prichard ayant trouvé, chez trois choréiques de 7 , 14 et 19 ans , une quantité de sérosité assez considérable dans la cavité méningienne du rachis , avec une injection des vaisseaux de la moelle épinière , conclut de ces faits que la cause des phénomènes irréguliers qu'on observe dans la chorée réside dans la moelle de l'épine (Blache). D'un autre côté, les succès que l'on a obtenus

assez souvent contre cette maladie par l'emploi des ferrugineux (sous-carbonate de fer), conduisent à supposer qu'elle peut dépendre quelquefois, comme l'hys-
térie dont elle est voisine, d'un vice de l'hématose. Je
suis disposé à penser, d'après l'observation de deux cas
où le bain d'air comprimé a fait disparaître des symptômes de chorée très prononcés, que cette affection comporte l'une ou l'autre des deux étiologies précédentes,
et peut-être éventuellement chacune d'elles, parce
que, comme je l'ai répété bien des fois, la condensation
artificielle de l'air atmosphérique agit en même temps
comme moyen de perfectionnement de la sanguification
et comme agent résolutif des engorgements du système
capillaire cérébro-spinal.

Première observation. — Chorée guérie par le bain d'air comprimé.

Un jeune garçon de treize à quatorze ans, étant
tombé dans la Saône, en fut retiré heureusement ;
mais, soit par l'impression du froid ou par suite de la
frayeur qu'il avait éprouvée, il fut atteint de chorée.
Après avoir tenté différents moyens qui n'eurent qu'un
succès incomplet, M. le docteur Levrat aîné conseilla
pour le jeune malade l'usage du bain d'air comprimé.
Sous l'influence de cette médication, tous les symptômes
choréiques ne tardèrent pas à disparaître.

J'ajouterai à ce fait une particularité digne d'attention et qui concorde avec les observations de MM. Co-

lombat et Becquerel, relativement à l'importance d'accroître l'amplitude de la respiration pour corriger le bégaiement; c'est que ce jeune choréique, qui était en même temps affecté de ce défaut de la parole, pouvait s'exprimer librement dans l'air condensé, et a obtenu d'une manière permanente quelque amélioration à cette seconde infirmité.

Deuxième observation.

Une jeune fille de douze à treize ans, à la suite d'une maladie grave que je suppose avoir été une fièvre typhoïde, avait été prise de symptômes choréiques. Tous les antispasmodiques avaient échoué contre cette affection, lorsque le père de la jeune malade, qui était médecin, eut la pensée de la faire entrer dans mon établissement pour y essayer l'emploi du bain d'air comprimé. Cette médication, combinée avec des exercices gymnastiques fréquents et modérés, amena une guérison complète au bout de trois mois.

L'inspiration du sang veineux par les cavités droites du cœur ne se fait pas seulement sentir aux sinus cérébraux pour les dégorger, lorsqu'on augmente la pression atmosphérique; elle paraît s'étendre encore jusqu'à ceux du rachis, dont la disposition anatomique est également favorable à cette espèce de succion. Je citerai en preuve le cas suivant, où une paralysie des membres inférieurs et de la vessie, entretenue vraisemblablement par l'hypérémie chronique de la moelle épinière, a été guérie sous l'influence du bain d'air comprimé.

Un négociant, âgé de quarante-trois ans, était affecté depuis trois ou quatre ans d'une maladie de la moelle de l'épine qui avait été combattue par tous les moyens que l'art emploie en pareil cas, tels que les cautères sur la région vertébrale, les eaux de Plombières, d'Aix en Savoie, d'Uriage, et les préparations de strichnine. Il était dans l'état que je vais décrire en peu de mots, lorsque M. Richard, de Nancy, lui donna le conseil de tenter la médication pneumatique. La vessie paralysée laissait couler les urines par regorgement ; il y avait constipation habituelle ; les membres inférieurs, très amaigris, ne pouvaient supporter le malade, qui ne se soulevait qu'à grand'peine quand il était assis, et retombait aussitôt sur son siège ; il éprouvait des fourmillements incommodes à la plante des pieds.

Le premier bain d'air, qui fut administré le 4 avril 1840, à la pression de douze centimètres et pendant un quart d'heure seulement, produisit un sentiment de chaleur prononcé et presque incommode qui se propagea des extrémités inférieures jusqu'à la région lombaire ; il fut accompagné d'un peu de moiteur et d'un état de bien-être relatif. Le même jour, le malade fut capable de faire quelques pas sans l'appui d'une canne, ce qui lui était impossible jusque là.

Le 18 avril, les forces s'étaient sensiblement développées, le sommeil et l'appétit étaient satisfaisants, et le sentiment du besoin d'uriner commençait à être perçu.

Le 27 avril, le malade a mal dormi, il a éprouvé des fourmillements dans la jambe gauche ; il attribue ces incommodités à des vêtements trop chauds (une pelle-terie avait été placée sous la région lombaire).

Le 2 mai, le malade soutenait facilement une promenade d'un quart d'heure ; l'incontinence d'urine avait presque entièrement cessé.

Enfin, après soixante bains d'air comprimé, les urines étaient gardées entièrement, et la locomotion était devenue comparativement assez facile, puisque le malade faisait sans peine sept ou huit fois le tour de la place de Bellecour, c'est-à-dire un trajet de plus de deux kilomètres.

Cette occasion est la seule qui se soit présentée à moi d'employer la médication pneumatique contre la paralysie de la vessie et des membres inférieurs. Si l'efficacité de ce moyen se confirmait dans des cas semblables, ce serait là, sans contredit, une des plus heureuses applications de la compression de l'air atmosphérique, car on sait combien ces affections sont graves et réfractaires aux agents thérapeutiques ordinaires.

C'est à l'action mécanique du bain d'air comprimé que j'attribue particulièrement le succès obtenu dans cette circonstance, bien que le perfectionnement de l'hématose ait pu y prendre quelque part ; l'aggravation accidentelle et momentanée des symptômes de la maladie par suite d'un excès de chaleur entretenue vers la région lombaire, rend en effet très probable l'existence d'un état d'hypérémie de la moelle épinière, hypérémie qui a cédé à l'appel plus énergique du sang veineux contenu dans les sinus rachidiens.

Lorsque l'affection du système nerveux cérébro-spinal qui donne lieu à des paralysies incomplètes, à des rétractions musculaires, est congénital ou remonte aux premières années de la vie, l'influence du bain d'air comprimé agit encore avec une grande efficacité sur les fonctions de la vie organique, mais elle ne stimule pas au même degré la contractilité des muscles de la vie animale. Ainsi, j'ai pu, dans plusieurs cas, rétablir assez promptement la nutrition plus ou moins altérée, réveiller la sensibilité engourdie de la vessie et du rectum chez de jeunes sujets qui avaient été atteints, dans le premier âge, de maladies du cerveau ou de la moelle épinière ; mais ce n'est que très lentement, et avec l'assistance de la gymnastique, que le bain d'air comprimé a restitué quelque énergie aux muscles volontaires frappés d'atonie.

J'ai cherché à m'expliquer ces résultats en supposant que l'arbre cérébro-spinal avait pu éprouver un arrêt de développement ou une atrophie partielle à la suite de l'affection primitive dont il avait été le siége, tandis que le grand sympathique, était resté à peu près intact ; en général, il m'a paru que les nerfs ganglionnaires et ceux qui présentent de plus nombreuses communications avec le système qu'ils constituent, étaient impressionnés plus sensiblement par l'action de l'air condensé. Cette action se manifeste de la manière la plus sensible dans certains troubles fonctionnels qui paraissent sous la dépendance d'une altération quelconque des divisions du nerf pneumogastrique, ainsi qu'on le verra par ce qui suit.

CHAPITRE XIV.

—

Application du bain d'air comprimé au traitement de quelques névroses qui paraissent dépendre d'une affection du nerf pneumo-gastrique.

Première observation. — Dyspepsie atonique guérie par le bain d'air comprimé.

Le sujet de cette observation était mon excellent ami le docteur Nichet, enlevé si prématurément à la science. Je la rapporte telle qu'il l'avait rédigée lui-même.

« L'embarras gastrique dont j'ai été guéri par le bain
» d'air était le résultat de l'usage prolongé de l'opium
» à dose élevée. J'avais eu recours à ce médicament
» pour calmer des douleurs rhumatismales opiniâtres.
» Afin d'en soutenir l'effet, la dose avait dû être aug-
» mentée graduellement et portée jusqu'à quatre grains
» d'acétate de morphine par jour. Mes douleurs ayant
» cédé à un traitement approprié, je suspendis l'usage
» de l'opium assez brusquement ; il en résulta un affais-
» sement subit dans tous les organes ; les forces muscu-
» laires restèrent comme anéanties ; l'intestin faisait mal

» ses fonctions, il était en quelque sorte paralysé ; mais
» l'organe le plus malade était l'estomac ; l'anorexie était
» complète ; il existait même une véritable répugnance
» pour toute espèce d'aliments ; ceux que je m'efforçais de
» prendre restaient, comme du plomb, sur la région épi-
» gastrique , la langue était blanche et épaisse , la
» bouche pâteuse et sèche.

» Depuis quinze jours, je ne prenais plus de morphine,
» et cet état ne changeait pas, l'appétit ne revenait point,
» la faiblesse restait la même ; c'est alors que je com-
» mençai l'usage des bains d'air comprimé, de vingt mi-
» nutes de durée et à une demi-atmosphère de pression.
» Dès le premier , j'éprouvai la sensation de la faim à
» un degré modéré ; mais, pendant les suivants, cette
» sensation se développa avec tant d'intensité, qu'il me
» tardait d'être sorti du bain pour me mettre à table ,
» et que, pendant le repas, ce n'était que par un effort
» de ma raison que je mangeais avec modération , et
» que je ne surchargeais pas mon estomac, dont l'éner-
» gie n'était pas proportionnée à l'activité de mon appé-
» tit. Neuf bains suffirent pour rétablir les organes
» digestifs dans la plénitude de leurs fonctions, et com-
» mencer la restauration des forces, qui ne fut complète
» que beaucoup plus tard. »

Cette excitation des organes de la digestion sous l'influence de l'inspiration de l'air condensé est un fait
presque constant, et qui atteint quelquefois un degré
d'intensité voisin de l'état pathologique , en sorte que
l'on est obligé de la modérer en suspendant par intervalles le bain d'air comprimé ; mais il est facile de concevoir le parti que l'on en peut tirer pour corriger cer-

taines dyscrasies, et favoriser la restauration de l'organisme à la suite des convalescences pénibles.

Il est une sorte de dyspepsie (*hypocondriasis melancolica*, de Sauvages), qui a été signalée par le docteur Todd comme pouvant simuler une maladie organique du cœur (1).

Le cas que je vais rapporter, dans lequel l'usage du bain d'air comprimé a été suivi du plus heureux résultat, appartenait vraisemblablement à une affection de cette nature.

Névrose du cœur, guérie par le bain d'air comprimé.

M. J. P., âgé de 41 ans, était sujet depuis huit mois à des palpitations incommodes et quelquefois douloureuses; le pouls donnait 90 pulsations par minute. Un sentiment de gêne et de pesanteur était perçu vers la région précordiale; le décubitus était impossible sur le côté gauche. Les digestions se faisaient péniblement; les moindres excitants, tels que le vin, en petite quantité, le café, les émotions morales augmentaient les palpitations; le sommeil était troublé, inquiet; il y avait état hypocondriaque, amaigrissement.

Des saignées générales, des applications de sangsues,

(1) Painful affections of the heart are consequences not less common of iuflammatory duodenal dyspepsia simulating the character of hypertrophy of the ventricles, sometimes of angina pectoris. *Cyclopedia of practical medicine,* vol. 2, pag. 649.

la digitale, la valériane, le valérianate de zinc, la belladonne, des frictions opiacées, un cautère permanent sur le point douloureux, le régime le plus sévère, n'avaient exercé aucune influence favorable sur l'état de la circulation et la douleur ressentie dans la région du cœur.

Avant d'essayer la médication pneumatique pour ce malade, auquel je prenais un vif intérêt par des motifs d'étroite parenté, j'apportai le plus grand soin à constater l'état organique du cœur et des gros vaisseaux, et j'eus recours, dans ce but, aux lumières de M. le docteur de Polinière. Ce praticien expérimenté, après une auscultation attentive et minutieuse, ne put attribuer les symptômes éprouvés par M. J. P. qu'à un trouble de l'innervation, indépendant de toute altération anatomique appréciable. Je dirai bientôt par quelle raison j'attachais une si grande importance à être éclairé sur ce point, préalablement à l'emploi de l'air comprimé.

Dès le premier bain d'air, le malade éprouva une sédation remarquable de l'état d'éréthisme dans lequel il se trouvait ; le pouls, qui donnait 90 pulsations par minute, descendit à 49 pendant le séjour dans l'appareil ; la douleur précordiale et les palpitations diminuèrent.

Les jours suivants, deux bains furent administrés à quelques heures d'intervalle ; ils confirmèrent et étendirent l'amélioration obtenue à la suite du premier.

Enfin, après un traitement qui ne dura pas plus de huit jours, parce que le malade fut obligé par ses affaires de rentrer à son domicile, la guérison était presque complète ; l'appétit, le sommeil étaient revenus ;

les palpitations ne se faisaient plus sentir que rarement.

Encouragé par ce premier résultat, le malade se promit de revenir, aussitôt qu'il le pourrait, au moyen thérapeutique qui l'avait si promptement soulagé. En effet, quelques mois plus tard, se croyant menacé d'une récidive de son affection nerveuse, il prit des mesures pour séjourner à Lyon pendant tout le temps nécessaire à un traitement radical.

Une seconde série de bains, au nombre de dix-huit à vingt, suffit pour achever la cure, déjà fort avancée dès le premier essai. M. J. P. jouit depuis cette époque d'une bonne santé, et ne s'astreint qu'à quelques précautions de régime pour éviter de rappeler l'état phlogistique latent des organes de la digestion, qui, à mon avis, excitait sympathiquement l'irritabilité nerveuse du cœur.

Deuxième observation. — Névrose du cœur, suite d'impressions morales tristes, guérie par le bain d'air comprimé.

Une jeune personne de 22 ans, à la suite de peines morales causées par la rupture d'un projet d'établissement qui lui paraissait convenable, était tombée dans un état de souffrance et de faiblesse extrême. L'anoréxie était complète ; des douleurs très vives, que le mouvement aggravait, se faisaient sentir dans la région du cœur ; les règles étaient supprimées depuis plusieurs mois.

M. le docteur Pétrequin conseilla pour la malade l'usage du bain d'air comprimé dans le courant de l'été de 1844. Cette médication eut le même succès que dans le cas précédent, car trente bains d'air suffirent pour faire disparaître les douleurs du cœur, relever l'appétit et les forces, et rétablir la menstruation.

J'ai fait pressentir que l'existence d'une affection organique du cœur ou des gros vaisseaux pouvait contre-indiquer l'emploi de l'air condensé, et que ce moyen n'était applicable qu'aux troubles fonctionnels de cet organe, déterminés par quelque sympathie viscérale. *A priori*, on conçoit déjà que le sang veineux affluant avec plus d'abondance vers le centre de la circulation, lorsqu'on augmente la pression atmosphérique, cette surcharge pourrait avoir des inconvénients graves, si les parois des cavités droites du cœur étaient affaiblies par quelque altération anatomique; mais je crois pouvoir apporter à l'appui de la réserve qu'une simple présomption à ce sujet doit commander, le fait suivant, qui est resté profondément gravé dans ma mémoire.

En 1843, je reçus à Lyon la visite de mon ami M. le docteur Ollivier, d'Angers, connu du monde savant par son beau traité des maladies de la moelle épinière. Lui ayant exposé le résultat de mes observations sur l'emploi médical de l'air comprimé, il eut la curiosité d'entrer dans l'appareil à condensation; mais à peine la pression avait-elle été portée à quelques centimètres, qu'il demanda à en sortir avec une espèce d'effroi. Je ne m'expliquai pas alors cette anomalie, que l'on ne pouvait attribuer à de la pusillanimité chez un homme qui avait servi comme officier dans les armées impériales, et connu d'ailleurs par l'énergie de son caractère.

Quelques années plus tard , M. Ollivier, d'Angers, succombait à une maladie du cœur, que ni lui ni les médecins qui lui donnaient des soins n'avaient soupçonnée. En apprenant ce triste événement , je fus disposé à conclure qu'un malaise inaccoutumé, déterminé par l'abord plus copieux du sang veineux vers l'organe déjà affecté, était la véritable cause de ce sentiment d'appréhension instinctive auquel M. Ollivier n'avait pu résister , à mon grand étonnement et à celui des assistants, dont plusieurs appartenaient à la profession médicale.

Depuis lors j'ai cru devoir établir comme une règle de prudence de n'administrer le bain d'air comprimé aux malades de toutes les catégories qu'après s'être assuré qu'ils ne présentent rien d'anormal du côté des organes de la circulation.

Il est cependant un cas où l'on doit déroger à ce précepte , c'est celui de la persistance de l'orifice inter-auriculaire après la naissance, défaut de conformation qui donne lieu à la cyanopathie. Bien que cette affection n'entre pas dans le cadre de ce chapitre, je vais rapporter incidemment l'application fortuite que j'ai faite du bain d'air comprimé comme moyen nouveau d'en amener la guérison dans quelques cas.

D'après M. le docteur Gintrac, auteur d'un excellent travail sur la maladie bleue, l'occlusion du trou ovale peut être empêchée ou retardée par toutes les circonstances qui rendent difficile le trajet du sang à travers les poumons ; ainsi, la faiblesse du nouveau-né, l'inertie des puissances inspiratrices , l'étroitesse naturelle du thorax , la tardive *explication* du tissu pulmonaire , opposent des obstacles aux changements que la circulation du sang doit éprouver après la naissance.

« En conséquence de cette étiologie, tout ce qui favo-
» risera l'exercice plein et entier de la respiration ,
» l'*explication* complète des poumons et la liberté du
» cours du sang dans les organes, concourant à déter-
» miner l'équilibre qui doit s'établir entre les circula-
» tions pulmonaire et générale, pourra contribuer à
» l'oblitération du trou de Botal et du canal artériel. »
(Gintrac page 303.)

On pressent déjà qu'entre les moyens de remplir l'indication si bien formulée par le savant médecin de Bordeaux, le bain d'air comprimé doit se placer au premier rang par la double propriété dont il jouit.

D'une part, il satisfait à une vue thérapeutique énoncée par Lentin, qui pensait que le séjour dans un air plus oxygéné que ne l'est ordinairement notre air atmosphérique pourrait avoir d'heureux résultats (Gintrac, page 303.)

D'un autre côté, en développant le poumon et déterminant un appel plus énergique du sang veineux vers l'oreillette droite, il semble propre à favoriser l'accollement des valvules destinées à oblitérer le trou ovale après la naissance.

Du reste, cette efficacité n'est pas seulement rendue probable par les seules données de la théorie , elle a été mise en évidence de la manière la plus positive dans le cas de cyanose que je vais rapporter.

Cyanopathie chez un nouveau-né, guérie par le bain d'air comprimé.

Un jour de l'année 1843, M. le docteur Imbert, ancien chirurgien en chef de l'hospice de la Charité de Lyon, m'écrivit un billet très pressant pour me prier de faire administrer le plus promptement possible un bain d'air comprimé à un enfant né de la veille, qui présentait les symptômes les plus graves de la cyanose. Tous les moyens recommandés dans l'asphyxie des nouveau-nés ayant été employés sans succès, l'inspiration de l'air condensé parut à plusieurs médecins consultants, convoqués par M. Imbert, une ressource suprême, qui pouvait prolonger la vie de l'enfant, sinon le guérir. Lorsque le petit malade fut apporté dans mon établissement, il était, pour ainsi dire, mourant; des mouvements convulsifs fréquents annonçaient une suffocation imminente. On reconnaissait à l'auscultation que l'un des poumons était presque imperméable à l'air, et on remarquait aussi que la cyanose occupait plus particulièrement un des côtés du corps.

A peine l'enfant eut-il respiré quelques instants dans l'air condensé, qu'il parut revenir à la vie; mais la pression devait être maintenue à un très faible degré (5 ou 6 centimètres), car à une pression un peu supérieure la respiration devenait embarrassée.

Le bain d'air fut répété à différentes reprises dans la

journée, chaque fois que la dyspnée tendait à se reproduire, et il rapelait toujours le calme. On continua l'emploi de ce moyen pendant la nuit, à des intervalles de plus en plus distants. Vers le matin, l'enfant paraissant beaucoup mieux, on crut pouvoir le ramener dans la maison paternelle ; mais il fut repris, dans le milieu du jour, d'un violent accès de suffocation qui obligea de le rapporter en toute hâte à mon établissement. J'avais heureusement prescrit d'entretenir le feu de la machine à vapeur qui sert à comprimer l'air ; le petit malade put être replacé presque immédiatement dans le récipient de condensation, et sa vie près de s'éteindre se ranima de nouveau.

Cette fois, la médication pneumatique fut prolongée pendant quarante-huit heures, avec des intermittences variables ; au bout de ce temps, tout motif de crainte avait disparu, et l'enfant fut rendu sain et sauf à sa famille, qui avait perdu presque entièrement l'espoir de le conserver. Il est aujourd'hui âgé de six ans, d'une bonne santé, quoique un peu délicat. J'ai appris qu'une de ses sœurs, plus jeune que lui, a éprouvé, dans les premiers jours de sa naissance, des symptômes semblables en quelques points à ceux que j'ai décrits ; mais ces symptômes, beaucoup moins graves, ont cédé facilement aux moyens ordinaires de l'art.

On peut, je crois, supposer avec toute vraisemblance que le défaut d'expansion de l'un des poumons, après la naissance, s'était opposé, dans ce cas, à l'occlusion du trou de Botal, et avait été la cause première de la cyanose. Dès lors l'efficacité du bain d'air comprimé pour opérer la transformation normale du mode de circulation fœtale s'explique sans peine par les considérations dont j'ai fait précéder cette observation (1).

Au commencement de ce travail, en établissant les véritables conditions qui président au mécanisme de la respiration, j'ai dit que l'asthme idiopathique paraissait dépendre tantôt d'une contraction spasmodique des fibres musculaires qui entourent les divisions bronchiques, tantôt d'une sorte de paralysie de ces fibres. Dans le premier cas, c'est le mouvement d'inspiration qui est enrayé, parce que la réaction vitale du poumon devient supérieure à la pression de l'atmosphère, qui agit intérieurement sur les vésicules pulmonaires pour les dilater ; dans le second , au contraire , cette réaction étant affaiblie ne suffit plus à produire le resserrement de ces vésicules ou le mouvement d'expiration.

Quelles sont les altérations des solides ou des liquides qui pervertissent l'action des nerfs du poumon dans les deux variétés d'asthme idiopathique? Je ne saurais le dire

(1) Il est une autre maladie des nouveau - nés qui paraît aussi le résultat d'une oxygénation incomplète du sang veineux, je veux parler du sclérème ou endurcissement du tissu cellulaire, contre lequel M. Lhéritier a proposé l'inspiration de l'oxygène pur ou mêlé en certaine proportion avec l'air atmosphérique. Je n'ai jamais eu l'occasion d'appliquer au traitement de cette maladie le bain d'air comprimé, mais l'on peut conjecturer rationnellement qu'il remplirait encore mieux que l'air suroxigéné l'indication énoncée par M. Lhéritier, parce qu'il n'agit pas seulement d'une manière immédiate et temporaire sur l'hématose, mais qu'il favorise encore l'une des conditions essentielles et permanentes de cette fonction, savoir, une expansion suffisante des organes respiratoires.

positivement; mais peut-être les exemples de guérison de cette maladie, sous l'influence d'un accroissement de la pression atmosphérique, que je vais rapporter, fourniront-ils quelque induction à cet égard.

Première observation. — Asthme spasmodique guéri par le bain d'air comprimé.

Un jeune homme de 20 ans, actif et vigoureux, était sujet depuis cinq ans à des accès de dyspnée convulsive qui le jetaient dans un état d'angoisse inexprimable, et l'avaient obligé en dernier lieu de suspendre l'étude du droit. Ces accès, qui duraient quelquefois trois jours, survenaient surtout lorsqu'il s'était exposé à un refroidissement des pieds, ou qu'il avait fatigué l'organe pulmonaire, soit par l'exercice de la parole, soit par le jeu d'un instrument à vent. Une course rapide à cheval prévenait quelquefois les paroxysmes de suffocation, qui s'annonçaient toujours par un sifflement de la respiration; la saignée avait paru aussi diminuer leur fréquence, mais n'avait pu les supprimer.

Le malade eut connaissance, par un prospectus de l'établissement des Néothermes, à Paris, de l'application de l'air comprimé au traitement de l'asthme, et il vint à Lyon consulter M. le docteur Bonnet sur la probabilité de parvenir, par ce moyen, à se débarrasser d'une affection si pénible. Ce médecin, zélé promoteur de tous les progrès de l'art, l'ayant encouragé à faire l'essai de la médication nouvelle, il suivit ce conseil et

n'eut qu'à s'en applaudir ; car , dès le premier bain ,
les accès d'asthme furent supprimés ; il se manifesta
encore pendant plusieurs jours quelques menaces de
retour de la dyspnée , mais ces légers symptômes disparurent peu à peu.

Après soixante bains d'air environ , ce jeune homme
avait la conscience qu'il était complètement guéri ; car,
s'étant exposé à dessein à toutes les influences qui ra-
menaient précédemment les accès , il n'en éprouvait plus la moindre impression. J'ai appris que son
rétablissement avait été durable. Je noterai que la circonférence de la poitrine s'était agrandie , en moins
de deux mois , de plus de quatre centimètres.

**Deuxième observation. — Asthme nerveux guéri par le
bain d'air comprimé.**

Vers la fin de juillet 1845 , un négociant de Marseille s'adressa à moi pour être traité d'une dyspnée
intermittente qui le fatiguait beaucoup. Après un examen convenable de l'état de ses organes, je le soumis
à la médication pneumatique , dont il a rapporté lui-
même les effets dans la note suivante :

« J'ai pris trente bains d'air comprimé ; voici quel
» en a été pour moi le résultat. Après les huit premiers,
» j'éprouvai encore une crise, mais moins forte que les
» précédentes. Après quinze bains , je n'éprouvai plus
» de crise , mais seulement mes petites oppressions du

» matin, qui diminuèrent sensiblement, jusqu'au tren-
» tième, lorsque je fus obligé de suspendre pour mes
» affaires. Ma santé en est devenue meilleure, je mange
» plus et digère plus vite et plus facilement ; je me
» propose de revenir l'an prochain pour aller jusqu'à
» 60 ou 80 bains. »

J'ai lieu de supposer que la guérison presque complète, amenée, dans ce cas, par un traitement dont la
durée n'a pas été de plus de 36 à 40 jours, s'est maintenue, car je n'ai pas revu le malade et n'ai pas reçu
de ses nouvelles. Du reste, l'exemple suivant ne permet
pas de douter que l'état anormal des solides ou des fluides, qui produit les névroses de la respiration, puisse
être corrigé quelquefois rapidement et d'une manière
durable par l'inspiration de l'air condensé.

**Troisième observation. — Asthme nerveux, guérison par
le bain d'air comprimé.**

Dans le cours de l'hiver de 1849, M. le docteur
Bonnet, qui avait l'expérience de l'efficacité du bain d'air
comprimé dans certains cas de dyspnée spasmodique,
conseilla l'emploi de ce moyen à un magistrat distingué
de la cour d'appel de Lyon, âgé de 35 à 36 ans, et sujet,
depuis deux ans, à des accès d'asthme nerveux très violents. Ce malade avait été obligé de suspendre l'exercice de ses fonctions pour aller passer en Italie l'hiver
de 1848. Ce séjour sous un climat plus doux que celui

de la France avait été de quelque utilité pour sa santé, mais ne l'avait pas débarrassé d'une affection qui semblait le condamner à renoncer à sa carrière, car, aussitôt qu'il quittait la campagne pour habiter Lyon , il était repris de suffocation.

Les premiers bains d'air amenèrent immédiatement une amélioration notable dans l'exercice habituel de la fonction respiratoire ; le sommeil , qui était inquiet et troublé, devint plus calme ; l'appétit et les forces se développèrent en même temps. Malgré un rhume contracté en venant au bain d'air par un temps humide et froid, les accès de dyspnée ne reparurent plus, et après trente bains le malade était radicalement guéri. Il m'a confirmé lui-même son parfait rétablissement dans une visite qu'il a bien voulu me faire dernièrement, vers la fin de 1849. Délivré de l'affection spasmodique qui le tourmentait, il a pris de l'embonpoint et recouvré toute l'activité intellectuelle qui le caractérisait.

Quatrième observation. — Asthme nerveux guéri par l'air comprimé.

Le fait que je vais rapporter n'appartient pas à ma pratique ; il m'a été communiqué en 1846 par M. le docteur Cauvière, de Marseille , qui voulut bien me mettre en rapport avec la personne même qui est le sujet de cette observation, afin de recueillir directement les détails qui pouvaient m'intéresser.

M. L....., avocat distingué du barreau de Marseille , était sujet depuis quelque temps à des accès de dyspnée suffocante qui le jetaient dans un état d'angoisse tellement cruelle qu'il ne résistait à des pensées de suicide que par dévouement pour sa famille. Après avoir employé sans succès tous les moyens ordinaires de l'art, M. Cauvière lui conseilla de tenter l'usage du bain d'air comprimé, et de se rendre, à cet effet, à Montpellier, où la médication pneumatique avait été instituée par M. Tabarié, sous la direction de M. le docteur Bertin. Le malade suivit ce conseil, et après un traitement qui ne se prolongea pas, je crois, au-delà de quinze jours, il revint à Marseille, se croyant guéri de son asthme ; mais soit que le principe de la maladie n'eût pas été complètement détruit, ou qu'il eût été rappelé par une imprudence du malade, qui avait eu ses vêtements mouillés étant à la chasse, la dyspnée reparut au bout de quelque temps. M. L... se hâta de retourner à Montpellier pour y prendre une nouvelle série de bains d'air comprimé. Quoique, pendant la durée de cette seconde cure, il ne se fût pas astreint aux observances d'une hygiène bien sévère, le résultat n'en fut pas moins des plus complets ; car, depuis lors, il a été exempt des crises qui rendaient son existence si pénible.

Dans les cas d'asthme que je viens de rapporter, la cause première du trouble de l'innervation était vraisemblablement un état de congestion momentanée , soit du tissu pulmonaire, soit de la membrane muqueuse des divisions bronchiques , engorgement qui déterminait l'irritation des ramuscules du pneumo-gastrique.

Je fonde cette opinion sur les circonstances accidentelles qui provoquaient les accès de dyspnée, telles que le réfroidissement des pieds ou de la peau tout entière, l'influence d'un air brumeux, l'exercice exagéré de l'organe de la voix, etc.

Si une pareille étiologie est réelle, on s'explique sans peine l'efficacité de l'accroissement de la pression atmosphérique par l'impulsion plus vive que cet accroissement imprime au retour du sang veineux vers les cavités droites du cœur. L'accélération de ce mouvement paraît en effet non moins propre à dégorger le poumon dans l'asthme que dans l'hémoptisie, que l'on a vu supprimée par l'usage du bain d'air comprimé.

L'asthme nerveux compliqué d'emphysème du poumon est-il produit par un degré plus prononcé de congestion pulmonaire, qui ne bornerait pas son effet à irriter les nerfs, mais les comprimerait au point de paralyser leur influence, et d'annuler la réaction vitale du poumon, qui concourt aux mouvements d'expiration ? J'ai dit précédemment que les expériences de M. Longet fournissaient un appui à cette hypothèse, car elles ont prouvé que la section du pneumo-gastrique amenait constamment l'emphysème du poumon. Quoi qu'il en soit de cette étiologie, j'ai lieu de croire que le bain d'air comprimé présenterait aussi quelque utilité dans les paroxysmes de dyspnée qui sont accompagnés d'emphysème pulmonaire, bien que je ne possède pas à cet égard des faits probants comme ceux relatifs à l'asthme purement nerveux.

Le cas suivant est le seul où j'ai eu l'occasion d'observer l'effet de la médication pneumatique contre les paroxysmes de dyspnée, accompagnés d'emphysème pulmonaire.

Un médecin qui a laissé les souvenirs les plus honorables dans l'esprit de ses confrères de Lyon, le docteur Baumers, était affecté depuis plusieurs années d'un catarrhe pulmonaire chronique, qui avait amené, selon toute probabilité, une dilatation des bronches. Il éprouvait de temps à autre des accès d'une toux opiniâtre, avec paroxysmes de dyspnée et emphysème du poumon. Lorsqu'il eut connaissance de mes essais sur l'application du bain d'air comprimé au traitement de certaines maladies, il voulut expérimenter par lui-même l'efficacité de ce moyen. Le premier bain d'air lui procura un soulagement si marqué, qu'il vint pendant plusieurs mois dans mon établissement en prendre un ou deux par semaine. Chaque fois le bien-être obtenu immédiatement se prolongeait pendant cinq ou six jours.

Je ne sais quel eût été le résultat final de ce traitement, si les occupations du malade lui avaient permis de le suivre avec plus de continuité. Il est douteux qu'il eût procuré une guérison complète, à cause de l'ancienneté du catarrhe pulmonaire et de l'altération organique présumée des rameaux bronchiques, mais il est en même temps probable que les paroxysmes de dyspnée auraient pu être considérablement éloignés ou même supprimés (1). Je suis disposé à cette conclusion par

(1) Le sentiment d'angoisse produit par la dyspnée étant toujours proportionnel au degré de vénosité du sang, il ne semble pas douteux qu'en imprégnant artificiellement ce fluide d'une plus grande quantité d'oxygène, comme on le fait par la condensation de l'air atmosphérique, on ne détermine constamment une atténuation momentanée des symptômes de suffocation, lors même qu'une altération anatomique invétérée s'oppose d'une manière permanente au libre exercice de la fonction respiratoire,

l'exemple que j'ai déjà rapporté, d'après le docteur Colladon , d'un ouvrier qui , travaillant sous la cloche à plongeur avait été guéri , au bout de quelque temps , d'une difficulté habituelle de respirer.

L'existence de tubercules disséminés dans le poumon peut être , comme l'a remarqué M. Ferrus , une cause prédisposante à des accès de dyspnée sur lesquels l'action de l'air condensé doit avoir moins de prise que dans quelques-uns des cas précédents, en raison de la permanence du désordre matériel. Je crois avoir rencontré un cas de cette nature chez un commis-voyageur, affecté de dyspnée intermittente, qui vint , en 1849 , prendre quelques bains d'air dans mon établissement , d'après le conseil de son médecin ordinaire. Les premiers bains déterminèrent une amélioration notable , la respiration devint plus facile , l'appétit, les forces , le sommeil se rétablissaient , lorsque, après le vingt-troisième bain , il survint un nouvel accès de suffocation dont je n'ai pas connu la cause occasionnelle. Le malade en fut découragé , et renonça à la médication pneumatique.

On a vu par l'une des observations précédentes que certain état morbide des organes digestifs pouvait déterminer des symptômes nerveux du côté du cœur ; je vais rapporter maintenant un cas où les phénomènes sympathiques d'une gastralgie se sont propagés en outre jusqu'à l'organe de la voix, et ont cédé, en même temps que la maladie première, à l'usage du bain d'air comprimé.

Aphonie symptomatique d'une affection du pneumogastrique, guérie rapidement par l'usage du bain d'air comprimé.

Une dame âgée de 42 ans consulta, en 1847, M. le docteur Viricel, ancien chirurgien en chef de l'Hôtel-Dieu de Lyon, pour une aphonie opiniâtre qui avait été précédée de dérangement dans les fonctions digestives, dérangement qui persistait encore ; cette maladie complexe, caractérisée par des douleurs intermittentes vers la région épigastrique, des flatuosités, une constipation habituelle, et accompagnée quelquefois de quintes de toux, d'accès de suffocation, d'un sentiment de constriction vers la région du cœur, et d'engourdissement du bras gauche, fut attribuée par M. Viricel à un état d'éréthisme du système nerveux de la huitième paire, affectant particulièrement les rameaux qui se rendent à l'orifice supérieur de l'estomac et les nerfs récurrents laryngés.

Le traitement qui fut indiqué comprenait :

1° L'application sur la région douloureuse de l'estomac d'un emplâtre où entraient la ciguë, l'opium, la jusquiame, la belladonne, l'huile de laurier-cerise ;

2° L'usage du lait d'ânesse et d'émulsions adoucissantes ;

3° Des bains émollients, généraux et locaux ; des lavements antispasmodiques ;

4° La prescription d'un régime alimentaire léger et peu excitant.

Cette médication, suivie pendant près de deux ans avec plus ou moins de persévérance, ne put rétablir la santé de la malade.

S'étant rendue à Montpellier en 1849, elle s'y adressa à M. le professeur Bouisson, dont le diagnostic fut assez semblable à celui porté par M. Viricel, ainsi qu'on le voit par l'extrait suivant de la consultation rédigée par ce médecin :

« Mme P..., âgée de 44 ans, d'un tempérament
» nerveux, est affectée depuis deux ans d'une ma-
» ladie du larynx, consistant dans une aphonie à
» peu près complète, accompagnée d'une légère dou-
» leur vers le haut de la trachée-artère. L'impuissance
» de l'organe vocal s'est manifestée rapidement, sans
» qu'on ait pu l'attribuer à une cause déterminante
» bien caractérisée... Toutefois, Mme P... avait fati-
» gué son larynx par de fréquentes lectures à haute
» voix, et elle s'était exposée à un refroidissement des
» pieds, le jour même où elle s'est aperçue de la faiblesse
» de sa voix. Nous croyons devoir faire une part plus
» importante à une affection nerveuse dont madame
» était atteinte, et qui s'est manifestée à diverses repri-
» ses par des phénomènes spasmodiques, et par une
» toux ayant le même caractère, et qui déterminait
» une fatigue sensible dans le larynx et les muscles
» pectoraux. L'aphonie dont madame est affectée nous
» paraît donc tenir à la fois à un état nerveux et à une
» débilitation dans les parties qui composent le larynx,
» sans qu'il existe de lésion organique. En effet, l'ex-

» ploration extérieure, au moyen du doigt , n'indique
» aucune crépitation dans les articulations laryngiennes.
» L'exploration de l'arrière-gorge , de la glotte et de
» l'épiglotte ne fait reconnaître aucune trace d'inflam-
» mation ni d'altération. L'auscultation du larynx au
» moyen du sthétoscope ne révèle non plus rien de par-
» ticulier.

» Cette aphonie ne tient pas davantage à une
» maladie de poitrine , car l'examen de cette cavité
» fait entendre dans tous les points une respiration
» nette et régulière, et madame n'a jamais éprouvé de
» crachement de sang , ou tout autre symptôme qui
» indique une altération des organes pulmonaires ; il
» n'y a d'autre coexistence morbide que celle d'une
» gastralgie opiniâtre avec douleur épigastrique, diges-
» tions laborieuses et constipation habituelle. Sous
» l'influence de cette affection concomitante; Mme P...
» a maigri, le teint s'est décoloré, mais il ne s'est point
» manifesté de fièvre. »

Pour combattre l'ensemble des sympômes qui viennent d'être décrits , M. Bouisson , conseilla :

1° Des insufflations dans le fond de la gorge avec un
mélange d'alun et de sucre en poudre ;

2° Des frictions sur le devant du larynx et de la trachée avec l'huile de croton-tiglium ;

3° Le lait d'ânesse édulcoré avec le sirop de quin-
quina et celui de polygala ;

4° Des pilules composées avec le nitrate de bismuth ,
la valériane et la jusquiame ;

5° L'eau de Spa en boisson ;

6° L'usage répété des pilules d'Anderson ;

7° Des pédiluves animés avec l'acide hydrochlorique.

Dans la prévision que ces moyens pourraient échouer, M. Bouisson proposait de recourir, après leur emploi, à l'application de cautères volants sur les côtés du larynx , et enfin à l'usage du bain d'air comprimé.

Trois mois après cette consultation , la malade, qui avait suivi scrupuleusement les prescriptions qu'elle contenait, à l'exception de la dernière, sans en avoir éprouvé de soulagement, vint s'établir à Lyon pour essayer , comme ressource suprême , la médication pneumatique.

Les cinq ou six premiers bains d'air comprimé n'amenèrent aucune amélioration notable, mais, dès les suivants , les digestions commencèrent à devenir plus faciles et les douleurs épigastriques moins fréquentes , les forces se relevèrent, la respiration acquit plus de liberté et d'étendue. Au seizième bain , la malade vit cesser l'aphonie dont elle était atteinte depuis trois ans ; au trentième , tous les symptômes de son affection avaient disparu.

Quelques mois plus tard elle m'a confirmé la solidité de sa guérison en m'adressant, sur ma demande, les deux consultations qui m'ont servi à tracer l'historique de sa maladie.

La promptitude avec laquelle l'inspiration de l'air condensé a dissipé des symptômes morbides qui avaient résisté aux moyens les plus rationnels dictés par la sagacité et l'expérience de deux savants praticiens, ne peut s'expliquer, à mon avis, que par l'influence énergique que l'accroissement de la pression atmosphérique exerce sur la circulation veineuse abdomiminale ; cet accroissement, en dégorgeant la membrane muqueuse de l'estomac et du duodénum , a fait cesser l'éréthisme des divisions du nerf pneumo - gastrique et toutes les conséquences de cette surexcitation nerveuse (1).

Je ferai remarquer les points d'analogie que présentait la maladie de Mme P... avec l'angine de poitrine. Cette analogie ne pourrait-elle conduire à essayer la médication pneumatique, au début de cette grave maladie, dont l'élément primitif réside peut être quelquefois dans une simple perturbation du système nerveux du cœur, et ne se complique d'altération organique que par suite de sa durée ? Je laisse cette question à résoudre aux médecins qui se sont occupés spécialement de la pathologie des organes de la circulation.

L'inspiration de l'air condensé serait-elle de quelque efficacité contre certaines angines laryngées et trachéales ?

Je n'ai aucune donnée expérimentale qui me per-

---

(1) Entre les symptômes que peut offrir l'affection des organes digestifs désignée par le docteur Todd sous le nom de *dyspepsie duodénale inflammatoire*, on remarque, indépendamment de ceux qui simulent quelquefois l'angine de poitrine, un trouble de la respiration et un affaiblissement de la voix que ce médecin a signalés en ces termes, qui reproduisent plusieurs des caractères de la maladie de madame P... :

« Irritation of the larynx, producing a short dry cough.... Hoarseness, and loss of voice, a sensation of constriction of the chest with laborious breathing and complete paroxisms of spasmodic asthma, are the sympathetic affections of the respiratory organs, which frequently originate in this disease.... it most frequently assumes the form of laryngeal phthisis. »

mette de répondre affirmativement à cette question ; mais en se fondant sur l'analogie, on peut être disposé à croire que le bain pneumatique n'est pas moins indiqué contre le spasme de la glotte, qui donne lieu au pseudo-croup ou croup nerveux, que contre les spasmes d'autres organes où son action sédative s'est montrée d'une manière évidente.

Quant au croup membraneux, peut-être l'influence favorable que l'air condensé exerce sur l'hématose modifierait-elle la sécrétion morbide du tube aérien.

Quoi qu'il en soit de ces hypothèses sur la puissance curative de la médication pneumatique appliquée aux dyspnées aiguës, si formidables pour l'enfance, je n'hésiterais point à l'employer dans l'occasion, ne fût-ce que pour prolonger l'existence des malades et peut-être donner aux médications générales le temps d'exercer leur impression sur l'organisme.

Si aucun fait d'expérience directe n'établit l'efficacité du bain d'air comprimé dans les laryngites aiguës, nerveuses ou spécifiques, il n'en est pas de même pour les inflammations chroniques de la membrane muqueuse du conduit aérien, lorsqu'elle ne sont pas compliquées d'une affection tuberculeuse du poumon.

A Paris, M. Francœur, Mlle Falcon et d'autres personnes notables, atteintes d'aphonie, ont été traitées avec succès par ce moyen dans l'établissement pneumatique que M. Tabarié avait fondé sous les auspices de M. de Sémonville.

A Lyon, j'ai eu quelquefois l'occasion d'y recourir, avec les résultats que je vais rapporter.

Première observation.

Un officier supérieur de la garnison de Lyon , parent d'un chirurgien militaire éminent , était affecté depuis trois ans d'une laryngite chronique qu'il avait contractée en Afrique , en se livrant avec un zèle incessant à l'instruction des soldats de son régiment. Divers moyens avaient été employés sans succès contre cette phlegmasie invétérée. Ainsi, on avait envoyé une fois le malade aux eaux du Mont-Dore ; deux fois il avait obtenu un congé pour passer l'hiver dans le midi de la France. Lorsqu'il reçut le conseil de suivre la médication pneumatique , l'aphonie était très prononcée ; il y avait anorexie, amaigrissement notable.

Pendant trois mois , il vint , chaque jour , prendre deux bains d'air comprimé dans mon établissement. Sous l'influence de ce traitement , l'irritation du larynx diminua progressivement, les fonctions digestives se rétablirent et les forces se développèrent ; mais la guérison très avancée , ainsi qu'il résulte d'une note laissée entre mes mains par le malade , n'était pas encore complète , lorsqu'il fut obligé de quitter Lyon. Toutefois, l'impulsion favorable imprimée à la force médicatrice de la nature par le perfectionnement de l'hématose venant en aide aux soins ultérieurs de l'art , elle ne tarda pas de s'achever , et quelque temps après j'eus le plaisir de rencontrer M. de L... à Paris, et d'apprendre de lui-même son entier rétablissement. La

voix avait recouvré sa force naturelle, et lui permettait
de commander, comme à l'ordinaire, les manœuvres
de son régiment.

Deuxième observation. — **Phthisie laryngée, compliquée
de turbercules pulmonaires ; amendement momentané
de la laryngite chronique par l'usage du bain d'air
comprimé.**

Un homme de trente-cinq ans, boulanger par état,
et chantre au lutrin de sa paroisse, était affecté depuis
plus d'un an d'une inflammation du larynx avec perte
de la voix, toux, fièvre, dévoiement coliquatif, amaigrissement et faiblesse extrême. Après différentes médications qui étaient restées sans succès, il apprit par
hasard l'application heureuse qui avait été faite du bain
d'air à des maladies plus ou moins semblables à la
sienne; il vint à Lyon pour essayer de ce moyen. Dès
la première séance qu'il fit dans l'appareil de condensation, il voulut exécuter un des morceaux de plain-
chant où sa voix se déployait autrefois avec le plus
d'avantage, et il y parvint, à son grand étonnement. Au
bout de cinq ou six jours de traitement, le pouls était
tombé de 110 pulsations à 70 ; le dévoiement avait considérablement diminué, ainsi que la toux ; l'appétit,
le sommeil et les forces commençaient à revenir.
Quinze jours plus tard, le malade paraissait en pleine
convalescence, et il put retourner dans sa famille non
complètement guéri, mais dans un état d'amélioration
qui surprit ses amis.

Là se terminait cette observation, lorsque je l'ai publiée pour la première fois dans un mémoire sur le bain d'air comprimé, lu devant la société de médecine de Lyon. Mais je dois y ajouter aujourd'hui que l'espoir d'une guérison définitive, qui semblait autorisé par le prompt amendement des symptômes les plus menaçants de la maladie, ne se réalisa point; la phthisie laryngée tuberculeuse, un moment enrayée, reprit sa marche progressive et fit succomber le malade un an environ après l'essai qu'il avait fait de la médication pneumatique.

Quelles inductions est-il permis de tirer du cas précédent, quant à l'efficacité du bain d'air comprimé dans la phthisie laryngée confirmée? Je vais tâcher de les établir avec toute l'exactitude que le sujet comporte. L'amélioration remarquable obtenue par un traitement dont la durée, d'ailleurs, n'a pas excédé trois semaines, est sans doute insuffisante pour affirmer qu'une guérison complète pouvait être amenée par l'emploi seul de la médication pneumatique; mais il faut observer qu'il s'agit ici d'une maladie complexe, qui n'intéressait pas seulement les premières voies aériennes, mais encore l'organe pulmonaire lui-même. Or, on sait que, dans une pareille complication, les moyens ordinaires de l'art se sont toujours montrés impuissants. Il n'en est pas de même dans la laryngite chronique pure.

Ma thèse inaugurale sur cette maladie, à laquelle M. Trousseau a emprunté de nombreuses citations, renferme plusieurs exemples de guérison par la médication mercurielle, que j'ai le premier préconisée en France, d'après la pratique des médecins anglais.

Quelquefois, avant que cette médication eût été appliquée , ou avant qu'elle eût pu modifier la phlegmasie
chronique du larynx , la vie des malades avait été mise
dans le plus grand danger par des accès formidables de
suffocation, qui avaient obligé de recourir à la trachéotomie. Le dyspnée n'était point produite dans ces cas
par un état d'obstruction continue du canal aérien ,
puisque cette dyspnée était intermittente ; il faut donc
nécessairement la rapporter à un spasme momentané
de la glotte , provoqué par l'irritation de la muqueuse
laryngée. Il est dès lors manifeste que si l'on eût pu
rompre ce spasme, on n'eût pas été réduit à la nécessité
extrême d'une opération aussi grave que l'ouverture
de la trachée.

C'est sous ce point de vue qu'il faut considérer particulièrement l'opportunité de l'inspiration de l'air
condensé dans le traitement de la phthisie laryngée,
parvenue à son plus haut degré. Elle me paraît donc se
présenter désormais tout au moins comme un auxiliaire
puissant des préparations mercurielles et des topiques
substitutifs usités contre cette maladie, parce qu'en
enrayant les symptômes nerveux, qui seuls peuvent la
rendre rapidement mortelle , ils laissent à l'art le temps
d'agir sur l'état pathologique primitif et essentiel ;
j'ajouterai qu'elle doit concourir encore d'une autre
manière à la guérison , en perfectionnant l'hématose ,
ralentissant la circulation artérielle , et dégorgeant
mécaniquement le réseau capillaire de la muqueuse
aérienne.

CHAPITRE XV.

—

Efficacité du bain d'air comprimé pour éliminer de l'économie les principes délétères introduits du dehors, ou
engendrés au dedans par quelque vice de la rénovation
organique.

Si la maladie, suivant la définition de Reil, est une
modification spéciale de l'état matériel du corps vivant,
déterminée soit par des substances disaffines introduites au sein de l'économie, soit par une altération du composé complexe qui constitue l'organisme,
on ne peut concevoir la force médicatrice de la nature
que comme la résultante des transformations chimiques
qui s'opèrent soit dans les solides, soit dans les
fluides, sous l'influence des incitants naturels de la
vie (1). Le plus puissant de ces agents doit être, sans

(1) « L'idée de maladie suppose toujours une altération dans la
» *forme* ou dans la *mixtion* de la matière organique...
  » Un grand nombre de phénomènes physiologiques et patho-
» logiques, que nous considérons aujourd'hui comme dépen-
» dant des *forces vitales,* passeront donc sous l'influence des
» *forces chimiques* et des *forces organiques,* à mesure que les

contredit , l'oxygène, qui, introduit dans le sang par la respiration , brûle non - seulement les résidus des organes et les rend propres à l'élimination , mais opère vraisemblablement d'une manière analogue sur certains éléments délétères que les divers modes d'absorption peuvent faire parvenir dans le torrent de la circulation , comme Liebig l'avance positivement dans ce passage de son *Traité de Chimie organique appliquée à la physiologie animale et à la pathologie.*

« Dans toutes les maladies où la fièvre accompagne
» la formation de principes contagieux et d'exanthèmes,
» deux états morbides se développent simultanément ;
» dans ces cas, le sang (la fièvre) réagit d'une manière
» salutaire , et ramène peu à peu l'équilibre , car c'est
» lui qui transporte dans toutes les parties de l'orga-
» nisme l'oxygène dont le concours est nécessaire
» pour détruire et faire évacuer les produits mor-
» bides (1). »

» lois de ces forces seront mieux connues et se généraliseront
» davantage. »

(Prunelle. — Discours prononcé devant la Faculté
de Médecine de Montpellier.)

Ces prévisions du savant professeur de Montpellier se trouvent vérifiées en quelques points par l'observation des effets du bain d'air comprimé, agissant tantôt en vertu de ses propriétés chimiques , tantôt comme puissance physique , pour amener la guérison de certaines maladies , et manifestant de la sorte l'essence matérielle de ces *affections.*

(1) Quels que puissent être les avantages d'une accélération de la circulation pour activer l'évacuation hors de l'économie des principes délétères , il ne faut pas oublier que cette accélération amène assez souvent des congestions graves vers certains organes essentiels à la vie. L'accroissement de la pression atmo-

Cette théorie du procédé de la *coction* des humeurs peccantes, coction dont l'hypothèse occupait une si grande place dans la médecine hippocratique, et qui tend à reprendre le crédit qu'elle avait perdu pendant quelque temps, est-elle appuyée sur des faits irréfragables ? Je crois que s'il est possible de la soutenir rationnellement, elle n'est cependant pas démontrée jusqu'ici d'une manière expérimentale bien formelle. J'espère ajouter quelques motifs aux probabilités qu'elle présente, par les faits qu'il me reste à rapporter avant de terminer ce travail.

Si l'oxygène est réellement le modificateur essentiel qui prépare l'évacuation ou l'assimilation des principes morbides introduits dans l'économie, l'accroissement de la pression atmosphérique, dont l'effet immédiat est d'augmenter la quantité de ce gaz en dissolution dans le sang, doit accélérer la guérison des maladies que l'on rapporte à l'absorption d'effluves miasmatiques ; or, c'est ce que M. Tabarié a observé à l'égard des fièvres intermittentes paludéennes, de la grippe, et ce que j'ai constaté moi-même pour cette dernière maladie et

sphérique, au contraire, loin de produire ces congestions, a quelquefois le pouvoir de les dissiper, ainsi que j'en ai rapporté des exemples ; et cependant il augmente, de même que la fièvre, et peut-être à un plus haut degré, le conflit de l'organisme avec l'oxygène, cet agent éliminateur et vivifiant auquel nul autre n'est comparable.

J'appelle l'attention des médecins physiologistes sur ces considérations qui, déjà corroborées par un certain nombre de faits positifs, peuvent ouvrir à la thérapeutique une voie nouvelle, et étendre considérablement les bienfaits de l'art d'autres affections contagieuses, ainsi qu'on le verra dans les exemples suivants.

Première observation. — Grippe avec symptômes prédominants de gastro-entérite, guérie par le bain d'air comprimé.

Durant l'épidémie de grippe observée à Lyon en 1837, un jeune homme de vingt ans, robuste et à vaste poitrine, traité dans mon établissement pour une myélite chronique, éprouva l'affection régnante sous une forme particulière qui n'a été signalée que rarement. Les organes respiratoires restèrent exempts de lésion bien marquée, mais les fonctions digestives furent atteintes d'une perturbation assez grave, caractérisée par des coliques, la diarrhée et une émaciation rapide. La langue était sale et couverte à sa base de pustules douloureuses, la soif vive. L'eau de Sedlitz et l'ipécacuanha furent employés successivement pour dissiper l'état saburral des premières voies, mais l'amélioration produite par ces moyens persistait à peine pendant quelques jours. Le besoin d'aliments se faisait sentir assez vivement, et cependant le malade ne pouvait y satisfaire, même avec de grands ménagements, sans ramener les coliques et le dévoiement; ses forces diminuaient de jour en jour.

Je n'avais encore, à cette époque, employé le bain d'air comprimé que dans quelques cas d'affection tuberculeuse des poumons, de dyspnée spasmodique et de surdité catarrhale; mais j'eus la pensée d'y recourir dans cette circonstance pour essayer son effet sur l'état pathologique spécial que présentait le malade. Le premier bain que je lui fis administrer fut suivi d'un amendement si notable de tous les symptômes, que je n'hésitai pas à continuer cette médication intégrante, dont le succès fut aussi rapide que complet, car au bout de sept ou huit jours le malade était rétabli.

Deuxième observation. — Grippe avec gastralgie, amaigrissement; guérison par le bain d'air comprimé.

Un ouvrier mécanicien, attaché à mon établissement, fut attaqué de la grippe dès les premiers jours de l'invasion de l'épidémie; il continua néanmoins de travailler pendant plus de deux semaines; il ne cessa son service que lorsque ses forces épuisées ne lui permirent plus d'y suffire. La langue était sale, l'anorexie complète. Le peu d'aliments que le malade essayait de prendre était souvent rejeté par le vomissement.

Après avoir vainement essayé les évacuants, je proposai au malade de se soumettre à l'action du bain d'air comprimé, dont je venais de constater les bons effets. Le résultat fut le même que dans le cas précédent. L'appétit et les forces se relevèrent rapidement, et après sept ou huit bains la guérison était complète.

Troisième observation.

Une domestique qui était attachée au service d'une personne de ma famille, ayant été atteinte de l'épidémie de grippe, présenta des symptômes concomitants d'une inflammation du cœur contre laquelle M. le docteur Baumers crut devoir employer la saignée. L'endo-cardite fut enrayée par cette déplétion, mais la convalescence de la malade ne se terminait point. Ayant eu occasion de la voir, je lui proposai l'usage gratuit du bain d'air comprimé, qu'elle accepta avec empressement. Cette médication, à laquelle elle fut soumise pendant quelques jours seulement, ramena promptement l'appétit, les forces, et surtout le sommeil, qui était difficile et agité.

La coqueluche, cette névrose des organes de la respiration qui règne quelquefois épidémiquement, a paru aussi contagieuse à un grand nombre d'observateurs. Cette propriété de transmission suppose nécessairement l'existence d'un principe matériel miasmatique se reproduisant incessamment au sein de l'économie, jusqu'à ce que les transformations chimiques opérées sous l'influence de la vie en aient détruit le germe. Les moyens pharmaceutiques, s'il faut en juger par la multiplicité de ceux qu'on a mis en usage, ont assez peu d'effet pour accélérer la destruction de ce ferment ; c'est en activant le jeu des fonctions, et par suite de la rénovation organique, que l'on parvient le plus sûrement au but proposé.

L'accroissement de l'intensité de la respiration semble particulièrement favorable au traitement de la coqueluche. Ainsi, « M. le docteur Blache rapporte » qu'un de ses enfants se trouvait constamment bien » du jeu de l'escarpolette, surtout quand les mouve- » ments en étaient très rapides ; et, chose assez remar- » quable, au moment de la plus grande violence de sa » coqueluche, la toux n'avait point lieu tout le temps » que durait cet amusement, qui, dans certains cas » même, paraissait faire avorter une quinte immi- nente (1). » (*Dictionn. de Médec.* en 25 vol).

D'après ce qui précède, le bain d'air comprimé se présenterait *à priori* comme un moyen efficace d'abré- ger la durée, quelquefois si longue, de la coqueluche : on va voir que l'expérience est conforme à cette induc- tion théorique.

J'avais eu, il y a quelques années, l'occasion d'é- prouver ce moyen chez un jeune sujet entré dans mon établissement pour y être traité d'une déviation de l'épine, et qui conservait encore quelques symptômes d'une coqueluche ancienne ; les crises de toux dispa- rurent assez promptement pendant l'usage du bain d'air comprimé ; mais cet exemple ne pouvait conduire à une conclusion bien rigoureuse, parce que l'on voit la coqueluche guérir assez souvent par la seule

---

(1) Le jeu de l'escarpolette agissait sans doute ici de la même manière qu'une course rapide à cheval dans le cas d'asthme spasmodique que j'ai rapporté précédemment, c'est-à-dire en augmentant le conflit de l'atmosphère avec les organes respi- ratoires.

circonstance d'un changement d'air. Le fait suivant me paraît lui donner une valeur qu'il ne pourrait avoir , considéré isolément.

Coqueluche à sa période d'acuité, guérie chez deux jeunes enfants par l'emploi du bain d'air comprimé.

Dans le courant de l'été dernier , M. le docteur Bonnet, ex-chirurgien en chef de l'Hôtel-Dieu de Lyon, me fit l'honneur de me consulter sur l'opportunité de recourir au bain d'air comprimé pour ses deux jeunes enfants, atteints d'une violente coqueluche contre laquelle l'administration de la belladonne avait échoué. Mon opinion ayant été favorable à l'emploi de ce moyen, les petits malades furent amenés tous les matins dans mon établissement pour y être soumis à la médication pneumatique.

Dès le premier bain, les crises de toux, qui se renouvelaient sept ou huit fois dans la nuit chez le plus âgé et le plus anciennement affecté de ces enfants, furent réduites à trois. Les bains suivants confirmèrent et étendirent cette amélioration.

Il existait chez le plus jeune une tendance à une congestion vers la tête , tendance qui était manifestée par des épistaxis fréquentes. Au bout de quelques jours , cette disposition , toujours inquiétante dans le jeune âge , avait disparu , par suite de l'appel plus énergique du sang veineux vers les cavités droites du cœur. L'appetit, qui est ordinairement languissant pendant le cours de la coqueluche, se maintint constamment chez les deux jeunes sujets, qui arrivèrent promptement à la guérison, après avoir vu d'abord les symptômes de leur maladie ramenés immédiatement à un degré de bénignité remarquable.

En présence des faits déjà assez nombreux qui semblent indiquer une influence réelle de l'air condensé sur la résolution des maladies miasmatiques, on est naturellement conduit à se demander si le bain pneumatique ne serait pas un moyen salutaire contre le choléra dont l'essence est une véritable asphyxie. Voici ce qu'une induction raisonnable permet de dire à cet égard.

On sait que l'inspiration de l'oxygène pur ou mêlé en certaine proportion à l'air atmosphérique a été essayée contre cette affreuse maladie ; en supposant que ce moyen n'ait pas eu tout le succès qu'on a prétendu en avoir obtenu, on ne saurait conclure de là que le bain pneumatique ne présenterait pas plus de chances d'efficacité. En effet, il est constaté par des expériences positives que la quantité des gaz dissous dans un liquide est proportionnelle, quant au poids, à la pression qui agit sur ce gaz ; il pourrait donc se faire qu'insuffisante à la pression ordinaire chez les cholériques, l'absorption de l'oxygène par le sang fût élevée dans l'appareil de condensation à un degré non-seulement compatible actuellement avec la vie, mais propre encore à détruire le principe morbifique du choléra.

Sans doute, l'expérience peut seule prononcer définitivement sur ce point, mais il est permis de dire, dès aujourd'hui, que des essais pour appliquer la condensation de l'air au traitement du choléra sont parfaitement autorisés par les données de la science.

J'oserai avancer la même proposition en ce qui concerne d'autres affections qui ne dépendent pas de l'introduction accidentelle d'un principe hétérogène dans l'économie, mais qui paraissent le résultat d'une dyscrasie amenée lentement par des circonstances antihygiéniques spéciales. Telles sont la goutte et le rhumatisme.

Quelques pathologistes ont attribué la première de ces maladies à une diathèse urique, qui aurait son origine dans l'insuffisance de la respiration pour oxyder les principes azotés introduits en excès dans l'économie par une alimentation trop substantielle, coïncidant avec un défaut d'exercice.

Si cette étiologie était réelle, il est probable que la médication pneumatique ne serait pas sans effet pour opérer une métasyncrise favorable, que l'on a vu se produire dans quelques cas par un simple changement de régime diététique et par un déploiement plus fréquent, plus soutenu des puissances musculaires.

Une variété du rhumatisme, que l'on a désignée sous le nom de *goutteuse*, comporterait rationnellement une médication semblable, car elle paraît dépendre également d'une rupture d'équilibre entre les deux procédés inverses qui constituent la rénovation organique. Je crois que M. Tabarié a recueilli des observations qui confirment cette conjecture ; pour moi, je ne puis rapporter qu'un seul fait qui permette de tirer une induction conforme.

Une demoiselle âgée de quatre-vingts ans, attachée

depuis longtemps à ma maison, a joui constamment d'une bonne santé et surtout d'une appétit vigoureux. Tant que ses forces lui ont permis de se livrer à un exercice soutenu, elle a pu satisfaire à cet appétit sans inconvénient ; mais le poids de l'âge lui ayant fait perdre depuis quelques années de son activité, elle est devenue sujette à des douleurs articulaires qui lui rendent la marche pénible, et la mettent quelquefois dans l'impossibilité de s'habiller seule. Elle me consulta, il y a quelque temps, pour savoir si le bain d'air comprimé, dont elle voyait chaque jour de bons effets dans différentes maladies, ne conviendrait pas à la sienne; j'avoue que, n'ayant pas réfléchi sur ce point, je lui répondis négativement, et me bornai à lui conseiller plus de modération dans son régime alimentaire. Peu satisfaite de cet avis, elle n'en tint aucun compte, et prit à mon insu quelques bains d'air qui eurent un effet que je n'avais point prévu. Les articulations fémoro-tibiales et scapulo-humérales, très embarrassées, se dégagèrent ; la marche devint facile, ainsi que les mouvements des bras. Depuis lors, cette personne, qui n'a rien voulu changer à ses habitudes diététiques, ne manque point de recourir au bain d'air comprimé toutes les fois qu'elle éprouve plus de raideur dans ses mouvements.

On sait que l'hydrothérapie, cette médication dont les succès ont été particulièrement remarqués chez les malades que leur position sociale expose davantage aux excès de la table et aux abus d'une vie molle et oisive, a été souvent employée contre le rhumatisme chronique; je crois que, dans les cas où elle s'est montrée efficace, c'est en activant la respiration et par suite les sécrétions éliminatrices ; sous ce rapport , elle peut être assimilée à la méthode pneumatique, avec cette différence qu'elle n'est pas toujours exempte du danger de produire un mouvement de concentration nuisible , chez les sujets dont la faiblesse ne comporte pas un degré de réaction suffisant pour faire succéder à la dépression momentanée produite par le refroidissement un déploiement plus actif de la fonction respiratoire et de la calorification.

L'inspiration de l'air condensé n'offre pas ce grave inconvénient , tout en produisant des effets analogues par la propriété dont elle jouit d'accroître en même temps l'exhalation de l'acide carbonique et la sécrétion urinaire ; elle pourrait donc suppléer quelquefois l'hydrothérapie avec avantage, et, dans tous les cas, lui être associée utilement , surtout lorsqu'il existe un mouvement fébrile.

Il est d'autres affections cachectiques , telles que le scorbut, le diabète, l'albuminurie, etc., dans lesquelles la constitution du sang plus ou moins altérée semblerait susceptible d'être modifiée favorablement par l'usage du bain d'air comprimé ; mais n'ayant aucun fait à produire pour appuyer cette supposition, je n'y insisterai point, laissant à l'expérience et au temps à nous éclairer à cet égard. Il me suffit d'avoir appelé l'attention des médecins qui s'occupent des progrès de la physiologie pathologique sur un modificateur qui étend son influence sur les mobiles les plus essentiels de la vie , et confirmé par des faits irrécusables quelques-unes des vues les plus nouvelles et les plus importantes de la chimie organique. Pour mettre les lecteurs de cet essai en mesure d'apprécier plus facilement sa portée théorique et pratique, de comparer les aperçus et les résultats qu'il contient avec les données antérieures de la science et de l'art, je résumerai ses principaux paragraphes dans les propositions suivantes.

1° La pression de l'atmosphère exerce une influence mécanique sur le développement du poumon,
et par suite sur l'ampliation de la cavité thoracique;
dans l'air condensé à un certain degré, l'inspiration
acquiert plus d'étendue.

Ce fait, qui pouvait se déduire théoriquement de l'indépendance anatomique des deux plèvres, dans la plus
grande partie de leur surface, et de la force propre de
réaction du tissu pulmonaire, a été démontré par des
expériences positives.

2° Les phénomènes chimiques de la respiration
sont aussi modifiés par le degré de densité de l'air;
l'endosmose de l'oxygène croît avec la pression
atmosphérique, ainsi qu'on devait le présumer des
observations de M. Biot, et comme l'ont prouvé les
expériences de MM. Hervier et Saint-Lager.

3° La pression atmosphérique est un des moteurs
de la circulation veineuse. La réalité de ce fait a été
établie par les observations de Haller, de Reichel, et
par celles de MM. Barry et P. Bérard; il conduit à
préjuger qu'un accroissement de la densité de l'air doit
favoriser le retour du sang vers les cavités droites du

cœur, et que la raréfaction de ce gaz tend au contraire à produire des congestions du réseau capillaire.

4° Les phénomènes physiologiques observés dans les ascensions sur les hautes montagnes, ou sous la cloche à plongeur, sont dans un accord parfait avec les propositions précédentes. En effet, dans l'air raréfié des régions supérieures de l'atmosphère, la respiration devient courte, haletante ; les mouvements musculaires sont difficiles; la circulation artérielle s'accélère, tandis que la circulation veineuse languit, ce qui amène des hémorrhagies diverses et la stase du sang dans le système de la veine porte, stase manifestée par des coliques, des nausées, des vomissements (1).

Dans l'air comprimé de la cloche à plongeur, au contraire, la respiration devient plus facile, plus étendue ; les efforts musculaires ont plus d'énergie ; les fonctions nutritives et éliminatrices s'exercent avec plus d'activité; le rhythme du pouls reste stationnaire ou même se ralentit.

5° Les effets thérapeutiques qui peuvent découler des phénomènes physiologiques observés dans l'air comprimé, n'ont été observés et utilisés que dans ces derniers temps, bien que la société des sciences de Harlem eût appelé en 1783 l'attention des médecins

____

(1) Les faits observés récemment par MM. Barral et Bixio, dans leurs ascensions aérostatiques, semblent une exception à ces phénomènes; mais peut-être cette anomalie s'explique-t-elle par l'abaissement considérable de la température — (37°) dans la couche atmosphérique où ils sont parvenus, abaissement qui agissait en sens contraire de l'altitude, relativement à la densité de l'air.

sur un sujet étroitement lié aux découvertes contemporaines de la chimie pneumatique.

6° Une des premières applications qui ait été faite du bain d'air comprimé au traitement des maladies, a eu pour objet la phthisie pulmonaire.

Plusieurs exemples authentiques prouvent l'efficacité de ce moyen, lorsque l'affection tuberculeuse des poumons n'a pas dépassé le second degré; mais c'est surtout comme modificateur puissant de la constitution et agent prophylactique qu'il se recommande à l'attention des praticiens.

7° Pour se rendre compte de sa vertu médicatrice et préservative contre la diathèse tuberculeuse, il suffit de remarquer que les *composantes* de son action totale sur l'économie, s'opposent respectivement à chacun des *éléments étiologiques* de cette diathèse. Ainsi, en ralentissant la circulation artérielle et activant la circulation veineuse, le bain d'air comprimé tend à dissiper l'engorgement des viscères abdominaux, si-fréquemment lié au développement de la phthisie; et en rendant la respiration plus étendue, plus *substantielle* en quelque sorte, il active la combustion et l'élimination du détritus des organes, dont l'insuffisance est une des causes les plus actives du dépôt de la matière tuberculeuse.

8° Le bain pneumatique n'est pas seulement indiqué dans la thérapeutique et la prophylaxie de la phthisie pulmonaire, il peut s'appliquer encore avec succès au traitement du mal de Pott et des arthralgies strumeuses. Il paraît agir, dans le premier cas, en facilitant la résorption interstitielle de la matière tuberculeuse, et en activant la sécrétion du produit ostéiforme qui doit combler la perte de substance laissée par l'érosion du corps des vertèbres. Dans le second, outre l'action *intégrante* générale qu'il exerce sur l'économie, il diminue les épanchements de nature diverse qui se forment dans les cavités articulaires , et atténue ainsi les accidents actuels que ces épanchements déterminent.

9° La symptomatologie primitive, et peut être l'étiologie du rachitisme, reposant sur ces deux faits radicaux, *arrêt de développement des organes respiratoires , engorgement du foie et des viscères chylopoiétiques,* le bain d'air comprimé, qui a la double propriété d'étendre le champ de la respiration et d'activer la circulation veineuse abdominale , était rationnellement indiqué dans le traitement de cette maladie.

L'expérience a confirmé ce que l'induction faisait pressentir sur l'efficacité de ce moyen contre le rachitisme essentiel du premier âge.

10° Les déviations latérales de la colonne vertébrale , que M. Guersent a rapportées à une variété du rachitisme qu'il désigne sous le nom de *spinal,* sont en effet préparées , le plus ordinairement, par une insuffisance de la nutrition qui cesse de fournir aux os la partie terreuse dont ils reçoivent leur solidité, et aux muscles la fibrine qui en constitue l'élément principal. Les premiers, presque réduits à leur trame gélatineuse, prennent un accroissement anormal en perdant de leur consistance ; les seconds, au contraire, sont arrêtés dans leur développement.

Par suite de cette double circonstance, la colonne épinière, en s'allongeant, est obligée de s'infléchir en divers sens alternatifs, et de se tordre sur elle-même pour obéir à la résistance que lui oppose la brièveté relative des muscles transversaires épineux.

De cette étiologie proposée par Mayow et confirmée par les découvertes récentes de la chimie organique résulte l'indication d'activer la nutrition vers les diverses phases principales de l'accroissement, pour prévenir les déformations du rachis ou même les corriger lorsqu'elles sont d'une date récente, et peu prononcées. L'usage répété du bain d'air comprimé est un des moyens les plus puissants d'atteindre ce but, parce qu'il favorise l'exercice des fonctions digestives et perfectionne l'hématose en augmentant l'absorption de l'oxygène et l'étendue des surfaces respiratoires (1).

11° La diminution de la fibrine et des sels terreux n'est pas la seule altération que puisse éprouver la constitution du sang ; quelquefois ce liquide pèche par une moindre proportion du nombre des globules, et cette circonstance coïncide fréquemment avec la ma-

---

(1) On ne peut douter que la perfection de l'hématose ne soit dans un rapport direct avec l'intensité de la respiration, d'après les dernières recherches de M. Clément.

En consultant le tableau n° 2, où ce chimiste a réuni quelques-unes de ses observations, on voit que « la respiration » pulmonaire se faisant d'une manière incomplète, comme » dans le cas de pousse, la combustion s'affaiblit.

» Cet affaiblissement est prouvé : 1° par la formation d'une » quantité d'eau moins abondante que dans l'état normal ; 2° par » l'augmentation de l'albumine dans le sang artériel ; 3° par » la diminution de la fibrine et des globules, qui ne se répa- » rent qu'avec une certaine difficulté. »

(Extrait d'une note sur la chimie organique, insérée dans les comptes rendus de l'Académie des Sciences, n° 9. 1850.)

ladie que l'on a désignée sous le nom de *chlorose*, si elle n'en est pas la cause. Les préparations de fer ou de manganèse, usitées en pareil cas, ne sont pas toujours supportées par l'estomac. Le bain d'air comprimé devient alors un succédané des plus précieux, parce qu'à l'avantage d'être essentiellement inoffensif il joint la propriété d'être un *intégrant* direct de l'économie.

12° Les observations recueillies sous la cloche à plongeur avaient fait conjecturer que la condensation de l'air pourrait être appliquée utilement à la guérison de certaines surdités. L'expérience a confirmé cette prévision ; mais ce n'est pas seulement comme on le croyait d'abord, contre les dysécées qui résultent d'une maladie de la caisse et de l'obstruction du conduit guttural de l'oreille, que ce moyen s'est montré efficace. Il convient encore au traitement de celles qui dépendent d'un état congestionnel des vaisseaux du labyrinthe ; il agit alors en dégorgeant les sinus veineux de la base du crâne, par un appel plus énergique du sang qu'ils renferment.

13° La même puissance mécanique le rend propre à combattre certaines hypérémies cérébrales ou rachidiennes qui peuvent donner lieu à des accidents épileptiformes, à des contractures musculaires, à l'impotence des membres inférieurs.

14° D'autres névroses, qui paraissent dépendre d'une affection du pneumo-gastrique dans ses diverses branches, telles que l'asthme spasmodique, certains cas d'aphonie, de palpitations douloureuses, de gastralgie, cèdent aussi fréquemment à l'usage du bain d'air comprimé. On peut conjecturer qu'une aspiration plus énergique du sang contenu dans les ramifications de la veine-porte, ou dans celles de l'azigos, dissipe dans ce cas les congestions viscérales, qui troublent les fonctions du nerf de la huitième paire.

15° L'oxygène étant l'agent essentiel des transformations chimiques qui préparent à l'élimination les détritus des organes et les substances *disaffines* introduites dans l'économie, on doit, en augmentant l'endosmose de ce gaz dans le sang, accélérer la solution des maladies miasmatiques, et faciliter la métasyncrise dans celles qui paraissent produites par un vice de la mixtion organique. Les succès obtenus par l'usage du bain d'air comprimé dans la grippe, les fièvres intermittentes, la coqueluche, le rhumatisme, tendent à confirmer cette vue spéculative.

Post-scriptum.

La difficulté, pour les praticiens, de vérifier par euxmêmes l'efficacité de la nouvelle méthode curative, m'a imposé l'obligation de réduire considérablement le nombre des faits à l'appui, que j'aurais pu consigner dans cet essai; j'ai dû me borner presque exclusivement à l'historique de ceux qui, présentés sous la garantie de noms bien connus en médecine, avaient toute l'authenticité désirable.

La même considération m'engage à insérer ici un rapport sur la médication pneumatique, approuvé par la Société de Médecine de Lyon en 1840. La date déjà ancienne de ce document prouve en même temps la persévérance que j'ai apportée à poursuivre les recherches dont il indiquait les premiers résultats, et ma réserve à produire devant le public médical une innovation thérapeutique qui constitue, à mon avis, un grand progrès ; avant qu'elle eût reçu du temps une sanction suffisante.

Rapport sur le mémoire relatif aux bains d'air comprimé, fait à la Société de Médecine de Lyon, au nom d'une commission composée de MM. POLINIÈRE, président de la Société, ROUGIER, secrétaire général, BONNET, BOTTEX, GUBIAN, RICHARD (de Nancy), et DE LA PRADE, rapporteur.

Séance du 9 mars 1840.

MESSIEURS,

Dans une de vos précédentes séances, M. le docteur Pravaz vous a lu un *Mémoire sur l'emploi du bain d'air comprimé, associé à la gymnastique, dans le traitement du rachitisme, des affections strumeuses et des surdités catarrhales.*

Ce mémoire devant être incessamment livré au public, je n'ai point à vous en donner l'analyse, ni à reproduire sous une autre forme un travail du plus haut intérêt, qui ne pourrait que perdre à une semblable métamorphose. Mais les faits constatés par M. Pravaz sont importants; il s'agit moins ici d'un remède nouveau que d'une méthode curative tout entière : il faut donc que ces faits reçoivent la sanction de votre autorité, et que ceux qui ont pu nier la guérison des luxations congénitales du fémur, n'aient point à contester l'efficacité du bain d'air.

Les nombreuses observations consignées dans le mémoire de M. Pravaz ont toutes pour sujets des malades appartenant à la clientelle de divers membres de cette Société; la plupart ont été vérifiées soit par le rapporteur de la commission, soit par la commission elle-même. Quatre exemples de surdité complètement guérie montrent tout ce que l'on peut attendre de ce moyen, surtout dans le premier âge. Mais ce qui a principalement fixé votre attention, Messieurs, c'est son action prompte et efficace dans des cas où les fonctions digestives étaient frappées d'inertie ; ce sont ses effets favorables sur des individus qui paraissaient dans l'imminence de la phthisie pulmonaire ou de la phthisie laryngée, ou qui étaient prochainement menacés de luxation consécutive du fémur, et, en général, sur les scrofuleux et les rachitiques.

Depuis la lecture du mémoire de M. Pravaz, nous avons pu constater la guérison complète de sujets atteints de tumeur blanche de l'articulation iléo-fémorale, et l'état très satisfaisant d'un autre malade qui avait présenté des symptômes non équivoques de phthisie laryngée. Trois nouveaux cas ont été soumis à notre observation, lors de notre dernière visite à l'institut orthopédique : nous devons en mettre sous vos yeux l'histoire sommaire.

Le premier sujet est un adulte de 35 ans, affecté depuis deux ans d'une dysécée dont les progrès ont été lents, mais continus. Cette surdité incomplète paraissait produite par une phlegmasie chronique de l'arrière-gorge ; elle ne variait point avec les circonstances atmosphériques, et n'était pas accompagnée de bourdonnements. A l'époque où le traitement a été commencé, le bruit d'une montre ne pouvait être entendu au-delà d'un pouce et demi du côté droit, et hors du contact à gauche. Après trois mois de l'emploi du bain d'air, répété deux fois par jour et aidé de quelques applications d'une solution très étendue de nitrate d'argent, l'audition est devenue beaucoup plus distincte, et le bruit de la montre peut être entendu aujourd'hui à cinq pouces du côté droit ; l'amélioration a été beaucoup moins sensible à gauche.

On pourrait objecter que l'amendement obtenu dépend peut-être de l'usage qui a été fait de la solution de nitrate d'argent ; mais on répondrait que, dans un premier essai qui a précédé de deux mois le commencement du traitement, trois bains d'air avaient suffi pour étendre momentanément de plus de deux pouces les limites de l'audition à gauche.

Le second cas est celui d'une jeune fille de 13 ans, appartenant à la clientelle de M. le docteur Mermet, et qui, d'après le conseil de ce médecin, est entrée depuis deux mois et demi à l'établissement orthopédique pour y être traitée par le bain d'air d'une hémoptysie habituelle des plus graves. La conformation de la poitrine, fortement déprimée dans la région sternale, était-elle une des causes prédisposantes de cette hémorrhagie ? On ne peut que le conjecturer. Quoi qu'il en soit, depuis l'emploi du bain d'air, l'hémoptysie n'a pas reparu, l'embonpoint et les forces sont revenus, la toux a entièrement cessé ; il convient d'ajouter que les moyens orthopédiques ont déjà modifié avantageusement la conformation du thorax.

Le troisième cas qui m'a été présenté et qui a surtout fixé mon attention, parce qu'il est un exemple saillant de l'action générale du bain d'air sur la force de nutrition, est relatif à une enfant de 3 ans et demi qui porte des traces manifestes de ramollissement des os, dans la forme très arquée des tibias, et dans la carie prématurée des dents de la mâchoire supérieure. Les symptômes du rachitisme avaient commencé à se manifester vers l'âge d'un an ; la cause de ce vice d'assimilation, qui ne fut révélée que plus tard, semblait tenir à l'état de la nourrice, dont les règles avaient reparu depuis quelques mois avec une grande abondance. L'enfant fut sevrée à 14 mois. Cependant, malgré une alimentation plus convenable, la nutrition continuait à se faire imparfaitement, la diarrhée était fréquente, l'appétit nul, et la fièvre hectique commençait à se manifester par des accès irréguliers. C'est dans cette condition que la jeune malade fut soumise à l'usage du bain d'air comprimé ; l'effet ne s'en fit pas longtemps attendre : au bout de trois mois, tous les symptômes fâcheux avaient disparu, et l'enfant jouit aujourd'hui d'une santé parfaite.

Il aurait suffi peut-être, comme le fait observer
M. Pravaz, pour établir l'efficacité du bain d'air, du
simple exposé des faits, et la thérapeutique pourrait
l'admettre, lors même que l'action de ce moyen résis-
terait à toute explication physiologique. Mais, ajoute
l'auteur, « votre assentiment lui sera d'autant plus
sûrement acquis, si je démontre par quelques considérations sur les phénomènes de la vie dans l'état de
santé et dans celui de maladie, que les résultats et les
observations que je viens de vous présenter pouvaient
être prévus *à priori*, comme la conséquence de lois
physiologiques universellement admises. »

Après avoir remarqué que les diathèses qui constituent la plupart des maladies chroniques peuvent être
rapportées, en dernière analyse, à un vice de la nutrition, à un défaut d'équilibre entre l'acte d'assimilation
et celui d'élimination ; que les scrofules dépendent surtout de l'altération de ce dernier, le rachitisme, au
contraire, de l'altération du premier, il montre le bain
d'air comme un moyen qui agit en même temps sur
ces deux procédés vitaux, soit par son influence générale sur les forces nerveuses, soit parce qu'il donne
une plus grande énergie à l'action pulmonaire, action
tout à la fois excrétoire et nutritive, et pouvant ainsi
suppléer à ce qui manque du côté de la digestion intestinale.

Il faut lire dans le mémoire de M. Pravaz l'ingénieux
exposé de la théorie physiologique de l'action du bain
d'air comprimé, théorie qui nous paraît très rationnelle, et qui, en regard des faits sur lesquels elle se
fonde, prouve combien ce système de médication doit

être puissant, surtout dans le premier âge et à l'époque de la puberté, contre les diathèses rachitique et scrofuleuse et leurs suites naturelles, les déviations de l'épine, les luxations consécutives, l'atrophie mésentérique et la phthisie pulmonaire.

Il y a donc, comme nous l'avons dit, dans la médication par le bain d'air comprimé, toute une méthode curative.

Ainsi, Messieurs, les faits qui démontrent l'efficacité de cette méthode ayant été constatés, soit par divers membres de la Société de Médecine, soit par votre commission elle-même, nous avons l'honneur de vous proposer de donner votre approbation au mémoire de M. Pravaz.

La Société de Médecine de Lyon, dans sa séance du 9 mars 1840, a approuvé le rapport ci-dessus et en a adopté les conclusions.

Signé POLINIÈRE, *président.*

ROUGIER, *secrétaire général.*

FIN.

TABLE DES CHAPITRES.

—

FIN DE LA TABLE.